高等职业学校“十四五”规划药学类及中医药类专业新形态一体化特色教材
供中药学、中药制药、中药材生产与加工、康复治疗类、健康智慧养老类等专业使用

U0957512

中医学基础

主　编　张智慧　陈玉萍
副主编　贺　敏　李　林
编　者　（以姓氏笔画为序）
李　林（湖南食品药品职业学院）
杨　昆（重庆三峡医药高等专科学校）
张智慧（枣庄科技职业学院）
陈玉萍（北京城市学院）
郑　丽（邢台医学高等专科学校）
郝存金（滕州市中医医院）
贺　敏（重庆三峡医药高等专科学校）

华中科技大学出版社
中国·武汉

内 容 简 介

本书是高等职业学校“十四五”规划药学类及中医药类专业新形态一体化特色教材。

本书主要介绍中医学的发展概况与基本特点、阴阳五行学说、藏象学说、精气血津液学说、经络学说、体质学说、病因学说、病机学说，以及诊法、辨证，养生、防治和康复等内容。每章设有案例导入、知识链接、重点小结、目标测试，有利于学生系统地掌握理论知识。

本书供中药学、中药制药、中药材生产与加工、康复治疗类、健康智慧养老类等专业使用。

图书在版编目(CIP)数据

中医学基础/张智慧，陈玉萍主编.—武汉：华中科技大学出版社，2023.1
ISBN 978-7-5680-9055-1

Ⅰ.①中… Ⅱ.①张… ②陈… Ⅲ.①中医医学基础-高等职业教育-教材 Ⅳ.①R22

中国国家版本馆 CIP 数据核字(2023)第 008114 号

中医学基础 张智慧 陈玉萍 主编
Zhongyixue Jichu

策划编辑：史燕丽
责任编辑：孙基寿
封面设计：原色设计
责任校对：刘小雨
责任监印：周治超
出版发行：华中科技大学出版社(中国·武汉) 电话：(027)81321913
武汉市东湖新技术开发区华工科技园 邮编：430223
录 排：华中科技大学惠友文印中心
印 刷：武汉开心印印刷有限公司
开 本：889mm×1194mm 1/16
印 张：12.25
字 数：379 千字
版 次：2023 年 1 月第 1 版第 1 次印刷
定 价：39.90 元

本书若有印装质量问题，请向出版社营销中心调换
全国免费服务热线：400-6679-118 竭诚为您服务

高等职业学校“十四五”规划药学类及中医药类专业新形态一体化特色教材编委会

网络增值服务

使用说明

欢迎使用华中科技大学出版社医学资源网 yixue.hustp.com

1 教师使用流程

（1）登录网址：**http://yixue.hustp.com**（注册时请选择教师用户）

注册 → 登录 → 完善个人信息 → 等待审核

（2）审核通过后，您可以在网站使用以下功能：

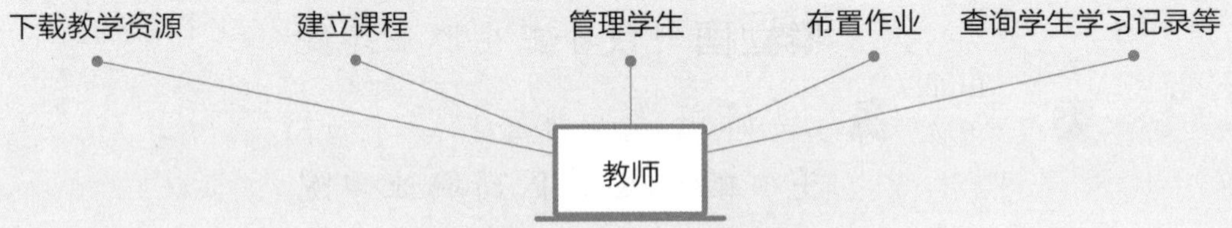

2 学员使用流程

（建议学员在PC端完成注册、登录、完善个人信息的操作）

（1）PC 端操作步骤

① 登录网址：http://yixue.hustp.com（注册时请选择普通用户）

注册 → 登录 → 完善个人信息

② 查看课程资源：（如有学习码，请在个人中心－学习码验证中先验证，再进行操作）

首页课程（选择课程）› 课程详情页 › 查看课程资源

（2）手机端扫码操作步骤

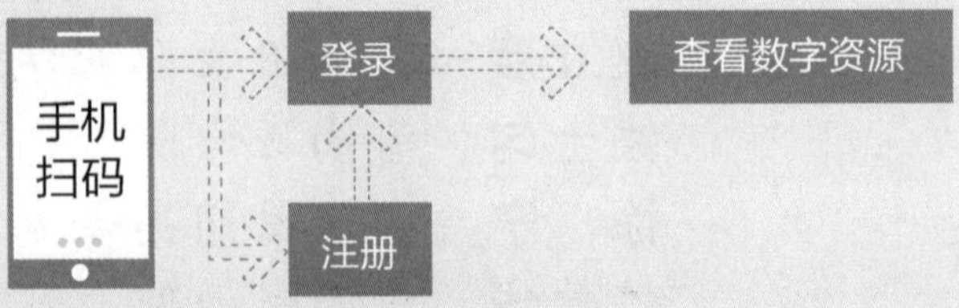

前言

本书主要介绍中医学的发展概况与基本特点、阴阳五行学说、藏象学说、精气血津液学说、经络学说、体质学说、病因学说、病机学说，以及诊法、辨证，养生、防治和康复等内容。本书以“三基”（基本理论、基本知识、基本技能）、“五性”（思想性、科学性、先进性、启发性、适用性）和“三特定”（特定的学生对象、特定的学制和特定的学时限制）为指导，按照高等职业教育“以服务为宗旨，以就业为导向，以职业能力和职业素质培养为核心”的人才培养目标，以专业教学标准和课程标准为纲领，结合国家助理执业医师资格考试大纲的“考点”和行业标准，以“实用为本，够用为度，增强实效”为尺度进行编写。每章设有案例导入、知识链接、重点小结、目标测试，有利于学生系统地掌握理论知识。

本书第一章、第十章由张智慧编写，第二章、第四章由郑丽编写，第三章由杨昆编写，第五章、第六章由郝存金编写，第七章由陈玉萍编写，第八章由李林编写，第九章由贺敏编写。

由于编者学识水平有限，书中难免有不妥之处，在此，恳请各院校教师和学生在使用过程中多提宝贵意见。本书在编写过程中，参阅了国内外学者的著作、学术论文和相关教材，在此向相关作者和单位表示衷心的感谢！

编　者

目录

第一章

绪论

学习目标

1. 掌握整体观和辨证论治的内涵。
2. 熟悉中医学四大经典著作的主要成就。
3. 了解中医学理论体系的形成和发展过程。

扫码看 PPT

案例导入

华佗，东汉末年著名医家。少时曾在外游学，行医足迹遍及安徽、河南、山东、江苏等地。他医术精湛全面，精通内、外、妇、儿、针灸等各科。治病时针药并用，所创“华佗夹脊穴”，对多种疾病具有疗效，至今仍广泛应用于临床。首创使用“麻沸散”进行全身麻醉，实施外科手术，是世界上有记载进行的最早的外科手术。他还特别重视体育锻炼在防病治病中的作用，认为体育锻炼可以疏通气血，促进消化，增强体质，防治疾病，并模仿虎、鹿、熊、猿、鸟五种禽兽的动作姿态创编了一套“健身操”。通过做“健身操”之类的运动，达到强身健体的目的，由此奠定了我国体育运动疗法的基础，这是我国有记载的最早的运动康复方法。

讨论：

1. 华佗为什么被誉为“外科鼻祖”？
2. 华佗创编的“健身操”的名称是什么？说出其作用及对医学的贡献。

中医学，是以中医药理论与实践经验为主体，研究人类生命活动中健康与疾病转化规律及其预防、诊断、治疗、康复和保健的综合性科学。

中医学发源于中国，有着数千年的悠久历史，是中华民族传统文化的重要组成部分，是中华民族在长期的生产、生活和医疗实践中，认识生命、维护健康、防治疾病的宝贵经验的积累和总结，是历代传承并发展创新的原创性医学理论体系，为中华民族的繁衍昌盛做出了巨大的贡献。中医学传播到世界各地，越来越受到世界各国的重视，对全人类的健康保健和疾病防治，产生了重要的影响和有着重要的促进作用。

第一节　中医学理论体系的形成和发展

中医学理论体系是以中国古代哲学的精气学说和阴阳五行学说为思维模式，以整体观念为主导思想，以脏腑经络和精气血津液的生理病理为基础，以辨证论治为诊疗特点的医学理论体系。中医学理论体系遵循“天人合一”的系统整体观，是包括理、法、方、药在内的中医学基本概念、基本原理和基本方法的科学知识体系。

一、中医学理论体系的形成

中医学理论体系形成于战国至两汉时期。《黄帝内经》《难经》《伤寒杂病论》《神农本草经》等医学著作的问世，标志着中医学理论体系的形成。

(一)中医学理论体系形成的条件

战国时期社会急剧变化，政治、经济、文化、科学技术都有显著发展，为中医学理论体系的形成提供了有利的条件和基础。主要有以下几个方面。

1.社会文化基础

战国时期是中国社会大变革的时期，呈现“诸子蜂起，百家争鸣”的文化繁荣景象，形成了道、儒、阴阳、法、墨、兵等诸家。各种学术流派相继产生，学术争鸣与交流为中医学理论体系的形成奠定了坚实的社会文化基础。如中医学生命理论深受道家关于世界本原与生命起始认识的影响，医者修身与医德的形成深受儒家“自强不息，厚德载物”的道德观念与进取精神的影响等。

2.科学技术基础

战国时期天文学、地理学、气象学、历算学、物候学、农学、植物学、矿物学、冶炼、酿造等方面有诸多创新，为中医学理论体系的构建提供了科学技术基础。如天文学的宇宙观为天人合一医学模式的建立提供了基础，农业生产的进步促进了中药学的形成和发展，气象学、地理学的相关知识融入了中医学对生命活动、疾病认识的理论和实践中。

3.医药实践基础

古代医家在长期与疾病作斗争的过程中，通过观察人的生命活动现象和大量的医疗实践，逐步地认识到人的生理病理规律，积累了丰富的医药知识。如：殷商时期，药物已相当丰富，不但发明了酒及汤液，而且在医疗实践中应用了可治病的“毒药”；西周时期，医家不仅为疾病确立了专门的病名，还提出了发病和药物治病等理论；到了战国时期，针灸和药物治疗已成为医生治病的常用方法，并涌现出一批如扁鹊等具有精湛医术的专职医生，从而使医药水平有了明显的提高。同时，不少医家将多年的医疗经验从理论上加以总结，如成书于战国时期的医方著作《五十二病方》，记载了103个病名，247种药物，283首方剂。还有《易经》《诗经》《左传》等著作中，也记载了许多有关医药学的知识与实例。这些都表明当时的人们对疾病已有相当深刻而广泛的理解，医药实践资料已极为丰富，从而为医学规律的总结、理论体系的建立奠定了坚实的基础。

4.古代哲学思想对医学的渗透

中医学理论体系的形成具有深远的哲学渊源，尤其是气、阴阳、五行学说，渗透并融入中医学，对中医学理论体系的形成赋予了重要的思维方法。如：气一元论的万物本原论思想，为中医学整体观的建立奠定了思想基础；阴阳学说的辩证法思想、五行学说的系统论思想，对中医学方法论体系的建立产生了促进作用。

(二)中医学理论体系形成的标志

中医学理论体系形成的标志是《黄帝内经》《难经》《伤寒杂病论》《神农本草经》这四部医学经典著作的问世。

1.《黄帝内经》

《黄帝内经》简称《内经》，为中医学现存最早的经典著作。其成书年代，一般认为从春秋战国时期开始，到汉代才完成。该书非一人一时之作，而是众多医家的医疗理论和实践经验的总结。全书分为《素问》和《灵枢》两部分，共收集文章162篇，系统地阐述了人体的结构、生理、病理以及对疾病的诊断、治疗和养生等问题。其主要内容包括阴阳、五行、藏象、经络、病因、病机、诊法、治则及针灸、汤液等。在形态学方面，关于人体骨骼、血脉的长度，内脏器官的大小和容量等的记载，与实际情况基本符合；在生理学方面，提出“诸血者皆属于心”“心主身之血脉”，已认识到血液是在体内“流行不止，环周不休”的，而心则是血液运行的中心环节。它在阐述医学理论的同时，对哲学领域中的一系列重大问题，如气的概念、天人关系、形神关系等进行了深入的探讨，丰富和发展了哲学理论。《黄帝内经》总结了春秋、战国及秦汉时期的医疗经验和学术理论，确立了中医学独特的理论体系，成为中国医药学发展的基础，对后世中医学的发展产生了重大而深远的影响。

2.《难经》

《难经》全书共有81个问答，故又称《黄帝八十一难经》，相传系秦越人所作。该书用问答的方式阐述了人体的结构、生理、病因、病机、诊断、治则和治法等，在《黄帝内经》的基础上，《难经》对脉学特别是"寸口脉诊"有较详细而系统的论述和创见；对藏象理论中命门、三焦以及经络理论有所阐扬和发展，从而丰富、发展了中医学理论体系。该书内容简要，辨析精微，故在中医学典籍中常与《黄帝内经》并提，同为后世指导临床实践的重要理论性著作。

3.《伤寒杂病论》

东汉末年著名医家张仲景，在《黄帝内经》和《难经》的基础上，进一步继承前人的医学成就，并结合自己的临证经验，写成了我国第一部运用辨证论治的专著《伤寒杂病论》。该书提出对外感疾病用六经辨证、对内伤杂病用脏腑辨证，从而确立了中医临床医学的辨证论治体系和理、法、方、药的运用原则，为后世临床医学的发展奠定了良好的基础。该书经晋代医家王叔和编纂整理，分为《伤寒论》与《金匮要略》两书。

4.《神农本草经》

《神农本草经》成书于汉代，托名神农所著，为现存最早的中药学专著。书中收载药品365种，系统地总结了汉代及以前药物学理论知识。该书根据养生、治疗和有毒无毒，将药物分为上、中、下三品，根据功效分为寒、凉、温、热四性及酸、苦、甘、辛、咸五味，并提出单行、相须、相使、相畏、相恶、相反、相杀的"七情和合"等药物配伍理论，为中药学理论体系的形成和发展奠定了基础。

知识链接

建安三神医

东汉末年的建安(汉献帝年号)时期，有三位著名医家，他们是张仲景、华佗和董奉，史称"建安三神医"，三神医对中医学的发展具有重要影响。张仲景有医圣之称，他最大的贡献是提出了中医认识疾病和治疗疾病的基本原则——辨证论治，著有《伤寒杂病论》，此书被后世誉为"群方之祖"。华佗精通临床各科，尤以外科著称，他首创使用"麻沸散"中药麻醉剂进行腹部手术，是世界上最早的外科手术，有"外科鼻祖"之称。人们常用"华佗再世"来赞美医生医术高明。董奉医术高超，医德高尚。他为人治病不收钱财，只要求病愈后在他居住的庐山脚下种植杏树，数年后杏树成林，他又将收获的杏子换成粮食救济贫民，这就是"杏林春暖"典故的由来。

二、中医学理论体系的发展

随着社会的发展和科学技术的进步，特别是医学理论不断创新，诊疗技术不断提高，中医学在汉代以后进入了全面发展时期。具体可分为以下4个时期。

1. 魏晋隋唐时期

这一时期的特点是丰富的临床医疗实践经验使中医学理论体系得到充实和系统化发展，出现了一批专科性著作，特别是经络理论、脉学理论和病机学说均有了较大的发展。

晋代王叔和编撰的《脉经》，是我国第一部脉学专著。该书首次从理论到临床对中医脉学进行了全面研究；提倡"寸口诊法"，明确了寸、关、尺三部脉位分候脏腑；描绘了浮、芤、洪、滑、数、促、弦、紧等24种病脉的脉象形态及其所主病证，从而奠定了脉学理论与方法的系统化和规范化基础。

晋代皇甫谧编撰的《针灸甲乙经》，是我国现存最早的针灸学专著。全书系统阐述了藏象、经络、腧穴、标本、九针、刺法、诊法、病证、治法等内容，还对针灸用针之形状制作、针灸之禁忌、针灸经络与孔穴部位之考订、针灸的临床适应证与操作方法，以及临床经验的总结等进行了详尽的论述。

隋代医家在疾病病因的探讨与症状的描述方面取得了相当大的成就，其中，巢元方所编撰的《诸病源候论》是我国第一部论述病因、病机与证候学的专著。全书记载了1739种病候，涵盖内、外、妇、儿、五官、皮肤等各科，对每一种病候的发病原因、病机变化和主要症状都作了具体的描述。

唐代名医孙思邈编撰的《备急千金要方》是我国第一部医学百科全书。详述了唐代以前的医学理论、方剂、诊法、治法、食养等，代表了盛唐医学的先进水平和成就；他提出的医生在医德方面“大医精诚”的要求和所要达到的境界，可谓开中国医学伦理学之先河。

2. 宋金元时期

这一时期的特点是医学发展迅速且流派纷呈，建树较多，对后世医学的发展影响很大。许多医家在继承前人已有成就的基础上结合自己的实践经验有所创新，提出了许多独到的见解，从而使中医学术有了新的突破。

宋代陈无择著《三因极一病证方论》提出了著名的“三因学说”，将病因归纳为三大类：外感六淫为外因；七情内伤为内因；而饮食所伤、叫呼伤气、虫兽所伤、跌打损伤、中毒、金疮等为不内外因。该书以病因与病证相结合的方法，系统阐述了三因理论，对后世病因学的发展影响极为深远。

在金元时期，产生了颇具盛名的以刘完素、张从正、李杲、朱震亨为代表的四大医家，为中医学理论的发展作出了重要贡献，后人尊称为“金元四大家”。

刘完素（字守真，后人尊称刘河间）：创河间学派，倡导火热论。提出“六气皆从火化”“五志过极皆能化火”为外感和内伤疾病的主要病机，故在治疗中多用寒凉药，后人称为“寒凉派”。代表著作有《素问玄机原病式》《素问病机气宜保命集》等。

张从正（字子和，号戴人）：师从刘完素，主张“六气”致病，病由邪生，“邪去则正安”，因而倡导以汗、吐、下三法驱除病邪，被后世医家尊称为“攻下派”。其代表作为《儒门事亲》。

李杲（字明之，号东垣老人）：师从张元素（字洁古），在《黄帝内经》“以胃气为本”的理论指导下，继承并发展了张元素重视脾胃的学术思想，提出了“内伤脾胃，百病由生”之论点，善用温补脾胃之法，被后世医家尊称为“补土派”。其代表作有《脾胃论》《内外伤辨惑论》等。

朱震亨（字彦修，后人习称朱丹溪）：力倡相火论，主张“阳常有余，阴常不足”，治疗善用“滋阴降火”，后人称为“养阴派”。代表著作有《格致余论》等。

金元四大家师古而不泥古，在继承前人的基础上各有创新，从不同角度丰富和发展了中医学理论。

3. 明清时期

这一时期是中医学术发展的重要时期：一是整理已有的医学成就和临证经验，编撰了门类繁多的医学全书、类书、丛书及经典医籍的注释等；二是在医学理论和方法上出现了具有重大意义的创新和发明。

这一时期集其大成的著作颇多。如明代楼英所著《医学纲目》和明代王肯堂所著《证治准绳》，论述了中医基础理论及临床各科证治要略。明代李时珍所著《本草纲目》是一部举世闻名的药物学巨著。清代政府组织编写的《医宗金鉴》《四库全书·子部》等综合性医学著作，进一步完善了中医学理论体系。尤其是清代陈梦雷主编的《古今图书集成·医部全录》对中医历代的论述举其要者，按书目罗列，条理清晰，为后世学习中医者提供了极大的方便。

明代关于命门学说的发展，为中医学的藏象理论增添了新的内容。张介宾、赵献可等医家，重视命门学说，创新对命门概念及其功能的认识。张介宾提出了“阳非有余”“真阴不足”的见解，强调温补肾阳和滋养肾阴在养生康复与防治疾病中的重要性。赵献可认为命门为人身之主，注重“命门之火”在养生、防病中的重要意义。命门学说对中医学理论和临床各科的发展产生了较大影响，至今仍有重要的指导意义。

明清时期在中医学理论方面的创新与突破是温病学说的形成和发展。温病是多种急性热病的统称，通常具有传染性和流行性。明末吴又可著《温疫论》，对温疫病的病因、发病途径和病机变化进行了阐述，提出“戾气”致病的观点，为温病学说的形成奠定了基础。清代叶天士承前启后，创立了卫气营血理论的辨证纲领；吴鞠通著《温病条辨》，提出了三焦辨证的新思路；还有薛生白的《湿热病篇》、王孟英的《温热经纬》等，都促使温病学说日益成熟，逐步形成一套完整的温病辨证论治理论体系。

清代医家王清任重视解剖，在所著《医林改错》一书中，修正了古医籍中在人体解剖方面的某些错误，肯定了"灵机、记性不在心在脑"，并发展了瘀血理论，创立了多首治疗瘀血病证的有效方剂，对中医学气血理论的发展作出了一定贡献。

4. 近代与现代

近代时期（鸦片战争后），随着社会制度的变更，西方科技和文化的传入，中西方文化出现大碰撞，中医学理论的发展呈现出新旧并存的趋势：一是继续走收集和整理前人的学术成果之路，如 20 世纪 30 年代曹炳章主编的《中国医学大成》，是一部集古今中医学大成的巨著；二是出现了中西汇通和中医学理论科学化的思潮，以唐宗海、朱沛文、恽铁樵、张锡纯为代表的中西汇通学派，认为中西医互有优劣，可以殊途同归，主张汲取西医之长以发展中医，如张锡纯所著的《医学衷中参西录》，即是中西汇通的代表作。

1949 年以后，党和政府制定了中医政策并强调"中西并重"，并将"发展现代医药和我国传统医药"正式载入宪法。中医药事业蓬勃发展，无论是在中医学理论的发掘、整理、继承方面，还是在应用现代科学技术研究中医学理论方面，都取得了较大进展，临床诊治水平也显著提高。主要表现在如下方面：一是大力发展中医药教育，通过多模式、多途径培养中医药人才；二是积极倡导中西医结合，合理吸收、采纳西医学的研究成果；三是提倡用现代多学科方法研究中医，并在诸多方面取得较大进展。例如，抗疟良药青蒿素的发明，是中国女科学家屠呦呦在中国本土进行的科学研究而首次获诺贝尔生理学或医学奖的案例，这是中国医学界迄今为止获得的最高奖项，也是中医药成果获得的最高奖项。

2003 年，传染性非典型肺炎（简称"非典"或 SARS）在世界范围内流行，我国更是重灾区，对于这类原因未明且无确切有效治疗手段的疾病，中医辨证论治更显示出其优越性，北京、广州等地中西医结合治疗，使我国"非典"的病死率全世界最低，后遗症最少，得到世界卫生组织高度评价。中医药在"非典"救治中发挥了不可低估的作用。

新型冠状病毒肺炎是近百年来人类遭遇的影响范围最广的全球性大流行病，人类生命安全和健康面临重大威胁。面对突发疫情侵袭，中国把人民生命安全和身体健康放在第一位，充分发挥中医药特色优势，坚持中西医结合、中西药并用，发挥中医药治未病、辨证施治、多靶点干预的独特优势，全程参与深度介入疫情防控。同时，第一时间向国际社会通报疫情信息，毫无保留地同各方分享中国防控和救治经验，尽己所能向国际社会提供人道主义援助，支持全球抗击疫情。

随着生命科学的发展，中医学正在与生物信息、细胞分子、基因组及蛋白组学等前沿学科有机衔接，进一步揭示生命的本质，将为人类健康事业作出新的贡献。

知识链接

屠呦呦・青蒿素・诺贝尔生理学或医学奖

2015 年 10 月 5 日，中国女科学家屠呦呦因"发现青蒿素治疗疟疾的新疗法"获得了诺贝尔生理学或医学奖。

疟疾威胁人类的生命长达数千年。20 世纪 60 年代，在氯喹抗疟失效、人类饱受疟疾之害的情况下，屠呦呦接受了国家疟疾防治研究项目"523"办公室艰巨的抗疟研究任务。在极为艰苦的科研条件下，屠呦呦带领团队与我国其他机构合作，经过艰苦卓绝的努力并从《肘后备急方》等中医药古典文献中获取灵感，通过数百次试验及无数次失败后，终于在 1972 年 11 月 8 日，研制成功了抗疟神药——青蒿素，开创了疟疾治疗新方法，全球数亿人因这种"中国神药"而受益。

目前，以青蒿素为基础的复方药物已经成为疟疾的标准治疗药物，世界卫生组织将青蒿素和相关药剂列入其基本药品目录。

第二节　中医学理论体系的基本特点

中医学理论体系的主要特点是整体观念和辨证论治。

一、整体观念

整体观念是中医学认识人体自身以及人与环境之间联系性和统一性的学术思想。整体观念是中医学理论体系的指导思想，发源于中国古代哲学万物同源异构和普遍联系的观念，体现在人们在观察、分析和认识生命、健康和疾病等问题时，注重人体自身的完整性及人与自然、社会环境之间的联系性与统一性，并贯穿于中医学的生理、病机、诊断、辨证、养生、防治等各个方面。

(一)人是一个有机整体

中医学认为，人是由若干脏腑、形体、官窍构成的有机整体，在生理上相互协调，在病理上相互影响，因此，诊断和治疗疾病时也必须从整体出发来考虑问题。

1. 生理功能的整体性

人体是由若干脏器和组织、器官所组成的。各个脏器、组织或器官，都有着各自不同的功能，这些不同的功能又都是整体活动的一个组成部分，决定了机体的整体统一性。因而在生理上相互联系，以维持其生理活动上的协调与平衡。在病理上则相互影响。机体整体统一性的形成，是以五脏为中心，配以六腑，通过经络系统“内属于腑藏(脏)，外络于肢节”的作用而实现的。五脏代表五个系统，人体所有器官都可以包括在这五个系统之中。人体以五脏为中心，通过经络系统，把六腑、五体、五官、九窍、四肢百骸等全身组织器官联系成有机的整体，并通过精、气、血、津液的作用，来完成机体统一的机能活动。这种五脏一体观反映出人体内部器官是相互关联而不是孤立的，是一个统一的整体。

中医学还强调在生命活动过程中的“形神一体观”。形，指人体的形体，包括构成人体的脏腑、经络、五体和官窍的形体结构及精、气、血、津液等生命物质；神，广义的神是指整个人体生命活动，狭义的神是指精神、意识、思维活动。“形神一体观”指的是具有物质结构特征的形体和包括精神意识思维活动在内的人体生命活动特征的神的统一性。强调结构和功能的一体、物质和能量的一体，二者相互依存，不可分离，只有“形神一体”，相辅相成，生命活动才能旺盛。

2. 病理变化的整体性

中医学不仅从整体来探索生命活动的规律，而且在分析病证的病理机制时，也首先着眼于整体，着眼于局部病变所引起的整体病理反应，把局部病变与整体病理反应统一起来，既重视局部病变和与之直接相关的脏腑、经络，又不忽视病变之脏腑、经络对其他脏腑、经络产生的影响。

3. 诊断的整体性

人的局部与整体是辩证统一的，各脏腑、经络、形体、官窍等的生理与病变必然相互联系、相互影响。中医学在诊察疾病时，可通过观察分析形体、官窍、色脉等外在异常表现，推测内在脏腑的病机变化，从而作出正确诊断。故有“视其外应，以知其内脏，则知所病矣”(《灵枢·本脏》)之说。如验舌、望面、察神、切脉等由外察内的诊病方法，是中医学整体诊病思想的具体体现。

4. 治疗的整体性

人体是一个有机的整体，治疗局部的病变，也必须从整体出发，才能采取适当的措施。如心开窍于舌，心与小肠相表里，所以可用清心泻小肠火的方法治疗口舌糜烂。《素问·阴阳应象大论》所说的“从阴引阳，从阳引阴，以右治左，以左治右”，《灵枢·终始》所说的“病在上者下取之，病在下者高取之”等，都是在整体观指导下确定的治疗原则。

(二)人与自然环境的统一性

人类生活在自然界中，自然界存在着人类赖以生存的必要条件。自然界存在的阳光、空气、水、温度、磁场、引力、生物圈等，构成了人类赖以生存、繁衍的最佳环境。同时，自然环境的变化又可直接或间接地影响人体的生命活动。这种人与自然环境息息相关的认识，即是“天人一体”的整体观。

自然界四时气候变化有一定规律性，一般是春温、夏热、秋凉、冬寒。生物在这种气候变化的影响下，就会有春生、夏长、秋收、冬藏等相应的适应性变化。人体也不例外，必须与之相适应。盛夏天气炎热，人体气血运行流畅，阳气旺盛，脉象多浮大，皮肤腠理开张，津液外出而多汗；隆冬天气严寒，人体气血运行稍缓，阳气偏衰，脉象多沉小，皮肤腠理致密，津液趋下而多尿。这种适应性的生理变化，既维持了人的恒定体温，也反映了不同季节与人体气血运行和津液代谢的密切关系。

一日之内的昼夜晨昏变化，对人体生理也有不同影响，而人体也要与之相适应。《素问·生气通天论》说：“故阳气者，一日而主外，平旦人气生，日中而阳气隆，日西而阳气已虚，气门乃闭。”这种人体阳气白天趋于体表，夜间潜于内里的运动趋向，反映了人体随昼夜阴阳二气的盛衰变化而出现的适应性调节。

地理环境不同，气候、土质和水质不同，对人体也会产生不同的影响。如江南多湿热，人体腠理较疏松；北方多燥寒，人体腠理较致密。生活在这样的环境中，一旦易地而居，环境突然改变，初期多感不太适应，但经过一段时间，大多数人是能够适应的。所以说人对生存环境的适应不是消极的、被动的，而是积极的、主动的，能利用自然为人类服务。

中医学要求在临床诊断疾病时，必须运用四诊方法，把疾病的原因、部位、性质，结合四时气候、地方水土、生活习惯、性情好恶、体质强弱、年龄性别、职业特点等进行综合研究，才能作出正确的诊断。

(三)人和社会环境的统一性

人生活在错综复杂的社会环境中，不可避免地会受到社会政治、经济、文化、法律、生活方式、人际关系等多方面因素的干扰。社会的变迁、安定与动荡，以及个人地位的转换、经济条件的变化等，都直接或间接地影响着人体的健康与疾病。一般而言，良好的社会环境、和谐的人际关系，可使人精神振奋，勇于进取，有利于心身健康；而动荡的社会环境、纠结的人际关系，可使人精神压抑，或紧张、焦虑，从而影响心身功能，危害心身健康。另外，社会的繁荣，科技的进步，无疑给人们的生活带来很多的益处。如食品衣着日渐丰富，居住环境日益舒适，但饮食油腻，嗜酒吸烟，不适当运动，夜睡晚起等不良生活方式的出现，导致中风、胸痹、积聚、消渴等发病率越来越高，疾病谱发生了明显的改变。因此，中医学非常重视人与社会环境的和谐统一，研究社会因素对人体健康和疾病的影响，寻求行之有效的养生保健方法，以延长人的寿命，具有极其重要的现实意义。

二、辨证论治

辨证论治，是中医学认识疾病和治疗疾病的基本原则，包括辨证和论治两个阶段，辨证是论治的依据和前提，论治是检验辨证正确与否的手段和方法。辨证论治，主要在于分析和辨别证候，讨论和确定治疗原则和方法，是理论和实践紧密结合的集中体现。

(一)辨证论治的基本概念

辨证论治是中医学诊治疾病的基本理论与思维方法，是根据中医理论，通过四诊获得临床资料，明确病变的本质，拟定治则、治法的治疗方法。

辨证论治的关键在于“证”要辨别准确，才能正确治疗。辨证的“证”与“病”“症”的概念不同。

“证”，是机体在疾病发展过程中的某一阶段的病理概括。由于它包括病变的部位、原因、性质，以及邪正关系，反映出疾病发展过程中某一阶段的病理变化的本质，所以它比症状更全面、更深刻、更正确地揭示了疾病的本质。

“病”，是疾病的简称，是指有特定的致病因素、发病规律和病理演变的一个完整的生命过程，常常有相对固定的临床表现。

“症”，是病人的异常感觉和医生检查所发现的异常征象。前者如头痛、胸闷、口渴等，后者如舌红、苔黄、脉数等。

病、证、症三者既有联系又有区别，病的重点是全过程，证的重点是疾病过程中的现阶段，而症则是构成病和证的基本要素。

所谓辨证，就是将四诊（望、闻、问、切）所收集的资料、症状和体征，通过分析、综合，辨清疾病的原因、性质、部位，以及邪、正之间的关系，概括、判断为某种性质的证。论治，又称施治，是根据辨证的结果，确定相应的治疗方法。辨证是决定治疗方案的前提和依据，论治是治疗疾病的手段和方法。辨证论治的效果可以检验辨证论治正确与否。辨证论治的过程，就是认识疾病和解决疾病的过程。辨证和论治，是诊治疾病过程中相互联系、不可分割的两个方面，是理论和实践相结合的体现，是理、法、方、药在临床上的具体运用，是指导中医临床工作的基本原则。

（二）辨证论治的临床应用

辨证论治作为指导临床诊治疾病的基本法则，由于它能辨证地看待病和证的关系，既可看到一种病可以包括几种不同的证，又可看到不同的病在其发展过程中可以出现同一种证，因此，在临床治疗时，还可根据辨证结果分别采取“同病异治”或“异病同治”等方法。如同为水肿病，根据其本质特点，可辨为多种证候，就脏腑而言，主要涉及肺、脾、肾三脏；就性质而言，既可有虚证，又可有实证；就病因而言，有风热、风寒、邪毒、水湿等，因此，在治疗时必须根据这些不同的性质与特点，采用相应的治疗方法。又如对久痢脱肛、子宫下垂、胃下垂等不同的病，病因都是中气下陷所致，均可用升提中气之法治疗。

辨证论治的过程，就是中医认识疾病和治疗疾病的过程，是中医的理、法、方、药理论体系在临床上的具体应用过程。辨证是论治的前提和依据。中医强调个体差异，侧重辨证与辨病结合，重视整体与局部、客观与微观的辨证关系。故有“证同治亦同，证异治亦异”的说法。在临床中针对疾病过程中的不同情况，随机应变，抓住主要矛盾，因时、因地、因人制宜，选择最佳的治疗方案，是辨证论治的精髓所在。

重点小结

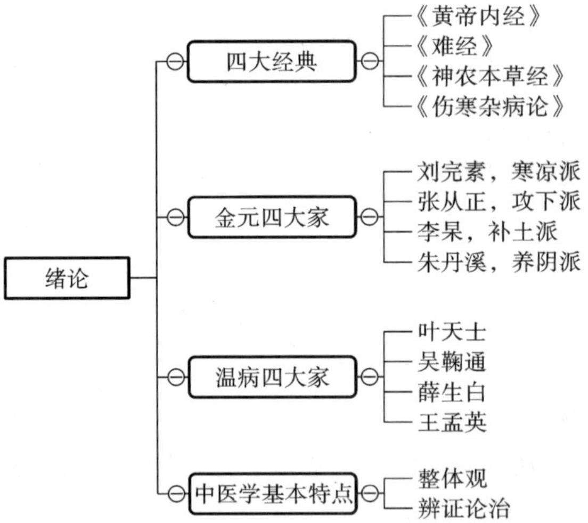

目标测试

一、单项选择题

1. 中医学的指导思想是（　　）。

A. 阴阳学说　　B. 五行学说　　C. 精气学说　　D. 整体观念　　E. 辨证论治

2. 中医学的诊疗特点是（　　）。

A. 治病求本　　B. 辨证论治　　C. 辨证求因　　D. 四诊八纲　　E. 以上都不是

3. 下列哪部著作的成书奠定了中医理论的基础？（　　）

A.《中藏经》 B.《黄帝内经》 C.《千金要方》 D.《伤寒杂病论》E.《诸病源候论》

4. 中医学第一部病因、病机证候学专著是( )。

A.《中藏经》 B.《黄帝内经》 C.《诸病源候论》D.《神农本草经》E.《伤寒杂病论》

5. 被称为“寒凉派”的代表医家是( )。

A. 朱震亨 B. 张从正 C. 王清任 D. 叶桂 E. 刘完素

6. 被后人称为“补土派”的代表医家是( )。

A. 李中梓 B. 李杲 C. 陈无择 D. 叶桂 E. 刘完素

7. 现存最早的药物学专著是( )。

A.《神农本草经》B.《炮炙论》 C.《新修本草》 D.《本草纲目》 E.《本草图经》

8. 现存最早的针灸学专著的作者是( )。

A. 张机 B. 华佗 C. 皇甫谧 D. 王叔和 E. 陶弘景

9. 中医学认为,构成人体的中心是( )。

A. 五脏 B. 六腑 C. 奇恒之腑 D. 形体官窍 E. 经络

10. 王某,女,45 岁,口腔溃疡时常发作,舌尖红赤,破碎肿痛,口臭,便秘,情绪烦躁,失眠多梦,脉弦数。用清心泻火方法治疗,体现了( )。

A. 同病异治 B. 异病同治 C. 对症治疗 D. 扶正祛邪 E. 整体观念

二、简答题

1. 何谓整体观念?体现在哪几个方面?

2. 什么是辨证?辨证与论治的关系是什么?

3. 症、证、病的含义有何不同?三者之间的关系如何?

三、病案分析

王某,男,20 岁,大学生。就诊日期:2015 年 11 月 20 日,前两天因淋雨着凉,恶寒无汗,头身疼痛,鼻塞,流涕,舌淡苔白,脉浮紧,医生采用辛温解表的麻黄汤两剂后,继而出现咽干肿痛,声音嘶,大便干结,再加以清热泻火药治之,病愈。要求:请分析病人前后两种不同治法,体现了中医学的什么治则。

(张智慧)

扫码看答案

第二章

中医学的哲学基础

学习目标

扫码看 PPT

1. 掌握阴阳的基本概念和特征，阴阳学说、五行学说的基本内容。
2. 熟悉五行的概念、特征与归类推演。
3. 了解阴阳学说在中医学中的应用。

案例导入

叶某，男，60 岁，面色黧黑，腰膝酸冷，形寒肢冷，神疲乏力，五更泄泻，夜尿频多，舌淡苔白，脉沉细无力，两尺尤甚。

讨论：试用中医阴阳学说分析本案病人是阴证还是阳证。

哲学是人们对世界（自然、社会和思维）的根本认识，是研究世界观的学问，是对自然知识和社会知识的概括和总结。科学是自然、社会和思维的知识体系。科学离不开理论思维，离不开世界观的指导。所以，哲学和科学之间存在着相互依赖、相互影响的密切关系。医学是研究人类生命过程以及同疾病作斗争的一门科学，属于自然科学范畴。自然科学与哲学的关系是特殊和普遍的辩证关系。医学研究生命运动的特殊规律，而哲学则研究自然、社会和思维发展的普遍规律。中医学属于中国古代自然科学范畴，以中国古代朴素的唯物论和自发的辩证法思想即气一元论、阴阳学说和五行学说为哲学基础，来建构理论体系，并使之成为中医学理论体系的重要基石。

我国古代医家在长期医疗实践的基础上，将气一元论、阴阳学说和五行学说运用于医学领域，借以阐明人体的生理功能和病理变化，并用以指导临床的诊断和治疗，成为中医学理论体系的一个重要组成部分，对中医学理论体系的形成和发展有着极为深刻的影响。

气是中国古代哲学中一个最重要的最基本的内容。气一元论，又称元气论，对中国传统文化具有极其深刻的影响，成为中国古人认识世界的自然观。

阴阳学说是在气一元论的基础上建立起来的，是中国古代关于对立统一规律的认识，气是阴阳对立的统一体，物质世界在阴阳二气的相互作用下，不断地运动变化。中国古代哲学认为，气是天地万物统一的基础，是世界的本原。

本章将重点介绍阴阳学说和五行学说的基本观点和方法及其在中医学中的应用，并从中概括出中医学思维方法的主要特点，并将一些具体的思维方法融入中医学中来阐述。

知识链接

气一元论

“气一元论”的思想起源于古代哲学，气是构成天地万物的本原，气的运动是物质世界存在的基本形式。《素问·宝命全形论》曰：“天地合气，命之曰人。”中医学用气说明自然、生命、健康和疾病。人的生长壮老已，健康与疾病，皆本于气，气聚则生，气壮则长，气衰则老，气散则死。“气一元论”的哲学思想认为，其一，气是物质；其二，气是天地万物的本原（元素）；其三，由气的运动变化而形成一切事物和现象的发生、发展和变化。气的运动就是气机，是万物变化的根源，升、降、出、入是气机的基本形式；气是天地万物相互联系的中介。中医学用气一元论的思维来认识疾病变化。将导致疾病的原因称为“邪气”。病理变化则是人体之气的失常，故《素问·举痛论》说：“百病生于气也。”气生百病，变化万千。疾病的发生、发展、变化与气的生成和运动失常有关。气的生成不足，为气虚；气的升降出入运动失常，称为“气机失调”，包括气滞（气机郁滞）、气逆（气机上逆）、气陷（气机下陷）、气闭（气外出受阻而闭厥）、气脱（气不内守而外脱）等。此外，脏腑之气、经络之气的失常也是发生疾病的根本所在。

第一节　阴阳学说

阴阳学说，是研究阴阳的内涵及其运动变化规律，并用以解释宇宙万物万象的发生、发展和变化的一种古代哲学理论，是古人认识宇宙本原和阐释宇宙变化的一种世界观和方法论。

阴阳学说认为：世界是物质性的整体，宇宙间一切事物不仅其内部存在着阴阳的对立统一，而且其发生、发展和变化都是阴阳二气对立统一的结果。

将阴阳学说融入中医学理论体系，广泛应用于阐释人体的生命运动，分析疾病的发生、发展和变化的机制，并指导着疾病的诊断和防治，成为中医学理论体系的哲学基础，对中医学理论体系的发展有着极为重要的影响。

一、阴阳的基本概念和特性

（一）阴阳基本概念

阴阳，是对自然界相互关联的某些事物或现象对立双方属性的概括。阴和阳，既可代表相互对立的事物，又可用以分析一个事物内部相互对立的两个方面。《灵枢·阴阳系日月》说：“阴阳者，有名而无形。”《类经·阴阳类》说：“阴阳者，一分为二也。”

阴阳最初的含义是非常朴素的，是指日光的向背，朝向日光则为阳，背向日光则为阴。如《说文解字》所说：“阴，暗也，水之南，山之北也。”“阳，高明也。”以后随着观察面的扩展，阴阳的朴素含义逐渐得到引申。如向日光处温暖、活跃、明亮，背日光处寒冷、静止、晦暗。于是古人就以温热、寒冷、运动、静止、光明、黑暗来分阴阳。如此不断引申的结果，就把自然界所有的事物和现象都划分为阴与阳两个方面。这时的阴阳不再特指日光的向背，而变为一个概括自然界具有对立属性的事物和现象双方的抽象概念。

（二）阴阳的特性

1. 阴阳的普遍性

阴阳的对立统一是天地万物运动变化的总规律：“阴阳者，天地之道也，万物之纲纪，变化之父母，生杀之本始。”（《素问·阴阳应象大论》）不论是空间还是时间，从宇宙间天地的回旋到万物的产生和消失都是阴阳作用的结果。凡相互关联的事物或现象，或同一事物的内部，都可以用阴阳来概括，分析其各自的属性，如天与地、动与静、水与火、出与入等。

2. 阴阳的关联性

阴阳的关联性是指阴阳所分析的事物或现象，应是在同一范畴，同一层次，即相关的基础之上的。只有相互关联的一对事物，或一个事物的两个方面，才能构成一对矛盾，才能用阴阳来说明，如天与地、昼与夜、寒与热等。如果不具有这种相互关联性的事物，不是统一体的对立双方，不能构成一对矛盾，就不能用阴阳来说明。

3. 阴阳的相对性

具体事物的阴阳属性，并不是绝对的，而是相对的。也就是说，随着时间的推移或所运用范围的不同，事物的性质或对立面改变了，则其阴阳属性也就要随之而改变。如朱丹溪《局方发挥》说："阴阳二字，固以对待而言，所指无定在。"

阴阳这种相对性主要表现在以下三个方面。

其一，无限可分性。阴阳的无限可分性即阴中有阳，阳中有阴，阴阳之中复有阴阳，不断地一分为二，以至无穷。例如，昼为阳，夜为阴。上午为阳中之阳，下午则为阳中之阴；前半夜为阴中之阴，后半夜则为阴中之阳。随着对立面的改变，阴阳之中又可以再分阴阳。例如，在中医藏象中，六腑"传化物而不藏"，五脏"藏精气而不泻"，六腑为阳，五脏为阴，五脏中心肝属阳，肺肾属阴，脾为至阴（阴阳交接），心又为阳中之阳，肝为阳中之阴，肺为阴中之阳，肾为阴中之阴。

其二，相互转化性。在一定条件下，阴和阳之间可以发生相互转化，阴可以转化为阳，阳也可以转化为阴。如寒证和热证的转化，属阴的寒证在一定条件下可以转化为属阳的热证；属阳的热证在一定条件下也可以转化为属阴的寒证。病变的寒热性质变了，其阴阳属性也随之改变。在人体气化运动过程中，生命物质和生理功能之间，物质属阴，功能属阳。二者在生理条件下，是可以互相转化的，物质可以转化为功能，功能也可以转化为物质。如果没有这种物质和功能之间的相互转化，生命活动就不能正常进行。

其三，比较对象不同。事物的阴阳属性往往是通过比较而划分的。若比较的对象发生了改变，那么事物的阴阳属性也可以发生改变。如一年四季中的春天，与冬天比较，其气温而属阳；若与夏天比较，则其气凉而属阴。但四季阴阳属性的一般说法是，夏天属太阳（阳中之阳），秋天属少阴（阳中之阴），冬天属太阴（阴中之阴），春天属少阳（阴中之阳）。人体内六腑与五脏分阴阳，六腑主传泻水谷属阳，五脏主内藏精气属阴；六腑与四肢比较，则六腑居内为阴，四肢在外为阳。随着划分的前提和依据改变，事物的阴阳属性可随之变化。

4. 阴阳的规定性

阴阳学说对阴阳各自属性有着明确的规定，具有不可变性和不可反称性。如光明、温暖、向上、趋外、兴奋、发散等，是阳的特性；晦暗、寒冷、向下、内收、沉静、凝聚等，是阴的特性。用阴阳说明事物的属性，如水属阴、火属阳。水不能称为阳，火不能反称阴。人体脏腑中心阴与心阳、肾阴与肾阳、肝阴与肝阳等，皆有其特定内涵，不可反称。如以性别为例，一般以男为阳，女为阴，这个是规定的，不会把女作为阳，男作为阴；以季节为例，以春夏为阳，秋冬为阴，不会把春夏为阴，秋冬为阳（表 2-1）。

表 2-1　常见阴阳属性归类

属性	空间	时间	季节	温度	湿度	重量	性状	亮度	事物运动状态
阳	上外左南天	昼	春夏	温热	干燥	轻	清	明亮	上升运动兴奋亢进
阴	下内右北地	夜	秋冬	寒凉	湿润	重	浊	晦暗	下降静止抑制衰退

二、阴阳学说的基本内容

阴阳学说的基本内容包括阴阳交感、对立制约、互根互用、消长平衡、相互转化五种。

(一) 阴阳交感

阴阳交感，是指阴阳二气在运动中相互感应而交合，亦即相互发生作用。《周易》当中泰卦为天（阳）在下，地（阴）在上，泰卦中天气上升，地气下降，阴阳交通相合，彼此交感相错，是宇宙万物赖以生成和变化的根源，即“天地感而万物化生”。

阴阳交感是在阴阳二气运动的过程中进行的，没有阴阳二气的运动，也就不会发生阴阳交感。可以说，阴阳二气的运动是阴阳交感得以实现的基础，阴阳交感则是阴阳二气在运动中相互感应的一个阶段，是阴阳二气在运动过程中的一种最佳状态。这种最佳状态的实现来自阴阳二气在运动过程中的平衡协调，即古代哲学家所说的“和”。例如，《道德经·第四十二章》说：“道生一，一生二，二生三，三生万物。万物负阴而抱阳，冲气以为和。”“冲气以为和”是说阴阳二气在运动中达到和谐状态时就会发生交感作用，从而产生万物。

《素问·宝命全形论》说：“天地合气，命之曰人。”人的生命也是在天地阴阳交互作用下孕育而生的。阴阳二气在运动中相互感应而交合，处在和谐状态中，会产生万物。总之，阴阳交感是宇宙万物发生、发展和变化的根源，是生命产生的基本条件。

（二）对立制约

阴阳对立，是指事物或现象固有的属性是对立、相反的关系；阴阳制约，是指某些范畴的阴阳在对立的基础上，在统一体中是相互排斥、相互约束、相互斗争的关系。阴阳的相互对立，主要表现在它们之间的相互制约、相互消长。阴与阳相互制约和相互消长的结果，取得了统一，称之为“阴平阳秘”。例如，春、夏、秋、冬四季有温、热、凉、寒的气候变化，春夏之所以温热，是因为春夏阳气上升抑制了秋冬的寒凉之气；秋冬之所以寒冷，是因为秋冬阴气上升抑制了春夏的温热之气。这是自然界阴阳相互制约、相互消长的结果。所以说：“是故冬至四十五日，阳气微上，阴气微下；夏至四十五日，阴气微上，阳气微下。”（《素问·脉要精微论》）“四十五日”是指从冬至到立春，从夏至到立秋，均为四十五日。冬至一阳生，所以从冬至到立春，阳气逐渐上升，阴气逐渐下降，至夏季则阳气盛极，阴气伏藏。夏至一阴生，所以从夏至到立秋，阴气逐渐上升，阳气逐渐下降，至冬季则阴气盛极，阳气伏藏。如此循环，年复一年。

人体处于正常生理状态下，相互对立的阴阳两方面，也是处在相互制约、相互排斥、相互消长的动态之中的。人体阴阳之间的动态平衡，是阴阳双方相互对立、相互制约的结果。如人体中的阳气能推动和促进机体的生命活动，加快新陈代谢，而人体中的阴气能调控和抑制机体的代谢和各种生命活动，阴阳双方相互制约而达到协调平衡，则人体生命活动健康有序，即《素问·生气通天论》所谓的“阴平阳秘，精神乃治”。如果阴阳之间的对立制约关系失调，动态平衡遭到了破坏，则导致疾病产生。阴阳双方中的一方过于亢盛，则过度制约另一方而致其不足，即《素问·阴阳应象大论》所谓的“阴胜则阳病，阳胜则阴病”，可称为“制约太过”。阴阳双方中的一方过于虚弱，无力抑制另一方而致其相对偏盛，即通常所说的“阳虚则阴盛”“阴虚则阳亢”，或“阳虚则寒”“阴虚则热”，可称为“制约不及”。

（三）互根互用

阴阳互根指的是阴阳互相依存，互为根本的关系；阴阳互用指的是某些范畴的阴阳有相互滋生、促进与助长的关系。

阴阳互根，是指阴和阳任何一方都不能脱离另一方而单独存在，每一方都以相对的另一方的存在作为自己存在的前提和条件。例如，寒热是相对的温度，有寒才能说热，在中医中有“孤阴不生，独阳不长”和“无阳则阴无以生，无阴则阳无以化”的说法。又如，气和血的关系，气为阳主功能，血为阴主物质。在血虚的病人的补血方药中加入补气的人参、黄芪往往有良好的疗效。《素问·阴阳应象大论》说：“阴在内，阳之守也；阳在外，阴之使也。”

如果人体阴阳之间的互根互用出现问题，会打破人体平衡，导致疾病的产生。如“阴阳离决，精气乃绝”，或是“阴损及阳”“阳损及阴”等。

（四）消长平衡

阴阳消长平衡，消是减少，长是增加，阴阳消长，是指对立制约和互根互用的阴阳双方处于增长和消减的变化之中。阴阳消长是一个动态的量变的过程，阴阳双方在一定范围、限度、时间内保持着动态平衡。阴阳消长是阴阳对立制约和互根互用共同作用的结果。例如，天气的寒热，是阴阳互为消长，寒多热少为秋冬，热多寒少为春夏，这个过程是逐渐变化的，是一个量变的过程。

阴阳消长的形式有阴阳互为消长和阴阳皆消皆长两种，前者包括阴消阳长、阳消阴长、阴长阳消和阳长阴消，是由阴阳对立制约关系导致的，后者包括阴随阳消、阳随阴消、阴随阳长和阳随阴长，是由阴阳互根互用关系导致的。

(五)相互转化

阴阳相互转化，是指在一定条件下事物的属性可以向其相反的方向转化，即阳转为阴，阴转为阳。阴阳的消长是发生阴阳转化的必要条件。

阴阳转化是阴阳运动的又一基本形式。阴阳双方的消长运动发展到一定阶段，事物内部阴与阳的比例出现了颠倒，则该事物的属性即发生转化，所以说转化是消长的结果。阴阳相互转化，一般都产生于事物发展变化的“物极”阶段，即所谓“物极必反”。因此，在事物的发展过程中，如果说阴阳消长是一个量变的过程，阴阳转化则是在量变基础上的质变。

阴阳转化的形式有渐变和突变两种。如四季的交替是个缓慢的过程，是一个渐变的过程。例如，高热病人往往伴有汗出，如果突然出现四肢厥冷则属于突变。

知识链接

张景岳思想

张景岳创立了左归丸、右归丸、大补元煎等，都是以调补阴阳为主。“善补阳者必欲阴中求阳，则阳得阴助而生化无穷，善补阴者，必欲阳中求阴，则阴得阳升而泉源不竭。”例如，左归丸方中有熟地黄、山茱萸、山药、枸杞子、菟丝子、鹿角胶、龟板胶、川牛膝等。治精髓内亏所致头晕目眩，腰疼腿软，遗精滑泄，自汗盗汗，健忘少寐，耳鸣目涩，五心烦热，舌红少苔，脉细或数等症状。方中用大量的补阴药物如龟板胶、熟地黄等，同时又用鹿角胶等补阳药物，取阳中求阴之意。

三、阴阳学说在中医学中的应用

(一)说明人体的组织结构

人体是有机的整体，组成人体的所有脏腑经络形体组织，既是有机联系的，又都可以根据其所在部位、功能特点划分为相互对立的阴阳两部分。《素问》说：“人生有形，不离阴阳。”

人体脏腑组织的阴阳属性：就大体部位来说，上部为阳，下部为阴，体表属阳，体内属阴；就其背腹四肢内外侧来说，则背属阳，腹属阴，四肢外侧为阳，四肢内侧为阴。以脏腑来分，五脏属里，藏精气而不泻，故为阴；六腑属表，传化物而不藏，故为阳。五脏之中，又各有阴阳所属，即心、肺居于上部(胸腔)属阳，肝、脾、肾位于下部(腹腔)属阴。

在经络之中，也分为阴阳。经属阴，络属阳，而经之中有阴经与阳经，络之中又有阴络与阳络。就十二经脉而言，有手三阳经与手三阴经之分，足三阳经与足三阴经之别。在血与气之间，血为阴，气为阳。在气之中，营气在内为阴，卫气在外为阳，在津液中，津为阳，液为阴。

总之，人体脏腑经络及形体组织结构的上下、内外、表里、前后各部分之间，无不包含着阴阳的对立统一(表 2-2)。

表 2-2　常见人体的组织结构的阴阳

	位置					经络		气血	五体
阳	上	体表	背	腑	四肢外侧	三阳经	督脉	气	皮肉
阴	下	体内	腹	脏	四肢内侧	三阴经	任脉	血	筋骨

(二)概括人体的生理功能

《素问》说:“阴平阳秘,精神乃治。”对于人体的生理活动,无论是生命活动的整体还是就其各个部分,都可以用阴阳来概括说明。人体的整体生命活动,是由各脏腑经络形体官窍各司其职,协调一致来完成的,而脏腑经络的功能,是以贮藏和运行于其中的精与气为基础的。精藏于脏腑之中,主内守而属阴,气由精所化,运行于全身而属阳。精与气的相互资生、相互促进,维持了脏腑经络、形体官窍的功能活动稳定有序。人体的生长壮老已的生命过程,也是由精所化之气来推动和调控的。气,以其不同的功能作用分为阴气与阳气:阴气主凉润、宁静、抑制、沉降,阳气主温煦、推动、兴奋、升发。正是由于人体内阴阳二气的交感相错和相互作用,推动着人体内物质与物质之间、物质与能量之间的相互转化,推动和调控着人体的生命进程。同时由于体内阴阳二气的对立制约、互根互用和消长转化,维系着协调平衡的状态,人体的生命活动才能有序进行,各种生理功能才能得到稳定发挥。若人体内的阴阳二气不能相互作用而分离,人的生命活动也就终止了。故《素问·生气通天论》说:“阴平阳秘,精神乃治;阴阳离决,精气乃绝。”

(三)阐析人体的病理变化

在中医中阴阳失调是疾病的基本病机之一。中医认为疾病是正气和邪气斗争引起阴阳偏盛或偏衰导致阴阳失衡的结果。正气是人体的形体结构、精微物质及其产生的机能活动、抗病能力、康复能力以及人体对外界的适应能力的总称。邪气泛指各种致病因素,而邪气和正气各自可以分为阴、阳两大类。例如,常见的风邪、热邪、暑邪属于阳,寒邪、湿邪属于阴。正常人体中,推动的、温煦的、温暖的属阳,滋润的、向下的属阴。人的体质有的阴偏盛,有的阳偏盛,但是都在正常的范围之内,属于体质的偏颇,前者属阴,后者属阳。

1. 阴阳偏盛

阴阳偏盛,即阴偏盛或阳偏盛,指阴或阳任何一方高于正常水平的病变。

阴偏盛是阴盛则阳病,即阴邪致病导致机体的阴绝对偏盛,或者病人体质为阴偏盛,则邪气易从阴而寒化,阴盛则寒表现为一派寒象,阴阳制约,阴盛制约阳,耗伤阳气,所以阴盛则阳病。例如,感受寒邪,或者病人体质阴偏盛,感邪寒化后,出现面白,咳痰清稀,小便清长,大便稀溏,舌淡苔薄白,脉缓等,并且伴有畏寒、肢冷等阳气受损的实寒症状。

阳偏盛是阳盛则阴病,即阳邪致病导致机体的阳绝对偏盛,或者病人体质为阳偏盛,则邪气从阳而热化,阳盛则热,表现为一派热象,阴阳制约,阳盛制约阴,耗伤阴液,所以阳盛则阴病。例如,感受热邪,或者病人体质阳偏盛,感邪热化后,出现面红,咳痰黄稠,小便短赤,大便干结,舌红苔黄,脉洪大等,并且有口渴、喜冷饮等阴液受损的实热症状。

2. 阴阳偏衰

阴阳偏衰,即阴偏衰或阳偏衰,指阴或阳任何一方低于正常水平的病变。

阳偏衰,阳虚则寒,可见面白,形寒,舌淡,苔白等寒象,还同时有喜静蜷卧、下利清谷、小便不利等虚象,总之是一派虚寒之象。

阴偏衰,阴虚则热,阴液少而阳气相对多,可见面色颧红如妆,潮热盗汗,舌红少苔,脉细数等一派虚热之象。

3. 阴阳互损

长期的阴偏衰和阳偏衰都会引起另一方的损伤,阳虚到一定程度,不能滋养阴液,导致阳损及阴;同样,阴虚到一定程度,不能滋生阳气,导致阴损及阳。阴阳互损最终导致阴阳两虚。

(四)用于疾病的诊断

阴阳学说可以分析望、闻、问、切四诊资料的阴阳属性。中医中四诊收集的资料可以根据阴阳学说分阴阳。《素问》说:“善诊者,察色按脉,先别阴阳。”例如,望诊中,色泽鲜明的属阳,颜色晦暗的属阴。如黄疸,中医根据颜色可以分为阳黄和阴黄两种。闻诊中,声高、气粗、多言、躁动属阳,声低、气怯、少言属阴；气味浓郁的为阳，气味寡淡的为阴。问诊中，口渴、发热、尿黄等属阳，口不渴、恶寒、小便清长为阴。脉诊中，快属阳，慢属阴，浮属阳，沉属阴。阴阳学说可以分析症候，八纲辨证是以阴阳为总纲，表、实、热属阳，里、虚、寒属阴。

知识链接

虚寒和实寒、虚热和实热

虚寒和虚热是中医特有的概念，西医只有寒热之分，中医虚寒和实寒都有寒象，虚寒除了寒以外有虚的表现，如易疲倦，喜蜷卧，脉迟无力，一般病程较长。例如，脾胃突然受凉，脘腹疼痛，呕吐，属实寒，而病人因为坐月子受凉，日常腹部喜温喜按，喜蜷卧，为虚寒。虚热和实热都有热象，虚热的发热一般为低热、潮热、五心烦热等，而实热多为高热，虚热的红只是在面部的颧骨部分红，而实热多是满面通红，虚热的脉多细数，而实热多洪大。例如，阳明腑实证的多为实热，而肺痨引起的发热多为虚热。

（五）用于疾病的防治

阴阳学说可以用于疾病的防治。《素问》说："谨察阴阳所在而调之，以平为期，正者正治，反者反治。"阴阳学说指导疾病的治疗主要是调整阴阳，泻其有余，补其不足，使人体重新达到阴平阳秘的状态，具体来说一方面是确定治疗原则，另一方面是分析和归纳中药的性能。

1. 确定治疗原则

（1）阴阳偏盛的治疗原则：损其有余，也就是实则泻之。阴偏盛的实寒证采用温热的药物，寒者热之；阳偏盛的实热证采用寒凉的药物，热者寒之；如果实热兼阴亏证或实寒兼阳虚证，则应"实则泻之"配以滋阴或助阳之品。

（2）阴阳偏衰的治疗原则：补其不足，也就是虚则补之。阴偏衰的虚热证采用滋阴以制阳之法，也就是"阳病治阴""壮水之主，以制阳光"；阳偏衰的虚寒证采用扶阳以制阴，也就是"阴病治阳""益火之源，以消阴翳"。

（3）阴阳互损的治疗原则：阴阳两补。对阴损及阳导致的以阴虚为主的阴阳两虚证，当补阴为主，兼以补阳，是阳中求阴；对阳损及阴的以阳虚为主的阴阳两虚证，当补阳为主，兼以补阴，是阴中求阳。

2. 分析和归纳中药的性能

（1）四气分阴阳：中药有寒、热、温、凉四种药性，其中寒凉属阴，温热属阳。例如，金银花、栀子、黄芩属于寒凉药，肉桂、干姜、附子属于温热药。

（2）五味分阴阳：中药有酸、苦、甘（淡）、辛、咸五味，其中辛、甘（淡）属阳，酸、苦、咸属阴。例如：麻黄，味辛，属阳；五味子，味酸，属阴。

（3）升降浮沉分阴阳：中药作用的趋向有上升、下降、浮散、重沉。升浮属阳，沉降属阴。例如，肾虚，补肾药物多是牡蛎、龟板等沉降药，而恶寒的表证多用桑叶、菊花等升浮药。

中药的性能并不是绝对的，也与其来源有密切的关系。例如，补气血阴阳的药物大多是根、果实、动物类药物，多是向下的。发散类药物多是花和叶类中药，如菊花、密蒙花等，但是个别是下行的，如旋覆花等。矿物类多是重镇下沉的，如芒硝、磁石等，个别上行，如海浮石等。

另外，阴阳学说在中医养生中也有很多应用，《灵枢》说："智者之养生也，必顺四时而适寒暑……节阴阳而调刚柔，如是则辟邪不至，长生久视。"《素问》说："动作以避寒，阴居以避暑。"又说："避其毒气。"养生最根本原则是"法于阴阳，和于术数"，即遵循自然界时间和空间中阴阳的变化来调理人体的阴阳，使人体阴阳与所在的时间和空间相适应，达到天人合一，最终达到阴平阳秘的平衡状态。

知识链接

补阴和补阳中药及方剂

补阴药属于补益类中药，常见的补阴药物有北沙参、南沙参、百合、麦冬、天冬、石斛、玉竹、黄精、枸杞子、女贞子、鳖甲等。常见的补阴方剂有六味地黄丸、左归丸、百合固金汤等。六味地黄丸由6味中药组成：熟地黄、山茱萸、山药、泽泻、牡丹皮、茯苓。用于治疗肾阴虚之证，可见腰膝酸软、耳聋耳鸣、盗汗、骨蒸潮热、舌红少苔，脉细数。现在多用于治疗糖尿病、甲亢等属于肾阴虚之证。系列方有知柏地黄丸、杞菊地黄丸、麦味地黄丸、都气丸等。

补阳药也属于补益类中药，常见的补阳药物有鹿茸、淫羊藿、肉苁蓉、巴戟天、杜仲、续断、菟丝子、蛤蚧、冬虫夏草等。常见的补阳方剂有肾气丸、右归丸、加味肾气丸等。肾气丸由8味中药组成：干地黄、山药、山茱萸、泽泻、茯苓、牡丹皮、桂枝、附子。用于治疗肾阳不足之证，可见腰膝酸软，形寒肢冷，小便不利或小便清长，舌淡胖，脉虚弱。现多用于慢性肾炎、糖尿病、甲减等属于肾阳不足者。此方是六味地黄丸加上桂枝、附子而成。

第二节 五行学说

案例导入

病人，男，57岁，高血压病史10年，现在头晕头痛，手足麻木，口干耳鸣，舌红苔白，脉细偏弦。

讨论：试用中医学五行学说对本案病人病情进行辨证施治。

五行学说，属于中国古代哲学理论范畴。木、火、土、金、水的生克制化是宇宙间各种事物普遍联系、协调平衡的基本规律。中医学用以说明人体自身及其与外界环境的统一性，以系统的观点阐明生命、健康和疾病。

一、五行的概念、特性与归类

（一）五行的概念

五行，即木、火、土、金、水五种物质及其运动变化。五行中的“五”，指木、火、土、金、水五种基本物质；“行”，指这五种物质的运动变化。如《尚书正义》说：“言五者，各有材干也。谓之行者，若在天，则为五气流注；在地，世所行用也。”但若从其方法论的角度来看，五行已超越了其物质性的概念，衍化为归纳宇宙万物并阐释其相互关系的五种基本属性。

五行一词，最早见于《尚书》：“五行，一曰水，二曰火，三曰木，四曰金，五曰土。水曰润下，火曰炎上，木曰曲直，金曰从革，土爰稼穑。润下作咸，炎上作苦，曲直作酸，从革作辛，稼穑作甘。”《尚书》从哲学高度对五行的特性作了抽象概括。

（二）五行的特性

五行的特性，是古人在长期的生活和生产实践中对木、火、土、金、水五种物质的直接观察和朴素认识的基础上，进行抽象而逐渐形成的理性概念，是用以识别各种事物的五行属性的基本依据。一般认为，《尚书》所说的“水曰润下，火曰炎上，木曰曲直，金曰从革，土爰稼穑”是对五行特性的经典性概括。现分述如下。

（1）“木曰曲直”：引申为生长、升发、条达、舒畅。曲直，指的是树木枝条的生长、生发的姿态，因此具有生长、生发、条达、舒畅的性质或作用的事物均属于木。

(2)“火曰炎上”:引申为温热、上升、光明。炎上,指的是燃烧之火,温暖向上,因此凡具有温热、升腾性质和作用的事物均属于火。

(3)“土爰稼穑”:引申为生化、承载、受纳。稼穑,指的是人们种植和收获谷物的活动,因此具有生化、承载、受纳的性质或作用的事物均属土。这里的土指的是脾胃,脾胃居于中焦,是气血生化之源。

(4)“金曰从革”:引申为沉降、肃杀、收敛。从革,指矿物类物质通过熔铸变革而形成的。革有两种解释,一种是变革,一种是兵革,因此凡具有沉降、肃杀、收敛的性质或作用的事物均属于金。

(5)“水曰润下”:引申为滋润、下行、寒凉、闭藏。润下,指的是水性湿润,由上而下流动,因此凡具有寒凉、滋润、下行、闭藏性质或作用的事物均属于水。如肾藏精,五行中肾归为水。

知识链接

木形人

根据五行可把人分为金形人、木形人、水形人、火形人、土形人。以木形人为例,木形人多是又高又瘦,面色青白,手足细长多青筋,头发较少,多聪明过人。五行和阴阳是一样的,是可互藏的。人可能会以一种为主,兼有其他一种甚至多种属性。

(三)五行的归类

古代医家运用抽象出来的五行特性,使用取象比类、推演络绎的方法,把自然界中的各种事物归为五类,并以五行“相生”“相克”等关系来解释各种事物发生、发展、变化的规律,形成了五行学说。

取象比类法,象包括形象、应象。形象可分为两类:自然之象或人为模拟象,中医的望、闻、问、切(四诊),本质上就是以所感的象为依据的。《周易》把自然界最基本的天、地、水、火、雷、风、山、泽要素的基本形态或特征,归纳为八个基本卦。应象是把不同事物中相同的属性抽离出来,根据相同的属性进行分类,如把具有条达、舒畅、生长、生发的肝归为肝木系统。

推演络绎法,即根据已知的某些事物的五行归属,推演归纳相关的事物的五行归属。例如,已知肝属木,由于肝合胆、主筋、其华在爪、开窍于目,所以可推演络绎胆、筋、爪、目皆属于木。

自然界和人体的五行归类见表 2-3。

表 2-3 自然界和人体的五行归类

自然界						五行	人体				
五味	五色	五化	五气	五方	五季		五脏	五腑	五官	五体	五志
酸	青	生	风	东	春	木	肝	胆	目	筋	怒
苦	赤	长	暑	南	夏	火	心	小肠	舌	脉	喜
甘	黄	化	湿	中	长夏	土	脾	胃	口	肉	思
辛	白	收	燥	西	秋	金	肺	大肠	鼻	皮	悲
咸	黑	藏	寒	北	冬	水	肾	膀胱	耳	骨	恐

二、五行学说的基本内容

(一)五行相生与相克

五行相生,是指木、火、土、金、水之间存在着有序的递相资生、助长、促进的关系。木生火,火生土,土生金,金生水,水生木,依次相生,循环无端。在五行相生关系中,任何一行都存在着“生我”“我生”两个方面的关系,《难经》将其比喻为“母”和“子”的关系,“生我”者,为我之“母”;“我生”者,为我之“子”。

五行相克,是指木、火、土、金、水之间存在着有序的递相克制、制约的关系。木克土,土克水,水克火，火克金，金克木，依次相克，循环无端。在五行相克（又称“相胜”）关系中，任何一行都存在着“克我”“我克”两个方面的关系，《内经》称为“所不胜”和“所胜”的关系。“克我”者，为我“所不胜”；“我克”者，为我“所胜”（图 2-1）。

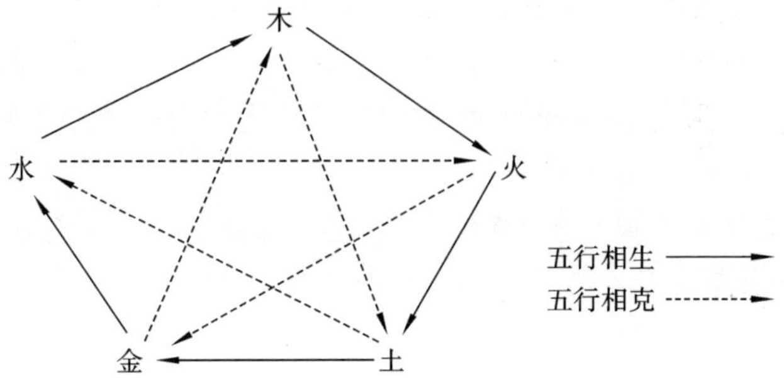

图 2-1　五行生克关系

知识链接

五行的制化与胜复

制是克，化是生，五行制化是指五行之间既相互资生，又相互制约，维持平衡协调，推动事物间稳定有序的变化与发展。化中有制，制中有化。具体地说，即木生火，火生土，而木又克土；火生土，土生金，而火又克金；土生金，金生水，而土又克水；金生水，水生木，而金又克木；水生木，木生火，而水又克火，如此循环往复。通过生克关系的有机结合，维持事物间的平衡协调，促进其稳定有序的变化与发展。五行胜复，是指五行中一行亢盛（即胜气），则引起其所不胜（即复气）的报复性制约，从而使五行之间复归于协调和稳定，即“子复母仇”。例如，木强导致土弱，土弱导致水相对强，水强导致火弱，火弱导致金强，金强导致木弱，这样木就趋于平衡，木过强导致土弱，金为土所生，为土之子，木强欺负土，土之子金过强制约木，为其母土复仇，为子复母仇。通过胜复调节机制，五行系统在局部出现不平衡的情况下，自行调节以维持其整体的协调平衡。

（二）五行相乘与相侮

1. 五行相乘

五行相乘，是指五行中一行对其所胜的过度制约或克制。五行相乘的次序与相克相同，即木乘土，土乘水，水乘火，火乘金，金乘木。形成原因有“太过”和“不及”两种情况。例如，木本来是克土的，如果木过于亢盛，土是原来水平，就会出现木过分克制土的情况，这个就是木乘土；如果木是原来水平，土过于虚弱，导致木过分克制土的情况，这个也是木乘土。

2. 五行相侮

五行相侮，是指五行中一行对其所不胜的反向制约和克制，即“反克”，又称“反侮”。五行相侮的次序与相克的次序是相反的，即木侮金，金侮火，火侮水，水侮土，土侮木。形成原因也有“太过”和“不及”两种情况。例如，木原本是克土的，但是土过于亢盛，木是原来水平，导致土反过来克制木，或者土处于正常状态，而木过于衰弱，导致土反过来克制木，称为土侮木。

相克是正常情况下五行之间的制约关系，而相乘、相侮是五行之间的异常制约现象，在人体中前者是生理现象，后者是病理变化。

知识链接

母子相及

母子相及包括母病及子、子病及母两类。母病及子，指五行中的某一行异常，累及其子行，导致母子两行皆异常。如临床常见的水不涵木证，即先有肾水(阴)不足，不能涵养肝木，导致肝阴不足；肝肾阴虚，阴不制阳，进而导致肝阳偏亢。肾病及肝，即属母病及子。子病及母，指五行中的某一行异常，累及其母行，终致子母两行皆异常。如心病及肝的病机传变，临床可见由于心血不足累及肝血亏虚，而致心肝血虚证；由于心火旺盛引动肝火，而致心肝火旺证等。一般认为，相对来说母病及子的预后要好于子病及母。

三、五行学说在中医学中的应用

(一)说明五脏的生理功能及相互影响

1. 五脏的生理功能

中医学在五行配五脏的基础上，又以类比的方法，根据脏腑组织的性能、特点，将人体的五脏分别归属于五行，并以五行的特性来说明五脏的部分生理特点。例如，肝有喜条达而恶抑郁的特点，所以属木；心有温煦的作用，所以属火；脾运化水谷、水湿，所以属土，肺主肃降，所以属金，肾藏精，所以属水。而且运用推演络绎的方法，把人体以五脏为中心，联合五腑(六腑)、五体、五窍，用经络把人体分为肝系统、心系统、脾系统、肺系统、肾系统五大系统。并且把自然界中的常见现象如五气、五色、五方、五味等与五行相对应，形成外五行，与人体的内五行相对应，构建了天人一体的以五脏为中心的系统。五行学说运用生克制化理论来说明五脏之间的生理联系和协调平衡。

2. 五脏的相生关系

木生火，简单地说就是肝助心，即肝藏血有助于心主血脉的功能。火生土，心助脾，心主血脉帮助脾统血。土生金，脾助肺，脾运化水湿精微助肺通调水道。金生水，肺助肾，肺主气，司呼吸助肾主水。水生木，肾助肝，肾藏精助肝藏血，精血同源。

3. 五脏的相克关系

木克土，肝协脾，肝主疏泄，脾统血，肝协助脾使血在脉管中正常运行。火克金，心协肺，心主血脉，肺主气，血为气之母。土克水，脾协肾，脾运化水湿，肾主水，赖于脾气的约束，维持水液的正常代谢。金克木，肺协肝，肺主肃降，肝主升，肝升肺降形成一个气机的枢纽，是仅次于脾升胃降的人体的第二重要的气机枢纽。水克火，肾协心，肾主水，心为火烛，水火既济，人体阴阳平衡。

(二)说明五脏病变的相互影响

五行学说，不仅可用以说明在生理情况下脏腑间的相互联系，而且也可以说明在病理情况下脏腑间的相互影响。某脏有病可以传至他脏，他脏疾病也可以传至本脏，这种病理上的相互影响称为传变。以五行学说阐释五脏病变的相互传变，可分为相生关系的传变和相克关系的传变两类。规律遵循五行的相生和相克关系，其实相克关系是正常的状态，这里疾病的传变中应该是相乘和相侮。

肝属木，木生火，肝病之后累及心病属于母病及子，例如情志郁结，导致肝经受阻，进而影响心，导致失眠。肝属木，金克木，肝气太盛，反克金，导致肺系统的症状，如突然之间的大怒，导致咳血，属于木火刑金，木侮金。肝病，肝属木，木克土，肝气太盛，木乘土，导致木系统的症状，例如，情志郁结或大怒，导致不思饮食，脾胃功能受损。肝属木，水生木，肝长期受损，子盗母气，导致肾系统出现症状，例如，长期情志郁结，肝疏泄不足，肾藏精，肝肾藏泄失调，往往导致生育方面的问题。

知识链接

肝为五脏贼

肝为五脏贼，即肝为五脏六腑之贼，也就是肝病通过相生（母病及子，子盗母气）、相乘、相侮（肝独有而其他脏没有的生克关系）导致其他脏病变。

母病及子，即肝病会导致心病，情志抑郁后往往会导致失眠。

子盗母气，即肝病会导致肾病，情志郁结日久，肝肾疏泄失调，可诱发不孕不育证。

木乘土，即肝病导致脾病，情志抑郁往往伴有纳呆，不思饮食。

木侮金，即肝病会导致肺病，突然大怒会诱发肺咳嗽甚至咯血。

总之，肝和其他的四个脏都有密切的联系，并且肝病容易累及其他脏。

（三）指导疾病的诊断

人体是一个有机整体，当内脏有病时，人体内脏功能活动及其相互关系的异常变化，可以反映到体表相应的组织器官，出现色泽、声音、形态、脉象等诸方面的异常变化。五脏与五色、五音、五味相对应，都因五行而形成了一定的联系，这种五脏系统的层次结构，为诊断和治疗疾病奠定了理论基础。因此，在临床诊断疾病时，可以综合望、闻、问、切四诊所得，根据五行的所属及其生、克、乘、侮的变化规律，来推断病情。《灵枢·本脏》说："视其外应，以知其内脏，则知所病矣。"

一般来说可以根据面色、口味、脉象等异常变化，以事物的五行归类和五行的生、克、乘、侮规律确定五脏病位。例如面色发青，喜欢吃酸味的食物，脉弦，病在肝。但是不能机械地进行五行的分析，需要抓住主要矛盾。

（四）指导疾病的治疗

五行学说指导疾病的治疗，主要表现在：根据药物的色、味，按五行归属指导脏腑用药；按五行的生、克、乘、侮规律，控制疾病的传变和确定治则、治法；指导针灸取穴和情志疾病的治疗等。

1. 指导脏腑用药

药物的五色、五味按照五行的归属分属五脏。这里指大部分的药物是遵循此规律的。例如，肾属水，黑色属水，咸属水，一般黑色的药物多是入肾的；熟地黄、女贞子、黑豆、黑芝麻等，咸味多属肾；动物类药物多咸，鹿茸、龟板，可补益肾精，入肾经。心属火，红属火，苦属火，一般红色的药物属辛，如朱砂、赤芍、丹参、红花、莲子心味苦，归心经。肺属金，白色属金，辛属金，一般白色的药物是属金的，比如桑白皮、银耳、白果、石膏等。辛味药物，如桂枝、藿香、荆芥等芳香类药物多属辛，可以治疗肺系的疾病，如感冒、咳嗽等。脾属土，黄色属土，甘属土，一般黄色的药物入脾，如黄芪、山药等，甘味的药物多入脾，例如山药、甘草、蜂蜜。但是，这个不是绝对的，只是在选用中药的时候可以以此作为一个筛选的标准，最终还是要以临床实践为依据。

2. 控制疾病的传变

《难经》说："见肝之病，则知肝当传之于脾，故先实其脾气。"在治疗疾病时，除了针对本脏治疗外，应当根据传变规律，采取预防性措施。例如，肝血虚，可能会导致心血虚，那就用补肝血加补心血的药物治疗。

3. 确定治则、治法

依据五行相生和相克规律确定治则和治法。治则是治疗的原则，相生的治则是虚则补其母，实则泻其子，相克的治则是抑强和扶弱。相生的治法有滋水涵木法、益火补土法、培土生金法、金水相生等。相克的治法有抑木扶土法、培土制水法、佐金平木法、泻南补北法等。治则和治法的最终目的是恢复人体正常的阴阳平衡。

（1）属于五行相生的治法。

滋水涵木法：肝属木，肾属水，滋水涵木法是滋养肾阴以养肝阴的方法，适用于肾阴亏损肝阴不足，以及肝阳偏亢。临床可见腰膝酸软，男子遗精，女子月经不调等肾阴不足症状，兼有头晕目眩，眼干目涩等肝阴不足症状，以及耳鸣颧红，口干，五心烦热等阴虚火旺的症状，舌红苔少，脉细弦数。

益火补土法：这里的火指肾火，土指脾，益火补土法是温养肾阳而补脾阳的一种方法，适用于肾阳不足导致脾阳不振之证。临床上可见为畏寒，四肢不温等肾阳虚的症状，兼有纳减腹胀，泄泻，水肿等脾阳虚的症状，舌淡苔白，脉沉。

培土生金法：土指脾，金指肺，培土生金法是用补脾气而益肺气的方法，适用于脾胃虚弱，不能滋养肺脏而肺虚脾弱之候。临床表现为久咳不已，痰多清稀，或痰少而黏等肺气虚症状，兼有食欲减退，大便溏薄，四肢乏力等脾气虚的症状，舌淡脉弱。

金水相生法：金指肺，水指肾，金水相生法是滋养肺肾阴虚的一种治疗方法，适用于肺阴虚不能输布津液，或肾阴不足，精气不能上滋于肺，最终肺肾阴虚。临床表现为咳嗽气逆，干咳甚至咳血，音哑，骨蒸潮热，盗汗等肺阴虚的症状，兼有遗精，腰膝酸软等肾阴虚的症状，舌红苔少，脉细数。

(2)属于五行相克的治法。

抑木扶土法：木指肝，土指脾，抑木扶土法是疏肝健脾的方法，适用于肝火太旺，脾气虚弱之证。临床表现为急躁易怒，胸闷胁胀等肝气横逆的症状，兼有不思饮食，腹胀肠鸣，大便或秘或溏等脾虚症状，舌淡苔白，脉弦。

培土制水法：土指脾，水指水湿，培土制水法是用温运脾阳(或肾阳)治疗水湿停聚为病的方法，适用于脾(肾)阳虚，运化蒸腾水液失调、水湿泛滥，水肿胀满之证。临床可见腰膝酸软，畏寒，水肿，泄泻等，舌淡苔白，脉沉。

佐金平木法：金指肺，木指肝，佐金平木法是清肃肺气以抑制肝木的一种治疗方法，适用于肝火犯肺，肝的实热影响肺的肃降功能。临床可见胁痛，急躁易怒等肝火旺盛之证，兼有咳嗽，痰中带血，咳血等肺肃降失调的症状，舌红，脉弦数。

泻南补北法：南指心，北指肾，泻南补北法是泻心火，补肾水的治疗方法，适用于肾阴不足，心火偏旺，水火不济，心肾不交之证。临床上可见腰膝酸软，遗精，夜尿多，畏寒等肾阴虚症状，兼有心烦失眠等心火亢盛的症状，舌尖红，脉细数。

4. 指导针灸取穴

十二正经中有五脏六腑对应的经络，相应的经络属五脏络六腑，在经络中多了心包经，与六腑中的三焦经相对应，形成六对十二条正经。经络中手足十二经四肢末端有五腧穴，即井、荥、输、经、合五种穴位，分别归属于木、火、土、金、水。临床可根据不同的病情以五行生、克、乘、侮规律进行选穴治疗。

5. 指导情志疾病的治疗

心主神志，所有的情志都可以归为心，但是具体来讲，心在志为喜，肝在志为怒，脾在志为思，肺在志为忧(悲)，肾在志为恐。情志生于五脏，五脏之间有着五行生克关系，所以情志之间也存在五行生克关系。可以根据五行的制化规律进行疾病的预防和治疗，这属于"以情胜情"的心理疗法。怒胜思，思胜恐，恐胜喜，喜胜忧，悲胜怒。例如，过多地思考问题，或是思虑不得，会影响脾胃的消化，导致不思饮食，纳呆，这个时候如果能使病人适当地愤怒会缓解脾失健运的状态。

知识链接

逍遥散与痛泻要方

逍遥散，属于调和肝脾的常用方剂，肝属木，脾属土，主要用于木乘土的情况，可见头晕目眩，口咽干燥，神疲食少，女子月经不调，脉弦。现代常用于消化性溃疡、慢性胃炎等属于肝郁脾弱之证。此方剂由6味中药组成，分别是柴胡、芍药、当归、白术、茯苓、炙甘草。在此方基础上加上牡丹皮、栀子即是丹栀逍遥散。现代研究逍遥散及其加减方对抑郁症属于肝郁脾虚有一定的治疗作用。

痛泻要方，也属于调和肝脾的常用方剂，肝属木，脾属土，也是主要用于木乘土的情况，可见肠鸣腹痛，大便泄泻，腹痛，泻后痛减，苔白脉弦。现代常用于急性肠炎、肠易激综合征等属于肝旺脾虚之证。方剂由4味中药组成，即炒白术、炒白芍、炒陈皮、防风。

重点小结

- 中医学的哲学基础
  - 阴阳学说
    - 阴阳的基本概念、特性
      - 普遍性
      - 关联性
      - 相对性
    - 阴阳学说的基本内容
      - 阴阳交感
      - 对立制约
      - 互根互用
      - 消长平衡
      - 相互转化
    - 阴阳学说在中医学的应用
      - 说明人体的组织结构
      - 概括人体的生理功能
      - 阐析人体的病理变化
      - 用于疾病的诊断
  - 五行学说
    - 五行的概念、特性与归类
    - 五行学说的基本内容
      - 五行相生与相克
      - 五行相乘与相侮
    - 五行学说在中医学中的应用
      - 说明五脏的生理功能及相互影响
      - 说明五脏病变的相互影响
      - 指导疾病的诊断
      - 指导疾病的治疗

目标测试

一、单项选择题

1. 以下属阳的有（　　）。

A. 兴奋　B. 抑制　C. 寒凉　D. 黑夜　E. 秋冬

2. 阴阳之征兆是（　　）。

A. 水火　B. 上下　C. 动静　D. 明晦　E. 以上都是

3. 阴阳偏衰，形成（　　）。

A. 实证　B. 热证　C. 寒证　D. 里证　E. 虚证

4. 重阴必阳属于阴阳关系中的（　　）。

A. 交感互藏　B. 对立制约　C. 互根互用　D. 消长平衡　E. 相互转化

5. 滋养肾阴以养肝阴，治疗肝肾阴虚的治法是（　　）。

A. 培土生金法　B. 金水相生法　C. 佐金平木法　D. 滋水涵木法　E. 培土制水法

6. 具有润下的是（　　）。

A. 木　B. 火　C. 土　D. 金　E. 水

7. 在中医学中，属于木的是（　　）。

A. 冬　B. 夏　C. 春　D. 秋　E. 长夏

8. 以下属于相克的是（　　）。

A. 木与火　B. 火与土　C. 土与金　D. 火与金　E. 水与木

9. 木火刑金属于（　　）。

A. 相生　B. 相克　C. 相乘　D. 相侮　E. 反克

10. 病人，男，76 岁，高血压病史 16 年，最近出现头晕，健忘，腰膝酸软，耳聋耳鸣，急躁易怒，失眠多梦，目赤胀痛，辨证为（肾）阴虚（肝）阳亢，运用五行学说制订治法为（　　）。

A. 培土生金法　B. 滋水涵木法　C. 泻南补北法　D. 佐金平木法　E. 培土制水法

二、简答题

1. 中医学中阴阳的概念是什么？阴阳的特征有哪些？

2. 中医学中五行的概念是什么？五行的相克和相乘有什么区别和联系？

三、病案分析

病人，男，19 岁。2 天前因气候突变，出现发热，恶风，身痛，咳痰清稀等，昨日体温上升至 39.5 ℃，咳嗽加剧，就诊时出现高热，咳痰黄稠，气粗，口渴思饮，烦躁不安，小便短黄，大便干结，舌红苔黄腻，脉滑数。

试分析该症属于阴证还是阳证。

（郑丽）

扫码看答案

第三章

藏象学说

学习目标

扫码看 PPT

1. 掌握五脏的生理功能和生理特点。
2. 熟悉五脏与体、窍、志、液的关系。
3. 熟悉胆、胃、小肠、大肠、膀胱、三焦的生理功能和生理特点。
4. 了解脑、女子胞的生理功能和生理特点。
5. 了解脏腑之间的关系。

案例导入

病人，张某，男，21 岁，既往体健，2 日前受凉后出现咳嗽，咳痰，自服感冒药后症状没有缓解，现症见：咳嗽，咳痰黄稠，发热，微恶风寒，头痛，口微渴，咽痛。查体：T 37.2 ℃，P 85 次/分，BP 120/76mmHg，神志清楚，精神可，舌尖红，苔薄黄，脉浮数，辅助检查：胸片提示无异常。

讨论：

1. 本案例的病人病在哪脏？
2. 该病人诊断为何病？诊断依据是什么？

第一节 藏象概述

一、藏象和藏象学说的概念

藏，是指隐藏于人体内的脏腑。象，其义有二：其一是指内脏的解剖形态；其二是指脏腑的生理病理反映于外的征象。“象，形象也。藏居于内，形见于外，故曰藏象。”(《类经・藏象类》)“象”是“藏”的外在反映，“藏”是“象”的内在本质，两者结合起来就叫作“藏象”。藏象是人体脏腑现象与本质的统一体，是人体脏腑的生理活动及病理变化反映于外的征象。中医学据此作为判断人体健康和诊断、治疗疾病的依据。

藏象学说是通过对人体生理功能、病理变化的观察，研究脏腑、形体、官窍的形态结构、生理活动规律及其相互关系的学说。

二、藏象学说的形成

藏象学说的形成，主要有三个方面。一是来源于古代的解剖知识。如《灵枢・经水》中说：“夫八尺之士，皮肉在此，外可度量切循而得之，其死可解剖而视之。其脏之坚脆，腑之大小，谷之多少，脉之长短，血之清浊……皆有大数。”二是长期对人体生理、病理现象的观察。例如，因皮肤受凉而感冒，会出现鼻塞、流涕、咳嗽等症状，因而认识到皮毛、鼻窍和肺之间存在着密切的联系。三是长期医疗经验的总结。例如，从一些补肾药能加速骨折愈合的认识中产生了“肾主骨”之说。

三、藏象学说的特点

人体是一个有机的整体，相互之间密切联系，它们不仅在生理功能上相互制约，相互依存，相互为用，而且以经络为联系通道，相互传递各种信息，在气血津液环周于全身的情况下，形成一个非常协调和统一的整体。以五脏为中心的整体观，主要体现在以下四个方面。一是以脏腑分阴阳，一阴一阳相表里，脏与腑是一个整体（一脏一腑相表里的依据是经络循行路线的阴阳相对和相互络属；某一脏与某一腑之间在生理功能上的紧密联系）。二是五脏与形体诸窍联结成一个整体。三是五脏生理活动与精神情志密切相关。四是五脏生理功能之间的平衡协调是维持机体内在环境相对恒定的重要环节，同时，通过五脏与形体诸窍的联系，五脏与精神情志活动的关系，作为体内外环境之间的联系，维持体内外环境间的相对平衡协调。

四、脏腑的分类及各自的生理特点

藏象学说以脏腑为基础，脏腑是人体内脏的总称。根据生理功能特点，脏腑分为五脏、六腑和奇恒之腑三类。

（一）五脏

肝、心、脾、肺、肾合称五脏。从解剖形态上看，五脏属于实质性器官；从生理功能上看，五脏能贮藏精气。故《素问·五脏别论》说："五脏者，藏精气而不泻也，故满而不能实。"满，指精气盈满；实，指水谷充实。满而不能实，说明五脏贮藏的都是精气，而不是水谷或糟粕。

（二）六腑

胆、小肠、胃、大肠、膀胱、三焦合称六腑。府通"腑"，有府库之意。从解剖形态上看，六腑属于空腔性器官；从生理功能上看，六腑能受盛和传化水谷。因此"六腑，传化物而不藏，故实而不能满也"（《素问·五脏别论》）。六腑传导、消化饮食物，经常充盈水谷，而不贮藏精气。因传化不藏，故虽有积实而不能充满，即所谓"更实更虚"虚实交替进行，完成消化过程。

（三）奇恒之腑

脑、髓、骨、脉、胆、女子胞六者合称奇恒之腑。奇者异也，恒者常也。奇恒之腑，形多中空，与腑相近，内藏精气，又类于脏，似脏非脏，似腑非腑，故称之为"奇恒之腑"。"脑、髓、骨、脉、胆、女子胞，此六者，地气之所生也，皆藏于阴而象于地，故藏而不泻，名曰奇恒之腑。"（《素问·五脏别论》）

藏象学说（也称脏象学说）的内容主要为脏腑、形体和官窍等。其中，以脏腑，特别是五脏为重点。五脏是生命活动的中心，六腑和奇恒之腑均隶属于五脏。因此，五脏理论是藏象学说中最重要的内容。

藏象学说是以五脏为中心的整体观为基本特点。人体是以五脏为中心的、极其复杂的有机整体。人体各组成部分之间，在形态结构上密不可分，在生理功能上互相协调，在物质代谢上互相联系，在病理上互相影响。人体的生理病理又与外界环境相通应，体现了结构与功能、物质与代谢、局部与整体、人体与环境的统一。

藏象学说贯穿在中医学的解剖、生理、病理、诊断、治疗、方剂、药物、预防等各个方面，在中医学理论体系中，处于十分重要的地位。

第二节　五　　脏

一、心

（一）心的解剖形态

心的解剖位置及形态结构：心位于胸腔偏左，居肺下膈上，呈尖圆形，色红，中有孔窍，外有心包络围护，心居其中。心在五行属火，手少阴心经与手太阳小肠经相互络属，故心与小肠相表里。

(二)心的生理功能

1.心主血脉

心主血脉指心气推动和调控血液在脉道中运行,流注全身,发挥营养和滋润作用。心主血脉包括心主血和主脉两个方面。

心主血的基本内涵,是心气能推动血液运行,以输送营养物质于全身脏腑、形体、官窍。另一内涵是心有生血的作用,即所谓“奉心化赤”。主要指饮食水谷经脾胃之气的运化,化为水谷之精,水谷之精再化为营气和津液,营气和津液入脉,经心火(即心阳)的作用,化为赤色血液,即《素问·经脉别论》所谓的“浊气归心,淫精于脉”。

心主脉,是指心气推动和调控心脏的搏动和脉的舒缩,使脉道通利,血流通畅。心气充沛,血液被输送到各脏腑、形体、官窍,发挥濡养作用,以维持人体正常的生命活动。

心、脉、血三者密切相连,构成一个血液循环系统。血液在脉中正常运行,必须以心气充沛,血液充盈,脉道通利为基本条件。其中心脏的正常搏动,起着主导作用。

2.心主神志

《黄帝内经》里有一个关于“神”的定义:“两精相搏谓之神。”所谓“两精”就是指阴阳,阴阳的相互作用产生出来的功能才被称为“神明”。即人的心气足了以后,外散出来的才是“神明”。

其一,心主司精神、意识、思维活动。在正常情况下,心的这种作用称为“任物”。任,是接受、担任之意,即心具有接受和处理外来信息的作用。有了这种“任物”的作用,才会产生精神和思维活动,对外界事物作出判断。其二,心还能主宰生命活动。“心为身之主宰,万事之根本。”(《饮膳正要·序》)五脏六腑必须在心的统一指挥下,才能进行统一协调的正常的生命活动。故《灵枢·邪客》说:“心者,五脏六腑之大主也,精神之所舍也。”

(三)心的生理联属

1.在体合脉,其华在面

心在体合脉,是指全身的血脉都统属于心。其华在面,是指心脏精气的盛衰及生理功能正常与否,可从面部的色泽表现出来。由于头面部的血脉极其丰富,全身血气皆上注于面,故心的精气盛衰及其生理功能正常与否,可以显露于面部。如《灵枢·邪气藏府病形》说:“十二经脉,三百六十五络,其血气皆上于面而走空窍。”心气旺盛,血脉充盈,则面部红润光泽。心气血不足,可见面色淡白无华;心脉瘀阻,则见面色青紫;心火亢盛,则见面色红赤;心阳暴脱,可见面色苍白、晦暗。

2.在窍为舌

心在窍为舌,又称心开窍于舌,是指心之精气盛衰及其功能常变可从舌的变化得到反映。因而观察舌的变化可以了解心的主血脉及藏神功能是否正常。

由于心主血脉,而舌体血管丰富,外无表皮覆盖,故舌色能灵敏地反映心主血脉的功能状态。而且心与舌体通过经脉相互联系。故《灵枢·经脉》说:“手少阴之别……循经入于心中,系舌本。”此外,舌还具有感受味觉和语言表达的功能,这都有赖于心主血脉和心主神志的作用。因此,心的主血、藏神功能正常,则舌体红活荣润,柔软灵活,味觉灵敏,语言流利。若心有病变,亦可从舌上反映出来。如心血不足,则舌淡瘦薄;心火上炎,则舌红生疮;心血瘀阻,则舌质紫暗,或有瘀斑。若心主神志功能失常,则可见舌强、语謇,甚至失语等。

3.在志为喜

心在志为喜,是指心的生理功能与情志当中的“喜”有关。喜,一般来说属于对外界刺激产生的良性反应。喜乐愉悦的情绪变化有益于心脏正常的生理功能,所以《素问·举痛论》说:“喜则气和志达,营卫通利。”但暴喜过度则可使心神受伤,出现心神耗散,神不守舍,甚至失神狂乱。

4.在液为汗

汗是五液之一,是体内津液通过阳气的蒸腾气化后,经汗孔(玄府)排于体表的液体。心在液为汗，是指心阴、心血为汗液化生之源。汗液的生成、排泄与心血、心神的关系十分密切。心主血脉，血液中的水液渗出脉外则为津液，而津液又是汗液化生之源。故又有“血汗同源”“汗为心之液”之说。如果心血充盈，津液充足，汗化有源，既可滋润皮肤，又可排出体内代谢后的废液。而汗出过多，津液大伤，必然耗及心阴、心血，可见心慌、心悸甚至出现心阴暴脱的危候。

(四)心气与夏气相通应

心应夏气，“通”即相互通应之意。人与自然是一个统一整体，自然界的四时阴阳消长变化，与人体五脏功能活动是通应联系着的。心与夏季、南方、热、火、苦味、赤色等有着内在联系。心为阳脏而主阳气。天人相应，自然界中在夏季以火热为主，在人体则与阳中之太阳的心相通应，了解心的这一生理特点，有助于理解心的生理病理，特别是病理与季节气候的关系。心通于夏气，是说心阳在夏季最为旺盛，功能最强。

二、肺

(一)肺的解剖形态

肺的解剖位置：肺位于胸腔，左右各一，在膈之上，上连气道，喉为门户，覆盖着其他脏腑，是五脏六腑中位置最高者，故称“华盖”，又因肺叶娇嫩，不耐寒热，易被邪侵，故又称“娇脏”。肺在五行属金。手太阴肺经与手阳明大肠经相互络属，故肺与大肠相表里。

(二)肺的生理功能

1. 主气、司呼吸

肺主气，是指肺具有主持气的功能，包括主呼吸之气和主一身之气两个方面。

(1)主呼吸之气：肺是气体交换的场所。如《素问·阴阳应象大论》说：“天气通于肺。”通过肺的呼吸作用，不断吸进清气，排出浊气，吐故纳新，实现机体与外界环境之间的气体交换，以维持人体的生命活动。

(2)主一身之气：肺主一身之气，是指肺有主司一身之气的生成和运行的作用。故《素问·六节藏象论》说：“肺者，气之本。”

肺主一身之气，一是体现于宗气的生成。宗气属后天之气，由肺吸入的自然界清气，与脾胃运化的水谷之精所化生的谷气相结合而生成。宗气在肺中生成，积存于胸中“气海”，上走息道出喉咙以促进肺的呼吸，并能贯注心脉以助心推动血液运行，故在机体生命活动中占有非常重要的地位。因而肺的呼吸功能健全与否，不仅影响着宗气的生成，也影响着一身之气的盛衰。

肺主一身之气的运行，还体现于对全身气机的调节作用。肺有节律的呼吸，对全身之气的升降出入运动起着重要的调节作用。肺的呼吸均匀通畅，节律一致，和缓有度，则各脏腑经络之气升降出入运动通畅协调。

肺主一身之气和呼吸之气，实际上都基于肺的呼吸功能。肺的呼吸调匀是气的生成和气机调畅的根本条件。如果肺的呼吸功能失常，势必影响一身之气的生成和运行。若肺丧失了呼吸功能，清气不能吸入，浊气不能排出，新陈代谢停止，人的生命活动也就终结了。所以说，肺主一身之气的作用，主要取决于肺的呼吸功能。

2. 肺主宣发肃降

(1)肺主宣发：肺气向上升宣和向外布散的功能。其气机运动表现为升与出。其生理作用，主要体现在以下三个方面。

其一，呼出浊气。肺通过本身的呼吸作用，呼出体内的浊气。

其二，输布津液精微。肺将脾所转输的津液和水谷精微，向上、向外布散到全身，外达于皮毛，以温润、濡养五脏六腑、四肢百骸、肌腠皮毛。

其三，宣发卫气。肺借宣发卫气，护卫肌表，调节腠理之开合，并将代谢后的津液化为汗液，由汗孔排出体外。

因此，肺气失于宣散，则可出现呼吸不畅、胸闷咳嗽，以及鼻塞、打喷嚏和无汗等症状。

(2)肺主肃降：肺气清肃、下降的功能，其气机运动形式为降与入。其生理作用，主要体现在以下三个方面。

其一，吸入清气。肺通过本身的呼吸作用，吸入自然界的清气。

其二，输布津液精微。肺将吸入的清气和由脾转输于肺的津液和水谷精微向下、向内布散于全身，以供脏腑组织生理功能之需。

其三，通调水道、肃清异物。肺为水之上源，肺气肃降则能通调水道，使水液代谢产物下输膀胱；同时，肺气肃降，则能肃清肺和呼吸道内的异物，以保持呼吸道的洁净。

3. 通调水道

通调水道是指肺的宣发和肃降对体内水液输布、运行和排泄的疏通和调节作用。通调水道主要包括两个方面：一是通过肺气的宣发作用，将脾气转输至肺的水液和水谷精微中的较轻清部分，向上向外布散，上至头面诸窍，外达全身皮毛肌腠以濡润之，并将水液在卫气的推动作用下化为汗液排出体外；二是通过肺气的肃降作用，将脾气转输至肺的水液和水谷精微中的较稠厚部分，向内向下输送到其他脏腑以濡润之，并将脏腑代谢所产生的浊液下输至肾(或膀胱)，成为尿液生成之源。

肺以其宣发与肃降作用输布水液，故说“肺主行水”。又因为肺为华盖，在五脏六腑中位置最高，参与调节全身的水液代谢，故清代汪昂的《医方集解》称“肺为水之上源”。

如果肺气宣降失常，失去行水的职能，水道不调，则可出现水液输布和排泄障碍，如痰饮、水肿等病变。

4. 朝百脉，主治节

肺朝百脉，是指全身的血液都通过百脉流经于肺，经肺的呼吸，进行体内外清浊之气的交换，然后再通过肺气宣降作用，将富有清气的血液通过百脉输送到全身。

全身的血脉均统属于心，心气是血液循环运行的基本动力。而血液的运行，又赖于肺气的推动和调节，即肺气具有助心行血的作用。肺通过呼吸运动，调节全身气机，从而促进血液运行。同时，肺吸入的自然界清气与脾胃运化而来的水谷精微所化的谷气相结合，生成宗气，而宗气有“贯心脉”以推动血液运行的作用。肺气充沛，宗气旺盛，气机调畅，则血运正常。若肺气虚弱，不能助心行血，则可导致心血运行不畅，甚至血脉瘀滞，出现心悸胸闷，唇青舌紫等症；相反，心气虚衰或心阳不振，心血运行不畅，也能影响肺气的宣通，出现咳嗽、气喘等症。

肺主治节，是指肺气具有治理调节肺之呼吸及全身之气、血、水的作用。因此《素问·灵兰秘典论》说：“肺者，相傅之官，治节出焉。”肺主治节的生理作用主要表现在四个方面：一是治理调节呼吸运动。通过肺气的宣发与肃降作用协调，维持通畅均匀的呼吸，使体内外气体得以正常交换。二是调理全身气机。通过呼吸运动，调节全身之气的升降出入，保持全身气机调畅。三是治理调节血液的运行。通过肺朝百脉和气的升降出入运动，辅佐心脏，推动和调节血液的运行。四是治理调节津液代谢。通过肺气的宣发与肃降，治理和调节全身水液的输布与排泄。由此可见，肺主治节，是对肺的主要生理功能的高度概括。

(三)肺的生理联属

1. 在体合皮，其华在毛

皮毛，包括皮肤、汗腺、毫毛等组织，为一身之表，有赖于卫气和津液的温养和润泽，具有防御外邪，调节津液代谢，调节体温和辅助呼吸的作用。肺与皮毛相合，是指肺与皮毛相互为用的关系。

肺对皮毛的作用，主要有两点：①肺气宣发，宣散卫气于皮毛，发挥卫气的司腠理开合及防御外邪侵袭的作用；②肺气宣发，输精于皮毛，即将津液和部分水谷精微向上向外布散于全身皮毛肌腠以滋养之，使之红润光泽。若肺气虚弱，肌表失于温养，既可因皮毛失濡而见枯槁不泽，又可致卫表不固而见自汗或易感冒。

2. 在窍为鼻

鼻为呼吸之气出入的通道，与肺直接相连，所以称鼻为肺之窍。鼻通过肺系(喉咙、气管等)与肺相连，具有主通气和主嗅觉的功能。鼻的通气和嗅觉功能，都必须依赖肺气的宣发作用。肺气宣畅，则鼻窍通利，呼吸平稳，嗅觉灵敏；肺失宣发，则鼻塞不通，呼吸不利，嗅觉亦差。临床上常把鼻的异常变化作为诊断肺病的依据之一，而治疗鼻塞流涕、嗅觉失常等病证，又多用辛散宣肺之法。

3. 在志为悲(忧)

悲和忧虽然略有不同，但对人体生理活动的影响是大致相同的，因而忧和悲同属肺志。悲忧皆为人体非良性的情绪变化或情感反应，对人体的影响主要是损伤肺气，或导致肺气的宣发和肃降功能失调。《素问·举痛论》说："悲则气消。"悲伤过度，可出现呼吸气短等肺气不足的现象。肺精气虚衰或肺气宣发和肃降功能失调时，机体对外来非良性刺激的耐受能力下降，亦易于产生悲忧的情绪变化。

4. 在液为涕

涕，即鼻涕，为鼻黏膜的分泌液，为肺所宣发的津液经鼻腔分泌而成，正常情况下润泽鼻窍而不外流。若寒邪袭肺，肺气失宣，则鼻流清涕；肺热壅盛，则可见喘咳上气，流涕黄浊；若燥邪犯肺，则又可见鼻干而痛。

(四)肺气与秋气相通应

肺为清虚之脏，喜清润，与秋季气候相通应，肺气在秋季最为旺盛，肺与秋季、西方、燥、金、白色等有内在联系。因此，人也应当顺应秋气而渐收。如果不收，肺脏很容易受到干燥气候的伤害，容易引发上呼吸道感染，出现鼻塞和打喷嚏等症状，严重的会导致慢性哮喘和肺气肿。秋季养肺应以"收"为主。

三、脾

(一)脾的解剖形态

位于腹腔上部，膈下面，在左季胁的深部，附于胃的背侧左上方，"形如刀镰""状如犬舌"。脾在五行属土，足太阴脾经与足阳明胃经相互络属，故脾与胃相表里。

(二)脾的生理功能

1. 脾主运化

脾主运化，是指脾具有将饮食水谷消化成精微物质与糟粕，并将其中的精微转输至全身的生理作用。脾主运化之"运"，即为转运、输送之意；"化"，是消化、变化的意思。

脾主运化的生理功能，可将其分为运化水谷和运化水液两个方面：运化水谷是指饮食入胃，经过胃的腐熟、初步消化，然后经小肠"泌别清浊"，其中浊者下传于大肠，清者，也就是精微物质，通过脾运输全身，营养五脏六腑、四肢百骸、九窍、皮肉筋脉等组织器官；运化水液，即在运化水谷精微之同时，把体内需要的水液输送到周身各组织器官中，以发挥滋养营运的作用，并将体内代谢产生的浊液，输送于肾，经膀胱排出体外。

2. 脾主统血

统即统摄、控制之意。脾主统血，是指脾气有统摄、控制血液在脉中正常运行而不溢出脉外的功能。《金匮要略注》说："五脏六腑之血，全赖脾气统摄。"

脾气统摄血液的功能，实际上是气的固摄作用的体现。脾气健运，一身之气自然充足。气足则能摄血，故脾统血与气摄血是统一的。因此，脾气健旺，运化正常，气生有源，气足而固摄作用健全，血液则循脉运行而不溢出脉外。若脾气虚弱，运化无力，气生无源，气衰而固摄作用减退，血液失去统摄而导致各种出血的病证，鼻衄、齿衄、肌衄、便血、尿血、崩漏及肌衄等。

3. 脾主升清

"升"，即上升。"清"，这里是指水谷精微。脾主运化，将饮食的水谷精微与津液运送至全身，是因为脾气的特点是"主升"，将这些物质上输于肺，再通过心肺的作用把气血津液布散至全身各处。脾气健运，则升清正常，气血生化有源，全身营养充盈；若脾气虚弱，不能升清，则会导致头部失养，出现头晕目眩的症状；周身失养，则出现倦怠乏力的症状，清不升，则浊不降，故脘闷纳呆，或清浊并走于下，故泄泻。

(三)脾的生理联属

1.在体合肉,主四肢

在体合肉,是指脾的运化功能与肌肉的壮实与否及其功能有着密切的联系。脾胃健旺,肌肉才能壮实丰满。若脾胃的运化功能失常,水谷精微及津液的生成和转输障碍,肌肉得不到水谷精微及津液的营养和滋润,必致瘦削,软弱无力,甚至萎废不用。

四肢与躯干相对而言,是人体之末,故又称"四末"。人体的四肢,同样需要脾胃运化的水谷精微及津液的营养和滋润,以维持其正常的生理活动,故称"脾主四肢"。因此,四肢的功能正常与否,与脾气的运化和升清功能是否健旺密切相关。若脾气健运,营养充足,则肌肉丰满,四肢强劲有力;若脾失健运,转输无力,则四肢的营养缺乏,可见肌肉瘦削,四肢乏力,甚至萎废不用。

2.脾开窍于口,其华在唇

脾开窍于口,是指人的食欲、口味与脾的运化功能密切相关。口腔在消化道的最上端,主接纳和咀嚼食物。食物经咀嚼后,便于胃的受纳和腐熟。脾的经脉"连舌本,散舌下",舌又主司味觉,所以食欲和口味都可反映脾的运化功能是否正常。若脾气健旺,则食欲旺盛,口味正常,如《灵枢・脉度》说:"脾气通于口,脾和则口能知五谷矣。"若脾失健运,湿浊内生,则见食欲不振,口味异常,如口淡乏味、口腻、口甜等。

其华在唇,是指口唇的色泽可以反映脾气功能的盛衰。由于脾为气血生化之源,脾气健运,气血生化有源,则口唇红润光泽;若脾失健运,气血衰少,则口唇淡白无华。

3.在志为思

思即思考、思虑,是人体情志活动或心理活动的一种表现形式。在志为思,是指脾的生理功能与思相关。正常限度内的思虑,是人人皆有的情志活动,对机体并无不良影响。但思虑过度,或所思不遂,则会影响机体正常的生理活动,并且主要影响脾的运化功能,从而出现不思饮食、头晕目眩、脘腹胀闷、大便溏泄、心悸失眠、身体消瘦等症。

4.在液为涎

涎为口津,即口腔津液中较清稀的部分,由脾精、脾气化生并转输布散,故说"脾在液为涎"。正常情况下涎液具有保护口腔黏膜,润泽口腔的作用,在进食时分泌旺盛,以助谷食的咀嚼和消化,故有"涎出于脾而溢于胃"之说。若脾气充足,涎液化生适量,上行于口而不溢于口外。若脾胃运化功能失常,则导致涎液化生异常,可见口涎自出或者口干舌燥。

(四)脾与长夏相应

脾属土,与长夏相通应。长夏(夏至至处暑)之季,气候炎热,雨水较多,天气下迫,地气上腾,湿为热蒸,蕴酿生化,万物华实,合于土生万物……故脾与长夏同气相求而相通应。长夏之湿虽主生化,而湿之太过,反困其脾,使脾运不展。故至夏秋之交,脾弱者易为湿伤,诸多湿病由此而起。又因时逢炎夏,湿与热兼,湿热交相为病,多见身热不扬、肢体困重、脘闷不舒、纳呆泄泻等湿热交结不解的症状。

四、肝

(一)肝的解剖形态

肝位于腹腔,横膈之下,右胁之内。肝在五行属木,足厥阴肝经与足少阳胆经相互络属,故肝与胆相表里。

(二)肝的生理功能

1.肝主疏泄

肝主疏泄,是指肝气具有疏通、畅达全身气机,进而促进精血津液的运行输布、脾胃之气的升降、胆汁的分泌排泄以及情志的舒畅等功能。肝气的疏泄功能,与肝为刚脏及肝气主动、主升的功能是统一的，是维持肝脏本身及相关脏腑的功能协调有序的重要原理。肝的疏泄功能，主要表现在以下五个方面。

（1）调畅气机：气机，即气的升降出入运动。升降出入是气化作用的基本形式。人体是一个不断发生着升降出入的气化作用的机体。气化作用的升降出入过程是通过脏腑的功能活动而实现的。而肝的疏泄功能，对全身各脏腑组织的气机的平衡协调，起着重要的疏通调节作用。因此，肝的疏泄功能正常，则气机调畅、气血调和、经络通利，脏腑组织的活动也就正常协调。而肝的疏泄功能障碍，调畅气机功能失调，表现为两个方面：一是疏泄功能减退，抑郁伤肝，肝气不舒，疏泄失职，导致气机不畅而形成郁结的病理变化，出现闷闷不乐，悲忧欲哭，胸胁、两乳及少腹等部位胀痛不适等症状，甚至导致气滞血瘀出现局部刺痛或为癥积；二是肝的疏泄功能太过，常因暴怒伤肝，或气郁化火，而形成肝气上逆的病理变化，出现头目胀痛，面红目赤，急躁易怒等症状，若肝气升发太过，使血随气逆，可见吐血、咳血，甚至猝然昏厥、不省人事。

（2）调畅情志：情志活动，指人的情感、情绪变化，是精神活动的一部分。情志活动分属五脏，但由心所主。心之所以有主神志的功能，是与心主血脉密切相关的。而血的正常运行，又要依赖于气机的调畅，因肝主疏泄，调畅气机，所以肝具有调畅情志的功能。故《素问・灵兰秘典论》说："肝者，将军之官，谋虑出焉。"因此，肝气的疏泄功能正常，则气机调畅，气血调和，心情舒畅，情志活动正常；若肝气的疏泄功能不及，肝气郁结，可见心情抑郁不乐，悲忧善虑，沉闷欲哭；若肝气郁而化火，或大怒伤肝，肝气上逆，常见头目胀痛，烦躁易怒，亢奋激动。强烈或持久的情志刺激，亦可影响肝的疏泄功能，导致肝气郁结或肝气上逆的病理变化。

（3）促进脾胃的运化功能和胆汁分泌：脾气以升为健，胃气以降为和。脾胃的运化功能，体现在脾胃之气的升降相因，平衡协调，这与肝气的疏泄功能有密切的联系。因为肝气疏泄，调畅气机，有助于脾胃之气的升降，从而促进脾胃的运化功能。正因为肝的疏泄作用与脾胃的运化功能和胆汁的分泌有着密切的联系，所以肝病常影响脾胃及胆的功能，出现肝木乘土（脾胃）及胆汁郁滞不畅的病理变化。若肝病以影响脾土为主的，多称为"肝脾不调"或"肝脾不和"，导致脾失健运，饮食不化，可出现胸胁胀满、腹胀、腹痛等症；若引起脾气不升，可出现肠鸣、腹泻等症。若肝病以影响胃土为主的，多称为"肝气犯胃"或"肝胃不和"，导致胃失受纳和降，可出现胸胁脘腹胀满或疼痛、纳呆等症；导致胃气不降，可出现嗳气、恶心、呕吐、泛酸等症。

食物的消化吸收还要借助于胆汁的分泌和排泄。胆汁乃肝之余气所化，其分泌和排泄受肝气疏泄功能的影响。肝气的疏泄功能正常，全身气机调畅，胆汁才能够正常分泌与排泄。如果肝气的疏泄功能失常，出现肝气郁结或肝气上逆，可导致胆汁郁滞，影响饮食物的消化吸收，临床上可出现食欲减退、口苦、黄疸、厌食油腻、腹胀、腹痛等症。

（4）促进血液的运行与津液的输布：血液的运行和津液的输布代谢，有赖于气机的调畅。肝的疏泄功能，能调畅气机，使全身脏腑经络之气的运行畅达有序。气能运血，气行则血行，故说肝气的疏泄作用能促进血液的运行，使之畅达而无瘀滞。若气机郁结，则血行障碍，血运不畅，血液瘀滞停积而为瘀血，或为癥积，或为肿块，在女子可出现经行不畅、月经错后、痛经、闭经等症。若肝气上逆，迫血上涌，又可使血不循经，出现呕血、咳血等出血症。

气能行津，气行则津行，故说肝的疏泄作用能促进津液的输布代谢，使之无聚湿成水、生痰化饮之患。若肝气疏泄功能失常，气机郁结，亦会导致津液的输布代谢障碍，形成水湿痰饮等病理产物，出现水肿、痰饮等病证。因此，疏肝理气是治疗瘀血内阻和水湿痰饮内停的常用治法。

（5）促进女子行经与男子排精：女子的排卵与月经来潮，男子的排精等，与肝气的疏泄功能有密切的关系。女子的按时排卵，是肝气疏泄和肾气闭藏功能相互协调的体现。气机调畅是女子行经通畅有度的重要条件，气机调畅与否亦受肝气的疏泄功能的影响。肝气的疏泄功能正常，则月经周期正常，经行通畅；若肝失疏泄，气机失调，则见月经周期紊乱，经行不畅，甚至闭经；此外《格致余论・阳有余阴不足论》说："主闭藏者肾也，司疏泄者肝也。"指出男子精液的贮藏与施泄，是肝肾二脏之气的闭藏与疏泄作用相互协调的结果。肝气的疏泄功能正常，则精液排泄通畅有度；肝失疏泄，则排精不畅导致不育。

2. 肝主藏血

肝主藏血是指肝脏具有贮藏血液、防止出血和调节血量的功能。故肝有"血海"之称。

(1)贮藏血液:血液来源于水谷精微,生化于脾而藏受于肝。肝内贮藏一定的血液,既可以濡养自身,以制约肝的阳气而维持肝的阴阳平衡、气血调和,又可以防止出血。因此,肝不藏血,不仅会出现肝血不足,阳气升腾太过,而且还可以导致大出血。

(2)调节血量:在正常生理情况下,人体各部分的血液量是相对恒定的。但是,人体各部分的血液总是随着不同的生理情况而改变其量。当机体活动剧烈或情绪激动时,人体各部分的血液需要量也就相应地增加,于是肝脏所贮藏的血液向外周输布,以供机体活动的需要。当人们在安静休息及情绪稳定时,由于全身各部分的活动量减少,外周的血液需要量也相应减少,部分血液便归藏于肝,即所谓的"人动则血运于诸经,人静则血归于肝脏"。因此,肝脏具有贮藏血液和调节血量的作用。

(3)防止出血:气有固摄血液之能,肝气充足,则能固摄肝血而不致出血;又因阴气主凝,肝阴充足,肝阳被涵,阴阳协调,则能发挥凝血功能而防止出血。因此,肝藏血功能失职,会引起各种出血,称为肝不藏血。临床上均可出现吐血、衄血、咳血,或月经过多,或崩漏等出血征象。

(三)肝的生理联属

1. 在体合筋,其华在爪

筋,即筋膜,包括肌腱和韧带,附着于骨而聚于关节,是连接关节、肌肉,主司关节运动的组织。正是由于筋的收缩、弛张,关节才能运动自如。筋的功能依赖于肝阴肝血的濡养。肝血充足,筋得其养,才能运动灵活,而筋力强健有力;若肝血亏虚,筋失濡养,则筋的运动能力就会减退,可出现手足震颤、肢体麻木、屈伸不利等征象;若邪热过盛,燔灼肝筋,耗伤肝阴,使筋不得养,则会出现手足震颤、抽搐,甚至角弓反张等表现。

爪,即爪甲,包括指甲和趾甲,乃筋之延续,所以有"爪为筋之余"之说。爪甲亦赖肝阴肝血之濡养,因而肝之阴血的盛衰,可以影响到爪甲的荣枯,而观察爪甲的荣枯,又可以测知肝脏功能正常与否。肝阴肝血充足,则爪甲坚韧,红润光泽;若肝阴肝血不足,则爪甲萎软而薄,颜色枯槁,甚则变形、脆裂。

2. 在窍为目

目为视觉器官,具有视物功能,故又称"精明"。目之所以具有视物功能,依赖肝阴肝血之濡养和肝气之疏泄。肝之阴血充足,肝气调畅,目才能正常发挥其视物辨色的功能。若肝阴肝血不足,则会导致两目干涩、视物不清甚至夜盲等症;若肝经风热则目赤痒痛;若肝风内动则目睛上吊、两目斜视。

3. 在志为怒

怒是人在情绪激动时的一种情志变化,一定限度内的情绪疏泄对维持人体的生理平衡有重要的意义,但大怒或郁怒不解,对于人体是一种非良性刺激。既可引起肝气郁结,气机不畅,表现为心情抑郁,闷闷不乐,甚至阴血津液运行输布障碍,痰饮瘀血及癥瘕积聚内生,又可致肝气上逆,大怒暴怒,可导致肝气升发太过,表现为激动亢奋,甚至血随气逆,发为出血或中风昏厥,不省人事。

4. 在液为泪

泪有濡润、保护眼睛的功能。在正常情况下,泪液的分泌,是濡润而不外溢,而泪由肝阴肝血所化,肝开窍于目,泪从目出,故泪为肝之液。在病理情况下,可见泪液分泌异常。如肝血不足,泪液分泌减少,常见两目干涩,如风火赤眼;肝经湿热,可见目眵增多,迎风流泪等。

(四)肝与春气相通应

春季,阳气始生,生机萌发,万物欣欣向荣,属阴中之阳的少阳。人体之肝气升发,疏泄,喜条达而恶抑郁,故与春气相通应。肝气随春而盛,升发而畅达。时至春日,人体气血亦随"春生"之气而生生不息,故养生家主张春三月"夜卧早起,广步于庭"(《素问·四气调神大论》),保持心情开朗舒畅,力戒暴怒忧郁等，以顺应春气的生发和肝气的畅达之性。春季肝气应时而旺，肝气偏旺、肝阳偏亢或脾胃虚弱之人在春季易于发病，可见眩晕、烦躁易怒、中风昏厥，或情志抑郁，或两胁肋胀痛。

五、肾

（一）肾的解剖形态

肾位于腰部脊柱两侧，左右各一。《素问·脉要精微论》说："腰者，肾之腑。"肾在五行属水，足少阴肾经与足太阳膀胱经相互属络，故肾与膀胱相表里。

（二）肾的生理功能

1. 主藏精，主生殖

（1）藏精：肾藏精，是指肾具有摄纳、贮存、封藏精气的生理功能。肾对于精气的闭藏，其作用是将精气藏之于肾，促进肾中精气的不断充盈，发挥其生理效应而不至于无故流失，为精气能在体内充分发挥其生理效应创造必要的条件。

精，又称精气，是构成人体和维持人体生命活动的最基本物质，是生命之源，是脏腑形体官窍功能活动的物质基础。故《素问·金匮真言论》说："夫精者，身之本也。"

精，就其来源而言，有先天、后天之分：先天之精来源于父母的生殖之精，是禀受于父母的生命遗传物质，与生俱来，藏于肾中。出生之前，精是形成胚胎的重要物质，是生命的构成本原；出生之后，精则是人体生长发育和生殖的物质基础。后天之精来源于脾胃化生的水谷精微。人出生后，机体由脾胃的运化作用从饮食物中摄取的营养物质，称为"后天之精"。后天之精经脾气的转输作用以"灌四傍"，则为脏腑之精。各脏腑之精化为各脏腑之气，以推动和调节该脏腑的生理功能。各脏腑之精支持其生理功能后的剩余部分，则输送到肾中，充养先天之精，如《素问·上古天真论》说："肾者主水，受五脏六腑之精而藏之。"因此，肾精的构成，是以先天之精为基础，加上后天之精的充养而化成。

先天之精和后天之精的来源虽然不同，但是却同藏于肾，二者相互依存，相互为用，在肾中密切结合而形成肾精。后天之精有赖于先天之精的活力资助，即有赖于肾气及肾阴肾阳对脾气及脾阴脾阳的推动和资助，以输布全身，营养脏腑及其形体官窍；先天之精也须依赖脾胃所化后天之精的不断培育和充养，才能日渐充盛，以充分发挥其生理效应。

（2）推动和调节脏腑气化：脏腑气化，是指由脏腑之气的升降出入运动推动和调控着各脏腑形体官窍的功能，进而推动和调控机体精、气、血、津液各自的新陈代谢及其与能量的相互转化的过程。

肾气由肾精所化，肾中精气包括肾阴、肾阳两种相反相成的物质，肾阴是其中具有滋润、宁静、抑制、凝结等作用的部分，肾阳是其中具有温煦、推动、兴奋、宣散等作用的部分。

肾阳为一身阳气之本，能推动和激发脏腑经络的各种机能，温煦全身脏腑形体官窍，进而促进精、血、津液的化生和运行输布，加速机体的新陈代谢，并激发精、血、津液化生为气或能量的气化过程。肾阳充盛，脏腑形体官窍得以温煦，其功能活动得以促进和推动，各种生理活动得以正常发挥，同时机体代谢旺盛，产热增加，精神振奋。若肾阳虚衰，温煦、推动等功能减退，则脏腑功能减退，机体的新陈代谢减缓，临床上可见面色苍白、畏寒肢冷、脉无力而迟缓，或见水肿、精神萎靡、反应迟钝等，此外还可见腰酸腿软、阴部清冷、小便清长、男性阳痿早泄、女性宫寒不孕等症状。

肾阴为一身阴气之源，能抑制和调控脏腑的各种机能，滋润全身脏腑形体官窍，进而抑制机体的新陈代谢，调控机体的气化过程，减缓精、血、津液的化生及运行输布，产热相对减少，并使气凝聚成形而为精、血、津液。肾阴充足，脏腑形体官窍得以濡润，其功能活动得以调控而不亢奋，同时机体代谢减缓，产热减少，精神宁静内守。若肾阴不足，抑制、宁静、凉润等功能减退，则致脏腑机能虚性亢奋，新陈代谢相对加快，产热相对增多，精神虚性躁动，临床上可见心烦意乱、潮热盗汗、五心发热、口干咽燥、脉细数、舌红少苔或无苔等症状，此外还可见腰酸腿软、阳强易举、遗精早泄、女子梦交等症状。

肾阴和肾阳相反相成，既相互制约，又相互促进、相互依存，共同维护着机体各脏腑阴阳的相对平衡。

2. 主水液

肾主水，是指肾气具有主持和调节全身水液代谢的生理功能。故《素问·逆调论》说："肾者水脏，主津液。"肾气对于水液代谢的主持和调节作用，主要体现在以下两个方面。

(1)肾气对参与水液代谢的脏腑具有促进作用：肾阴、肾阳对水液代谢过程中各脏腑之气的功能，尤其是脾肺之气的运化和输布水液的功能，具有促进和调节作用。水液代谢过程中，胃、小肠、大肠中的水液，经脾气的运化转输作用，吸收并输送至肺，再经肺气的宣发、肃降作用输布周身，以发挥滋润和濡养作用，并将宣发至皮毛肌腠的水液化为汗液排泄；脏腑形体官窍代谢后所产生的浊液，由肺的肃降作用输送至肾或膀胱，再经肾气的蒸化作用，吸收可再利用者，而将剩余的化为尿液排泄。可见，机体水液的输布与排泄，是在肺、脾、肾、胃、大肠、小肠、三焦、膀胱等脏腑的共同参与下完成的。但各脏腑之气必须在其阴阳协调平衡的状态下才能正常参与水液代谢，而肾气分化的肾阴、肾阳是各脏腑阴阳的根本。肾阴、肾阳通过对各脏腑之气及其阴阳的资助和促进作用，主司和调节着机体水液代谢的各个环节。

(2)肾气的生尿和排尿作用：尿的生成和排泄是水液代谢的一个重要环节。水液代谢过程中，各脏腑形体官窍代谢后产生的浊液，通过三焦水道下输于肾或膀胱，在肾阳的蒸腾气化作用下进行泌别清浊：清者由脾气的转输作用通过三焦水道上腾于肺，重新参与水液代谢；浊者则转化为尿液，在肾与膀胱之气的推动作用下排出体外。可见，只有肾阴、肾阳协调平衡，肾阳的蒸化和推动作用发挥正常，输于肾或膀胱的水液才能升清降浊，化生尿液和排泄尿液。肾气的蒸化作用及其肾阴与肾阳的推动和调控作用的协调，对于维持体内水液代谢的平衡是非常重要的。因此，在病理情况下，肾中精气虚衰，气化功能失常，推动和调控作用失调，可出现尿少、水肿或见小便清长、尿量明显增多等症状。

3. 主纳气

肾主纳气，是指肾气具有摄纳肺所吸入的自然界清气，保持吸气的深度，防止呼吸表浅，以保证机体内外气体正常交换的作用。人体的呼吸功能，由肺所主，其中呼气主要依赖肺气的宣发作用，吸气主要依赖肺气的肃降作用。但吸入的清气，必须经由肺气的肃降作用下达于肾，再经肾气的摄纳潜藏，使其维持一定的深度。故《类证治裁·喘证》说："肺为气之主，肾为气之根。肺主出气，肾主纳气。阴阳相交，呼吸乃和。"因此，无论是肾气虚衰，摄纳无权，气浮于上，还是肺气久虚，久病及肾，均可导致肾气的纳气功能失常。若肾精亏虚，肾气衰减，摄纳无力，肺吸入之清气不能下纳于肾，则会出现呼吸表浅，或呼多吸少，动则气喘等病理表现，称为"肾不纳气"。

(三)肾的生理联属

1. 在体合骨，生髓，其华在发

肾主骨生髓的生理功能，实际上是肾精及肾气促进机体生长发育功能的具体体现。肾藏精，精生髓，髓居于骨中称骨髓，骨的生长发育，有赖于骨髓的充盈及其所提供的营养。只有肾精充足，骨髓生化有源，骨骼得到髓的滋养，才能坚固有力；若肾精不足，骨髓生化无源，不能营养骨骼，便会出现小儿囟门迟闭，骨软无力，以及老年人骨质脆弱，易于骨折等。

髓分骨髓、脊髓和脑髓，皆由肾精化生。肾精的盛衰，不仅影响骨骼的发育，而且也影响脊髓及脑髓的充盈。脊髓上通于脑，脑由髓聚而成，故《灵枢·海论》说："脑为髓之海。"因此，肾精充足，髓海得养，脑发育健全，则思维敏捷，精力充沛；反之，肾精不足，髓海空虚，脑失所养，则见神疲倦怠、思维迟钝、耳鸣、腰膝酸软无力。可见，脑的功能虽然总统于心，但与肾亦有密切关系。

齿与骨同出一源，牙齿亦由肾中的精气所充养，故称"齿为骨之余"。故牙齿的生长脱落与肾中的精气密切相关。肾中精气充沛，则牙齿坚固而不易脱落；肾中精气不足，则牙齿易于松动，甚至早期脱落，小儿则牙齿生长缓慢。

发的生长，虽赖血滋养，但也有赖于肾精的充养。精足则血旺，血旺则毛发黑而润泽，故有"发为血之余"之说。青壮年精血旺盛，发长而润泽；老年人精血衰少，发白而脱落，皆属常理。但临床所见的未老先衰，年少而头发枯萎，早脱早白等，则与肾精不足有关，应考虑从肾论治。

2. 在窍为耳及二阴

耳是听觉器官，耳的听觉功能灵敏与否，与肾精、肾气的盛衰密切相关。因此，只有肾精及肾气充盈，髓海得养，才能听觉灵敏，分辨力高；反之，若肾精及肾气虚衰，则髓海失养，出现听力减退，或见耳鸣，甚则耳聋。人到老年，由于肾精及肾气衰少，则多表现为听力减退。临床上常以耳的听觉变化，作为判断肾精及肾气盛衰的重要标志，故说肾开窍于耳。

二阴，指前阴和后阴。前阴是指排尿和生殖的器官，后阴是指排泄粪便的通道。

尿液的贮藏和排泄虽在膀胱，但必须依赖于肾气的蒸腾气化和固摄作用才能完成。因此，肾的蒸腾气化及固摄作用失常，则可见尿频、遗尿、尿失禁、尿少或尿闭等小便异常的病证。

粪便的排泄，本属大肠的传化糟粕功能，但亦与肾气的推动和固摄作用有关。若肾气不足，则推动无力而致气虚便秘，或固摄无权而致大便失禁，久泄滑脱。

前阴是人体的外生殖器，其生殖功能与肾精、肾气的关系更为密切。肾精、肾气的生理功能失常，则可导致人体生殖器官的发育不良和生殖功能减退，从而导致男子阳痿、早泄、少精、滑精、遗精、不育等，女子则见梦交、月经异常及不孕等。

3. 在志为恐

恐，是一种恐惧、害怕的情志活动，恐与惊相似，都是指处于一种惧怕的心理状态。但恐为自知，而惊为不自知。惊恐在病理上主要是影响肾的气机，致使气机逆乱、封藏不固，因而在临床上，过度的惊恐，会出现二便失禁、遗精滑泄等症。故有“惊则气乱”“恐则气下”的说法。

4. 在液为唾

唾，是唾液中较稠厚的部分，具有润泽口腔，消化食物的功能。唾液由肾精化生，经肾气的推动作用，沿足少阴肾经上注于舌而滋润口腔。由于唾源于肾精，若咽而不吐，则能充养肾精；若多唾久唾，则能耗伤肾精。故古代养生家主张咽而不吐以养肾精。

（四）肾与冬气想应

冬季是一年中最寒冷的季节，属阴中之阴的太阴。自然界的物类，则静谧闭藏以度冬时。人体中肾为水脏，有润下之性，藏精而为封藏之本。同气相求，故以肾应冬，肾与北方、寒、水等有内在联系。如冬季寒水当令，水气当旺，若素体阳虚，或阴寒内盛，则多在阴盛之冬季发病，即所谓“能夏不能冬”；若患阳虚性慢性疾病如肺病、水肿病等，则易在冬季寒冷时复发。

第三节　六　　腑

一、胆

胆附于肝，是一中空囊性器官。胆的主要生理功能是贮存和排泄胆汁。

胆汁是在肝内生成。胆汁生成后，则流入胆囊，由胆囊贮存。胆汁又称精汁，故胆又称“中精之腑”。

胆的生理功能有以下两点。

(1)贮藏和排泄胆汁：胆位于胁下，附于肝，与肝相连，贮藏来自肝脏分泌的胆汁，注入肠中，以助消化，它虽为六腑之一，但与其他五腑不同，它只贮藏胆汁而不接受水谷糟粕，故又把它归属于“奇恒之腑”。若肝气郁滞，郁而化热，熏蒸胆汁，胆汁上逆或外溢，则出现口苦，呕吐黄水或黄疸等。

(2)胆气与人的精神情志活动有关，有主决断的功能。《黄帝内经》说：“胆者中正之官，决断出焉。”因此，某些惊恐、失眠、多梦、谋虑不决等精神情志症状，多认为是胆气虚所致，临床上也常常从胆治疗。

二、胃

胃位于膈下，上连食道，下通小肠。胃又称为胃脘，分为上、中、下三部：胃的上部为上脘，包括贲门；胃的下部为下脘，包括幽门；上、下脘之间的部分称为中脘。胃与脾同居中焦，由足阳明胃经与足太阴脾经相互属络，构成表里关系。胃的主要生理功能主要表现为以下两个方面。

1. 主受纳和腐熟水谷

受纳水谷，是指胃气具有接受和容纳饮食水谷的作用。饮食物入口，经食道入胃，在胃气的通降作用下，由胃接受和容纳，暂存于其中，故胃有“太仓”“水谷之海”之称。机体精、气、血、津液的化生，都依赖于饮食物中的营养物质，故胃又有“水谷气血之海”之称；腐熟水谷，是指胃气将饮食物初步消化，并形成食糜的功能。容纳于胃中的饮食物，经过胃气的磨化和腐熟后，精微物质被吸收，并由脾气转输至肺而营养全身，未被消化的食糜则下传于小肠进一步消化。因此，胃的受纳与腐熟水谷的功能失常，会出现脘腹胀痛，纳呆厌食，嗳腐矢臭，或者多食善饥等症。

2. 主通降，以降为和

胃主通降，是指胃气宜保持通畅下降的运动趋势。这种下降趋势具有使食糜向下输送至小肠，糟粕输送至大肠，并促进糟粕排泄的生理功能。因此，胃失通降，胃气郁滞，则出现纳呆脘闷，胃脘胀满或疼痛、大便秘结等症。若胃气不降反而上逆，则出现恶心，呕吐、呃逆、嗳气等症。

三、小肠

《素问·灵兰秘典论》说：“小肠者，受盛之官，化物出焉。”小肠的主要生理功能是接受由胃而来的水谷，而主化物和泌别清浊。清者，指饮食物中的精华部分；浊者，指饮食物中消化后的糟粕。小肠接受由胃传来的食物，再进一步消化并吸收其中的精华，通过脾转输至肺而到达全身各部，以供给脏腑机能活动的需要。同时将其糟粕中的水液渗入膀胱，由尿排出，渣滓部分下注大肠，成为粪便而排出体外。所以小肠有病时，主要表现为消化、吸收不良和大小便异常等。

四、大肠

大肠上接小肠、下连肛门。主传化糟粕。《素问·灵兰秘典论》说：“大肠者，传导之官，变化出焉。”是指大肠接受小肠下注之浊物，进一步吸收其水分，变为粪便，排出体外。若大肠传导失常，便会出现腹泻、便秘等症状。大肠的主要生理功能是传导糟粕。大肠接受小肠泌别清浊后下传的食物残渣，再吸收其中多余的水分，形成粪便，经肛门排出体外。

糟粕的传导通利，一方面依赖于大肠本身功能的正常，另外又与胃的降浊、肺气肃降及肾的气化功能有关。因此，大肠有病，主要在粪便的排泄方面出现异常，如泄泻或便秘等。另外，大肠病变可累及胃、肺等脏腑，使之功能失常。

五、膀胱

膀胱位于下腹腔内，为囊性器官，居肾之下，大肠之前。其上有输尿管与肾相通，其下有尿道，开口于前阴。在人体五脏六腑之中，膀胱位置最低，是水液代谢之后多余水液汇聚之处。膀胱的主要生理功能是贮存和排泄尿液。

人体饮入的水液通过肺、脾、肾等脏腑的综合作用，化为津液，分布于周身，发挥润泽营养作用。津液代谢后剩余之液，经三焦之道路，下达于肾和膀胱，变成尿液，贮存于膀胱内，当膀胱内尿液达一定量时，在肾的气化作用下，膀胱开启，及时自主地将尿液排出体外。

膀胱贮存和排泄尿液，全赖肾的气化功能。所谓膀胱气化，实际上隶属于肾的蒸腾气化。膀胱的病变，主要表现为尿频、尿急、尿痛，或小便不利、尿有余沥甚至尿闭，或遗尿甚则小便失禁等。

六、三焦

三焦是中医藏象学说中的一个特有名词，它是上焦、中焦、下焦的合称，为六腑之一。其经脉与心包经相表里。

三焦的主要生理功能有两个。

(1)主持诸气，疏通水道，总司人体气化。肾产生的原气必须经三焦的通道敷布全身，以激发、温煦、推动各脏腑组织器官的功能活动。

(2)三焦是运行水液的通道。脾运化水湿，肺通调水道，肾主管水液代谢，膀胱贮尿排尿等，均须借三焦为通道，包括通行水谷的食道、胃肠道和水液代谢的输尿管、尿管及动静脉。

第四节　奇恒之腑

奇恒之腑，是脑、髓、骨、脉、胆、女子胞的总称。它们在形态上多属中空而与六腑相似，在功能上则"藏精气而不泻"而与五脏相似，既区别于脏，又不同于腑，故称为"奇恒之腑"。其中除胆为六腑之外，余者皆无表里配合，也无五行配属，这是不同于五脏六腑的又一特点。本节只介绍脑及女子胞，其他如脉、骨、髓、胆已在"五脏"与"六腑"中述及。

一、脑

脑，又名髓海，深藏于头部，居颅腔之中，其外为头面，内为脑髓，是精髓和神明汇聚和发出之处，又称为元神之腑。《灵枢·海论》说："脑为髓之海。"脑的主要生理功能主要表现为以下三个方面。

1. 主宰人体生命活动

《本草纲目》说："脑为元神之腑。"说明脑是生命的枢机，是产生认识、情感、意志和行为的器官，主宰着人体的生命活动。元神来自先天，由先天之精化生，先天元气充养，称为先天之神，故元神存则生命在，元神败则生命逝。得神则生，失神则死。

2. 主精神意识思维活动

脑具有协助心脏主宰人体的精神、意识、思维功能。因此，脑主精神意识思维的功能正常，则精神饱满，意识清楚，思维灵敏，记忆力强，语言清晰，情志正常。反之，则会出现精神萎靡，思维迟钝，健忘失神，狂躁易怒甚至精神错乱等症。

3. 主感觉运动

人的视、听、言、动等功能，皆与脑有密切关系。故髓海充盈，感觉运动功能正常，则视物清晰，听力正常，嗅觉灵敏，感觉无碍，运动如常，轻劲有力；若髓海不足，主感觉运动功能失常，则会出现视物不清、听觉失聪，嗅觉不灵，感觉障碍，运动乏力，懈怠安卧甚至偏瘫等症。

二、女子胞

女子胞，又称胞宫、子宫、子脏，位于小腹部，在膀胱之后，直肠之前，下口（即胞门）与阴道相连，呈倒置的梨形。是女性发生月经和孕育胎儿的器官。其主要生理功能主要表现为以下两个方面。

1. 主持月经

月经，又称月信、月事，是女性生殖器官发育成熟后周期性子宫出血的生理现象，是女性发育成熟的标志之一。女子到 14 岁左右，天癸至，生殖器官逐渐发育成熟，子宫发生周期性变化，约 1 个月（28 天）周期性排血一次，即月经开始来潮；约到 49 岁，天癸竭，冲任不通，于是月经闭止。月经的产生，是脏腑、经脉、气血及天癸作用于胞宫的结果。胞宫的功能正常与否直接影响月经的来潮，所以胞宫有主持月经的作用。

2. 孕育胎儿

胞宫是女性孕育胎儿的器官。女性在发育成熟后，月经应时来潮，因而具有受孕生殖的能力。此时，两性交媾，两精相合，就形成了胎儿。受孕之后，月经停止来潮，脏腑、经络、血气皆下注于冲任，到达胞宫以养胎，孕育胎儿以至成熟而分娩。

女子胞的生理功能与脏腑、天癸、经脉、气血有着密切的关系。女子胞主持月经和孕育胎儿，是脏腑、天癸、经脉、气血作用于胞宫的正常生理现象。女子以血为本，经水为血液所化，而血液来源于脏腑。脏腑之中，心主血，肝藏血，脾统血，脾与胃同为气血生化之源，肾藏精，精化血，肺主气，故脏腑安和，血脉流畅，血海充盈，则经候如期，胎孕乃成。在五脏之中，女子胞与肝、心、脾、肾的关系尤为密切。天癸，是肾精肾气充盈到一定程度时体内出现的一种精微物质，是促进和维持生殖机能的物质。女子胞的发育成熟、月经按时来潮及其后定时排卵，与天癸的来至和其对胞宫的作用有极其密切的关系。此外，女子胞还与冲、任、督、带及十二经脉，均有密切关系。

第五节 脏腑之间的关系

一、脏与脏之间的关系

古人在理论上多以五行生、克、乘、侮来进行阐述，目前从各脏的生理功能上来阐述相互关系。

(一)心与肺

火克金，心主血，肺主气，心主行血，肺主呼吸，肺与心具有气与血相互依存、相互为用的关系。心肺同居上焦。心肺在上，心主血，肺主气，心主行血，肺主呼吸，这就决定了心与肺之间的关系，实际上就是气和血的关系。

心主血脉，上朝于肺，肺主宗气，贯通心脉，两者相互配合，保证气血的正常运行，维持机体各脏腑组织的新陈代谢。所以说，气为血之帅，气行则血行，血为气之母，血至气亦至。气属阳，血属阴，血的运行虽为心所主，但必须依赖肺气的推动。积于肺部的宗气，必须贯通心脉，得到血的运载，才能敷布全身。

肺朝百脉，助心行血，是血液正常运行的必要条件，只有正常的血液循行，才能维持肺主气功能的正常进行。由于宗气具有贯心脉而司呼吸的生理功能，从而加强了血液循行和呼吸之间的协调平衡。因此，宗气是联结心之搏动和肺之呼吸两者的中心环节。心与肺，血与气，是相互依存的。气行则血行，血至气亦至。所以，若血无气的推动，则血失统帅而瘀滞不行；气无血的运载，则气无所依附而涣散不收。因此，在病理上，肺的宣发和肃降功能失调，可影响心主行血的功能，而致血液运行失常。反之，心的功能失调，导致血行异常时，也会影响肺的宣发和肃降功能，从而出现心肺亏虚，气虚血瘀之候等。

(二)心与脾

火生土，心主血，脾统血，脾为气血生化之源，心与脾关系密切，主要是主血与生血、行血与统血的关系。

1.血液的生成方面

心主血脉而又生血，脾主运化，为气血生化之源。心血赖脾气转输的水谷精微以化生，而脾的运化功能又有赖于心血的不断滋养和心阳的推动，并在心神的统率下维持其正常的生理活动。故曰：“脾之所以能运行水谷者，气也。气虚则凝滞而不行，得心火以温之，乃健运而不息，是为心火生脾土”(《医碥·五脏生克说》)。脾气健运，化源充足，则心血充盈；心血旺盛，脾得濡养，则脾气健运。所以说：“脾气人心而变为血，心之所主亦借脾气化生。”(《济阴纲目》引汪琪语)

2.血液运行方面

血液在脉内循行，既赖心气的推动，又靠脾气的统摄，方能循经运行而不溢于脉外。所谓“血所以丽气，气所以统血，非血之足以丽气也，营血所到之处，则气无不利焉，非气之足以统血也，卫气所到之处，则血无不统焉，气为血帅故也”(《张聿青医案》)。可见血能正常运行而不致脱陷妄行，主要靠脾气的统摄。所以有“诸血皆运于脾”之说。

3.神志活动

心藏神，在志为喜；脾藏意，在志为思。心“为脏腑之主，而总统魂魄，并赅意志……思动于心则脾应”(《类经·藏象类》)。五脏藏神，心为主导。人身以气血为本，精神为用。血气者，身之神。心生血而主血脉，脾胃为气血生化之源，生血而又统血。血为水谷之精气，统于心而生于脾。血与气，一阴一阳，两相维系，气能生血，血能化气，气非血不和，血非气不运。气血冲和，阴平阳秘，脾气健旺，化源充足，气充血盈，充养心神，则心有所主。心血运于脾，心神统于脾，心火生脾土，脾强则能主运化，而生血统血。因此，心与脾在病理上相互影响，若血液的生成和运行功能失调，就可形成心脾两虚之候。

(三)心与肝

心主血，肝藏血，心主神志，肝主疏泄，因此，心与肝的关系，主要是主血和藏血，主神明与调节精神情志之间的相互关系。

1. 血液方面

心主血，心是一身血液运行的枢纽；肝藏血，肝是贮藏和调节血液的重要脏腑。两者相互配合，共同维持血液的运行。全身血液充盈，肝有所藏，才能发挥其贮藏血液和调节血量的作用，以适应机体活动的需要，心亦有所主。心血充足，肝血亦旺，肝所藏之阴血，具有濡养肝体、制约肝阳的作用。所以肝血充足，肝体得养，则肝的疏泄功能正常，使气血疏通，血液不致瘀滞，有助于心主血脉功能的正常进行。

2. 神志方面

心主神志，肝主疏泄。人的精神、意识和思维活动，虽然主要由心主宰，但与肝的疏泄功能亦密切相关。血液是神志活动的物质基础。心血充足，肝有所藏，则肝的疏泄功能正常，气机调畅，气血和平，精神愉快。肝血旺盛，制约肝阳，使之勿亢，则疏泄功能正常，使气血运行无阻，心血亦能充盛，心得血养，神志活动正常。由于心与肝均依赖血液的濡养滋润，阴血充足，两者功能协调，才能精神饱满，情志舒畅。

心与肝在病理上的相互影响，主要反映在阴血不足和神志不安两个方面，表现为心肝血虚和心肝火旺之候等。

(四)心与肾

心居胸中，属阳，在五行属火；肾在腹中，属阴，在五行属水。水克火，心火下降于肾，肾水上济于心，两者具有水火既济、心肾相交的关系。具体体现在以下几点。

(1)水火既济：从阴阳、水火的升降理论来说，在上者宜降，在下者宜升，升已而降，降已而升。心位居于上而属阳，主火，其性主动；肾位居于下而属阴，主水，其性主静。心火必须下降于肾，与肾阳共同温煦肾阴，使肾水不寒。肾水必须上济于心，与心阴共同涵养心阳，使心火不亢。肾无心之火则水寒，心无肾之水则火炽。心必得肾水以滋润，肾必得心火以温暖。在正常生理状态下，这种水火既济的关系，是以心肾阴阳升降的动态平衡为重要条件的。水火宜平而不宜偏，水火既济而心肾相交。水就下而火炎上，水火上下，名之曰交，交为既济，不交为未济。总之，心与肾，上下、水火、动静、阴阳相济，使心与肾的阴阳协调平衡，构成了水火既济，心肾相交的关系。

(2)精血互生：心主血，肾藏精，精和血都是维持人体生命活动的必要物质。精血之间相互资生，相互转化，血可以化而为精，精亦可化而为血。精血之间的相互资生为心肾相交奠定了物质基础。

(3)精神互用：心藏神，为人体生命活动的主宰，神全可以益精。肾藏精，精舍志，精能生髓，髓汇于脑。积精可以全神，使精神内守。精能化气生神，为神气之本；神能驭精役气，为精气之主。人的神志活动，不仅为心所主，而且与肾也密切相关。所以说："心以神为主，阳为用；肾以志为主，阴为用。阳则气也、火也，阴则精也、水也。凡乎水火既济，全在阴精上承，以安其神；阳气下藏，以安其志。"(《推求师意》)总之，精是神的物质基础，神是精的外在表现，神生于精，志生于心，亦心肾交济之意。

(4)君相安位：心为君火，肾为相火(命门火)。君火以明，相火以位，君火在上，如明照当空，为一身之主宰。相火在下，系阳气之根，为神明之基础。命火秘藏，则心阳充足，心阳充盛，则相火亦旺。君火相火，各安其位，则心肾上下交济。所以心与肾的关系也表现为心阳与肾阳之间的关系。在病理状态下，心与肾之间的水火、阴阳、精血的动态平衡失调，称为心肾不交，表现为水不济火，肾阴虚于下，而心火亢于上之心肾阴虚，或水气凌心、心肾阳虚之候等。

（五）肺与脾

肺与脾的关系，是土生金的母子关系。脾主运化，为气血生化之源；肺司呼吸，主一身之气。脾主运化，为胃行其津液；肺主行水，通调水道。所以脾和肺的关系，主要表现在气和水的关系。

（1）气的生成方面：肺主气，脾益气，肺司呼吸而摄纳清气，脾主运化而化生水谷精气，上输于肺，两者结合化为宗气（后天之气）。宗气是全身之气的主要物质基础。脾主运化，为气血生化之源，但脾所化生的水谷之气，必赖肺气的宣降才能敷布全身。肺在生理活动中所需要的津气，又要靠脾运化的水谷精微来充养，故脾能助肺益气。因此，肺气的盛衰在很大程度上取决于脾气的强弱，故有"肺为主气之枢，脾为生气之源"之说。总之，肺司呼吸和脾主运化功能是否健旺与气之盛衰有密切关系。

（2）水液代谢方面：肺主行水而通调水道，脾主运化水湿，为调节水液代谢的重要脏器。人体的津液由脾上输于肺，通过肺的宣发和肃降功能而布散至周身，下输膀胱。脾之运化水湿有赖于肺气宣降的协助，而肺之宣降靠脾之运化以资助。脾肺两脏互相配合，共同参与水液代谢过程。如果脾失健运，水湿不化，聚湿生痰而为饮、为肿，影响及肺则肺失宣降而喘咳。其病在肺，而其本在脾。故有"脾为生痰之源，肺为贮痰之器"之说。反之，肺病日久，又可影响脾，导致脾运化水湿功能失调。

肺脾二脏在病理上的相互影响，主要在于气的生成不足和水液代谢失常两个方面，常表现为脾肺两虚、痰湿阻肺之候等。

（六）肺与肝

肺与肝的关系是金克木的关系。肺主降而肝主升，二者相互协调，调节全身气机。

肝主升发，肺主肃降，肝升肺降，气机调畅，气血流行，脏腑安和。

（1）气机升降："肝生于左，肺藏于右。"（《素问·刺禁论》）肺居膈上，其气肃降；肝居膈下，其气升发。肝从左升为阳道，肺从右降为阴道，肝升才能肺降，肺降才能肝升，升降得宜，出入交替，则气机舒展，人体精、气、血、津液运行以肝肺为枢纽，肝升肺降，以维持人体气机的正常升降运动。

（2）血气运行：肝肺的气机升降，实际上也是气血的升降。肝藏血，调节全身之血；肺主气，治理调节一身之气。肺调节全身之气的功能又需要得到血的濡养，肝向周身各处输送血液又必须依赖于气的推动。总之，全身气血的运行，虽赖心所主，但又必须受到肺主治节及肝主疏泄和藏血作用的制约，故两脏对气血的运行也有一定的调节作用。

在病理情况下，肝与肺之间的生理功能失调，主要表现在气机升降失常和气血运行不畅方面，如肝火犯肺（又名木火刑金）之候等。

（七）肺与肾

肺与肾的关系是金生水的同源关系，二者协调、调节水液代谢与呼吸运动。所以肺与肾的关系，主要表现在水液代谢和呼吸运动两个方面。但是，金能生水，水能润金，故又体现于肺阴与肾阴之间的关系。

（1）呼吸方面：肺司呼吸，肾主纳气。人体的呼吸运动，虽然由肺所主，但需要肾的纳气作用来协助。只有肾气充盛，吸入之气才能经过肺之肃降，而下纳于肾。肺肾相互配合，共同完成呼吸的生理活动。所以说"肺为气之主，肾为气之根"。

（2）水液代谢方面：肺为水之上源，肾为主水之脏。在水液代谢过程中，肺与肾之间存在着标和本的关系。肺主行水而通调水道，水液只有经过肺的宣发和肃降，才能使精微津液布散到全身各个组织器官中去，浊液下归于肾而输入膀胱。所以说，小便虽出于膀胱，而实则水之上源为肺。肾为主水之脏，有气化升降水液的功能，又主开阖。下归于肾之水液，通过肾的气化，使清者升腾，通过三焦回流体内；浊者变成尿液而输入膀胱，从尿道排出体外。肺肾两脏密切配合，共同调节水液代谢。但是，在调节水液代谢过程中，肾主水液的功能居于重要地位。

（3）阴液方面：肺与肾之间的阴液也是互相资生的。肺属金，肾属水，金能生水，肺阴充足，输精于肾，使肾阴充盛，保证肾的功能旺盛。水能润金，肾阴为一身阴液之根本，肾阴充足，循经上润于肺，保证肺气清宁，宣降正常。

肺肾之间在病理上的相互影响，主要表现在呼吸异常、水液代谢失调和阴液亏损等方面，出现肺肾阴虚和肺肾气虚等肺肾两虚之候，往往须肺肾同治而获效。故又有“肺肾同源”“金水同源”之说。

（八）肝与脾

肝与脾的关系是木克土的关系。肝藏血主疏泄，脾统血，为气血生化之源，肝主流泄与脾主运化相互影响。

（1）消化方面：肝主疏泄，分泌胆汁，输入肠道，帮助脾胃对饮食物的消化。所以，脾得肝之疏泄，则升降协调，运化功能健旺。脾主运化，为气血生化之源。脾气健运，水谷精微充足，才能不断地输送和滋养于肝，肝才能得以发挥正常的作用。总之，肝之疏泄功能正常，则脾胃升降适度，脾之运化功能也就正常了。

（2）血液方面：血液的循行，虽由心所主持，但与肝、脾有密切的关系。肝主藏血，脾主生血统血。脾之运化，赖肝之疏泄，而肝藏之血，又赖脾之化生。脾气健运，血液的化源充足，则生血统血机能旺盛。脾能生血统血，则肝有所藏，肝血充足，方能根据人体生理活动的需要来调节血液。此外，肝血充足，则疏泄正常，气机调畅，使气血运行无阻。所以肝脾相互协作，共同维持血液的生成和循行。

肝与脾在病理上的相互影响，主要表现在饮食水谷的消化吸收和血液方面，这种关系往往通过肝与脾之间的病理传变反映出来。或为肝病及脾，肝木乘脾（又名木郁乘土）而肝脾不调，肝胃不和；或为脾病传肝，土反侮木，而土壅木郁。

（九）肝与肾

肝与肾的关系是肝藏血，肾藏精，水生木，肝肾同源，精血互生的关系。肝主疏泄与肾主藏精相互制约。肝肾阴阳相互影响。肝与肾的关系主要表现在精与血之间相互滋生和相互转化的关系。

（1）阴液互养：肝在五行属木，肾在五行属水，水能生木。肝主疏泄和藏血，体阴用阳。肾阴能涵养肝阴，使肝阳不致上亢，肝阴又可资助肾阴的再生。在肝阴和肾阴之间，肾阴是主要的，只有肾阴充足，才能维持肝阴与肝阳之间的动态平衡。就五行学说而言，水为母，木为子，这种母子相生关系，称为水能涵木。

（2）精血互生：肝藏血，肾藏精，精血相互滋生。在正常生理状态下，肝血依赖肾精的滋养。肾精又依赖肝血的不断补充，肝血与肾精相互资生相互转化。精与血都化源于脾胃消化吸收的水谷精微，故称“精血同源”。

（3）同具相火：相火是与心之君火相对而言的。一般认为，相火源于命门，寄于肝、肾、胆和三焦等。由于肝肾同具相火，所以称“肝肾同源”。

（4）藏泄互用：肝主疏泄，肾主闭藏，二者之间存在着相互为用、相互制约、相互调节的关系。肝之疏泄与肾之闭藏是相反相成的。肝气疏泄可使肾气闭藏而开合有度，肾气闭藏又可制约肝之疏泄太过，也可助其疏泄不及。这种关系主要表现在女子月经生理和男子排精功能方面。

总之，因为肝肾的阴液、精血之间相互资生，其生理功能皆以精血为物质基础，而精血又同源于水谷精微，且又同具相火，所以肝肾之间的关系称为肝肾同源、精血同源。又因脏腑配合天干，以甲乙属木，属肝，壬癸属水，属肾，所以肝肾同源又称“乙癸同源”。

因此，肝与肾之间的病理影响，主要体现于阴阳失调、精血失调和藏泄失司等方面。临床上，肝或肾不足，或相火过旺，常常肝肾同治，用滋水涵木，或补肝养肾，或泻肝肾之火的方法，就是以肝肾同源理论为依据的。此外，肝肾同源又与肝肾之虚实补泻有关。

（十）脾与肾

脾与肾的关系，是土克水的关系。脾为后天之本，肾为先天之本，脾与肾的关系是后天与先天的关系。后天与先天是相互资生、相互促进的。脾与肾在生理上的关系主要反映在先后天相互资生和水液代谢方面。

（1）先后天相互资生：脾主运化水谷精微，化生气血，为后天之本；肾藏精，主命门真火，为先天之本。脾的运化，必须得到肾阳的温煦蒸化，始能健运。肾精又赖脾运化水谷精微的不断补充，才能充盛。

(2)水液代谢:脾主运化水湿,须有肾阳的温煦蒸化;肾主水,司开合,使水液的吸收和排泄正常。但这种开合作用,又赖脾气的制约,即所谓“土能制水”。脾肾两脏相互协作,共同完成水液的新陈代谢。

脾与肾在病理上相互影响,互为因果。如肾阳不足,不能温煦脾阳,致脾阳不振或脾阳久虚,进而损及肾阳,引起肾阳亦虚,二者最终均可导致脾肾阳虚。临床上主要表现在消化机能失调和水液代谢紊乱方面。

二、六腑之间的关系

六腑,以“传化物”为其生理特点,六腑之间主要体现于饮食物的消化、吸收和排泄过程中的相互联系与密切配合。六腑以通为用,六腑以通为补。

胆、胃、大肠、小肠、膀胱、三焦,六腑的生理功能虽然不同,但它们都是化水谷,行津液的器官。饮食物的消化吸收、津液的输布、废物的排泄等一系列过程,就是六腑在既分开又合作的情况下,共同完成的。胃、胆、小肠密切协作,共同完成饮食物的消化、吸收,并将糟粕传入大肠,经过大肠再吸收,将废物排出体外。膀胱的贮尿排尿,与三焦的气化也是相互联系的。三焦的功能包括它所参与的消化、吸收与排泄等各方面的功能。因此,六腑之间必须相互协调,才能维持其正常的“实而不满”,升降出入的生理状态。由于六腑传化水谷,需要不断地受纳排空,虚实更替,故有“六腑以通为用”的说法。

六腑在病理上相互影响,如胃有实热,津液被灼,必致大便燥结,大肠传导不利。而大肠传导失常,肠燥便秘也可引起胃失和降,胃气上逆,出现嗳气、呕恶等症。又如胆火炽盛,常可犯胃,可见呕吐苦水等胃失和降之证,而脾胃湿热,熏蒸于胆,胆汁外溢,则现口苦、黄疸等。

对于六腑病变的治疗,中医又有“腑病以通为补”“六腑皆以宣通为宜”的说法。因为六腑病变,多表现为传化不通,如经过治疗,使六腑通畅,那么六腑的功能也就可恢复常态,所以说,“腑病以通为补”。

三、脏与腑之间的关系

脏与腑的关系,实际上就是脏腑阴阳表里配合关系。由于脏属阴,腑属阳;脏为里,腑为表,一脏一腑,一表一里,一阴一阳,相互配合,组成心与小肠、肺与大肠、脾与胃、肝与胆、肾与膀胱等脏腑表里关系,体现了阴阳、表里相输相应的关系。

一脏一腑的表里配合关系,其根据有四:一是经脉络属,即属脏的经脉络于所合之腑。属腑的经脉络于所合之脏。二是结构相连,如胆附肝叶之间,脾与胃以膜相连,肾与膀胱之目有“系”(输尿管)相通。三是气化相通,脏行气于腑,脏腑之间通过经络和营卫气血的正常运行而保持生理活动的协调。六腑传化水谷的功能,受五脏之气的配合才能完成。如胃的纳谷需脾气的运化,膀胱的排尿赖肾的气化作用等。腑输精于脏,五脏主藏精气,有赖六腑的消化、吸收、输送水谷精微,需与六腑传化物的功能活动相配合。四是病理相关,如肺热壅盛,肺失肃降,可致大肠传导失职而大便秘结等。反之,大肠热结,腑气不通,亦可影响肺气宣降,导致胸闷、喘促等。五脏不平,六腑闭塞;反之,六腑闭塞,五脏亦病。脏与腑之间的互相联系和影响,称之为脏腑相合。

脏腑表里关系,不仅说明它们在生理上的相互联系,而且也决定了它们在病理上的相互影响,脏病及腑,腑病及脏,脏腑同病。因此,在治疗上也相应地有脏病治腑,腑病治脏,脏腑同治等方法。所以,我们掌握这种理论,对指导临床实践有着重要的意义。

(一)心与小肠的关系

心为脏,故属阴,小肠为腑,故属阳,两者在五行都属火。心居胸中,小肠居腹,两者相距甚远,但由于手少阴心经属心络小肠,手太阳小肠经属小肠络心,心与小肠通过经脉的相互络属构成脏腑表里关系。

心主血脉,为血液循行的动力和枢纽;小肠为受盛之腑,承受由胃腑下移的饮食物进一步消化,泌别清浊。心火下移于小肠,则小肠受盛化物,泌别清浊的功能得以正常地进行。小肠在泌别清浊过程中，将清者吸收，通过脾气升清而上输心肺，化赤为血，使心血不断地得到补充。病理上，心与小肠相互影响，心火可下移于小肠，小肠实热亦可上熏于心。

（二）肺与大肠的关系

肺为脏，属阴；大肠为腑，属阳，两者相距甚远，但由于手太阴肺经属肺络大肠，手阳明女肠经属大肠络肺，通过经脉的相互络属，构成脏腑表里关系。因此，二者在生理病理上有密切关系。

肺主气，主行水，大肠主传导，主津，故肺与大肠的关系主要表现在传导和呼吸两个方面。

(1)传导方面：大肠的传导功能，有赖于肺气的清肃下降。肺气清肃下降，大肠之气亦随之而降，以发挥其传导功能，使大便排出通畅。所以说：大肠中物至此，精汁尽化，变为糟粕而出，其所能出之故，则大肠为之传导，而大肠之所以能传导者，以其为肺之腑，肺气下达，故能传导，是以理大便必须调肺气。此外，大肠传导功能正常与否，同肺主行水、大肠主津的作用也有关系。肺主行水、通调水道，与大肠主津、重新吸收剩余水分的作用相互协作，参与了水液代谢的调节，使大肠既无水湿停留之患，又无津枯液竭之害，从而保证了大便的正常排泄。

(2)呼吸方面：肺司呼吸，肺气以清肃下降为顺。大肠为六腑之一，六腑以通为用，其气以通降为贵。肺与大肠之气化相通，故肺气降则大肠之气亦降，大肠通畅则肺气亦宣通。肺气和利，呼吸调匀，则大肠腑气畅通。反之，大肠之气通降，肺气才能维持其宣降之性。肺与大肠在病理上的相互影响，主要表现在肺失宣降和大肠传导功能失调方面。

（三）脾与胃的关系

脾与胃在五行属土，位居中焦，以膜相连，经络互相联络而构成脏腑表里配合关系。脾胃为后天之本，在饮食物的受纳、消化、吸收和输布的生理过程中起主要作用。脾与胃之间的关系，具体表现在纳与运、升与降、燥与湿几个方面。

(1)纳运相得：胃的受纳和腐熟，可为脾之运化奠定基础；脾主运化，消化水谷，转输精微，可为胃继续纳食提供能源。两者密切合作，才能完成消化饮食、输布精微，发挥供养全身之作用。

(2)升降相因：脾胃居中，为气机上下升降之枢纽。脾的运化功能，不仅包括消化水谷，而且还包括吸收和输布水谷精微。脾的这种生理作用，主要是向上输送到心肺，并借助心肺的作用以供养全身。所以说："脾气主升。"胃主受纳腐熟，以通降为顺。胃将受纳的饮食物初步消化后，向下传送到小肠，并通过大肠使糟粕浊秽排出体外，从而保持肠胃虚实更替的生理状态。

(3)燥湿相济：脾为阴脏，以阳气用事，脾阳健则能运化，故其性喜温燥而恶阴湿。胃为阳腑，赖阴液滋润，胃阴足则能受纳腐熟，故性柔润而恶燥。燥湿相济，脾胃功能正常，饮食水谷才能消化吸收。胃津充足，才能受纳腐熟水谷，为脾之运化吸收水谷精微提供条件。脾不为湿困，才能健运不息，从而保证胃的受纳和腐熟功能不断地进行。由此可见，胃润与脾燥的特性是相互为用，相互协调的。因此，脾胃在病变过程中的相互影响主要表现在纳运失调、升降反常和燥湿不济三个方面。

（四）肝与胆的关系

肝位于右胁，胆附于肝叶之间。肝与胆在五行均属木，经脉又互相络属，构成脏腑表里关系。肝与胆在生理上主要表现为消化功能和精神情志方面。

(1)消化功能方面：肝主疏泄，分泌胆汁；胆附于肝，贮藏、排泄胆汁。共同合作使胆汁疏泄到肠道，以帮助脾胃消化食物。所以，肝的疏泄功能正常，胆才能贮藏排泄胆汁，胆之疏泄正常，胆汁排泄无阻，肝才能发挥正常的疏泄作用。

(2)精神情志方面：肝主疏泄，调节精神情志；胆主决断，与人之勇怯有关。肝胆两者相互配合，相互为用，人的精神意识思维活动才能正常进行。肝与胆在病变过程中主要表现在胆汁疏泄不利和精神情志异常两个方面。

（五）肾与膀胱的关系

肾为水脏，膀胱为水腑，在五行同属水。两者密切相连，又有经络互相络属，构成脏腑表里相合的关系。

肾司开合，为主水之脏，主津液，开窍于二阴，膀胱贮存尿液，排泄小便，而为水腑。膀胱的气化功能，取决于肾气的盛衰，肾气促进膀胱气化津液，司开合以控制尿液的排泄。肾气充足，固摄有权，则尿液能够正常地生成，并下注于膀胱而不漏泄，膀胱开合有度，则尿液能够正常地贮存和排泄。肾与膀胱密切合作，共同维持体内水液代谢。

肾与膀胱在病理上的相互影响，主要表现在水液代谢和膀胱的贮尿和排尿功能失调方面。如肾阳虚衰，气化无权，影响膀胱气化，则出现小便不利、癃闭、尿频尿多、小便失禁等。

脏腑之间的关系是极其复杂的，本节主要从生理功能方面来阐述脏腑相关理论，即使涉及五脏的生克制化规律，也仅包括相生或相克关系，如肺肾、肝脾、肝肾等二脏之间的关系。按生克制化规律，任何一脏的阴阳气血的动态平衡，必须受相关两脏的调节，如木克土，必须在土能生金、金能克木的条件下，才能保持木疏土、土得木而达的正常生理状态。

在病理上的相互影响也是三者之间的影响，如肝木太过，则可见木旺乘土，木火刑金；肝木不及则可见金旺乘木，土壅木郁等病理变化。五脏之间的生克制化规律、五脏互藏规律等，尚需进一步整理、研究。

重点小结

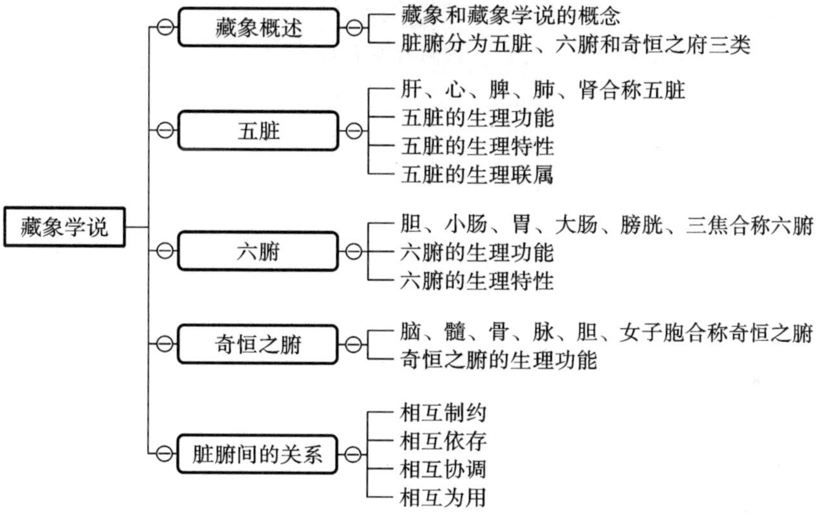

目标测试

一、单项选择题

1. 具有“满而不能实”生理特点的是（　　）。

A. 五脏　B. 六腑　C. 奇恒之腑　D. 脏腑　E. 经络

2. 具有“实而不能满”生理特点的是（　　）。

A. 五脏　B. 六腑　C. 奇恒之腑　D. 脏腑　E. 经络

3. 心主神志的物质基础是（　　）。

A. 心血　B. 心气　C. 心阴　D. 津液　E. 精

4. 对血液运行具有促进作用的是（　　）。

A. 心　B. 肺　C. 脾　D. 肝　E. 肾

5. 称“君主之官”的脏是（　　）。

A. 肝　B. 心　C. 脾　D. 肺　E. 肾

6. “心为五脏六腑之大主”的理论基础是（　　）。

A. 心主血　B. 心主脉　C. 心主血脉　D. 心主神　E. 心为“阳中之阳”

7. 被称为“娇脏”的脏腑是(　　)。

A. 肝　B. 心　C. 脾　D. 肺　E. 肾

8. 肺为通调水道，主要依赖于肺的哪一项功能？(　　)

A. 主呼吸之气　B. 主一身之气　C. 主治节　D. 朝百脉　E. 主宣发与肃降

9. 下列哪一项是肺的功能？(　　)

A. 气之根　B. 气之主　C. 气之源　D. 气之海　E. 气之信道

10. 脾的生理特性是(　　)。

A. 喜和降　B. 喜清肃　C. 喜燥恶湿　D. 喜润恶燥　E. 喜条达

二、简答题

1. 肝的疏泄作用表现在哪些方面？

2. 肺为何被称为“娇脏”？

(杨昆)

扫码看答案

第四章

精、气、血、津液

学习目标

扫码看 PPT

1. 掌握气的概念、组成、作用、分类、运动特点。
2. 掌握血的概念、组成、运行、功能。
3. 掌握津液的概念、生成、代谢、功能。
4. 熟悉精的概念、组成及功能，气、血、津液之间的关系。
5. 了解气血津液学说在中医临床中的应用。

案例导入

病人，男，53 岁，腹泻 3 日，大便成稀糊状或水样，纳差，乏力，口干唇燥，尿少，舌淡红，苔薄白少津，脉细。

讨论：试用中医精、气、血、津液理论分析该病人病情。

精气血津液学说是中医的一个重要的学说，精泛指人体内一切有用的精微物质，气是人体内一种细小难见，运动迅速，具有很强活力的精微物质，是构成和维持人体生命活动最基本的物质，血是运行于脉管之内的红色液态物质，津液是人体正常水液的总称。精、气、血、津液，是构成人体和维持人体生命活动的基本物质，也是人体脏腑、经络、形体、官窍生理活动的物质基础，而这些基本物质的生成和代谢，又依赖于脏腑、经络、形体、官窍的正常生理机能。

第一节　精

一、精的概念和组成

一般认为，精是由禀受于父母的生命物质与后天水谷精微相融合形成的一种精华物质，是生命的本源，是构成人体和维持生命活动的基本物质。精可有多种含义，狭义是生殖之精，广义是一切精微物质。一般意义上可以有先天之精、水谷之精、生殖之精、脏腑之精等。

先天之精禀受于父母，藏于肾，是人体精的原始物质基础。后天之精，是水谷之精化为脏腑之精。肾藏精，五脏也藏精，五脏之精濡养、化生气、血、津液，肾中之精繁衍生命。

二、精的代谢

精的代谢过程：精的生成、贮藏和施泄是三个不同而又相关联的阶段。

(一)精的生成

人体之精由禀受于父母的先天之精与后天获得的水谷之精相融合而生成。

(1)先天之精：人之始生，秉精血以成，借阴阳而赋命。父主阳施，犹天雨露；母主阴受，若地资生。男女媾精，胎孕乃成。“一月为胞胎，精气凝也；二月为胎形，始成胚也。”(《颅囟经》)

(2)后天之精：后天之精来源于饮食水谷，又称“水谷之精”。古人通过对饮食水谷消化吸收乃至糟粕排泄过程的观察，认识到人体必须吸收饮食物中的精华物质才得以维持生命。与先天之精相对而言，后天之精是脾将饮食水谷转化成的水谷之精。水谷之精与津液相合以液态形式由脾气转输至全身各脏腑。

人体之精的来源，以先天之精为本，并得到后天之精的不断充养，而且先后天之精相互促进，相互辅助，如此人体之精才能逐渐充盛。无论是先天之精或是后天之精的匮乏，均能产生精虚不足的病理变化。

（二）精的贮藏与施泄

1.精的贮藏

人体之精分别贮藏于各个脏腑组织器官中。先天之精为生命之本原，在胎儿时期就贮藏于各个脏腑中，但主要藏于肾。后天之精来源于脾胃化生的水谷精微，经脾气的转输作用不断地输送到各个脏腑，化为各个脏腑之精，又将其剩余部分输送于肾中，以充养肾藏的先天之精。《素问·上古天真论》说："肾者主水，受五脏六腑之精而藏之。"肾藏先天之精，受后天之精的不断充养，肾精逐渐充盛起来。因此，五脏皆藏寓先天之精和后天之精，但成分比例不同。各脏所藏之精，是其机能活动的物质基础。由于先天之精主要藏于肾，并在后天之精的资养下化为生殖之精以繁衍生命，因而称肾为"先天之本"。肾的藏精功能主要依赖肾气的封藏作用。肾精化生肾气，肾气的固摄封藏作用，使精藏肾中而不妄泄，保证肾精发挥其各种生理功能。故《素问·六节藏象论》说："肾者，主蛰，封藏之本，精之处也。"若肾气虚亏，封藏失职，可造成遗精。

2.精的施泄

精的施泄主要有两种形式：一是分藏于各脏腑，濡养脏腑，并化气以推动和调节其功能活动；二是生殖之精的施泄以繁衍生命。肾所藏先天之精化生元气，元气以三焦为通道，布散到全身各脏腑，推动和激发其功能活动，为生命活动的原动力。因此，肾精亏虚可影响全身脏腑的生理功能。

后天之精经由脾、肺等转输到各脏腑，成为脏腑之精。脏腑之精与血、津液等物质相互化生，以多种形式促进脏腑生理功能的发挥。精布散于全身，不仅作为构成人体的基本物质，而且是人体各脏腑生理活动不可缺少的物质基础。脏腑之精亏虚则难以维持其自身的生理功能。

三、精的功能

（一）繁衍生殖

生殖之精与生俱来，为生命起源的原始物质，具有生殖以繁衍后代的作用。这种具有生殖能力的精称之为天癸。男子二八天癸至，精气溢泻；女子二七而天癸至，月事应时而下。精盈而天癸至，则具有生殖能力。男女媾精，阴阳和调，胎孕方成，故能有子而繁衍后代；俟至老年，精气衰微，天癸竭而地道不通，则丧失了生殖繁衍能力。由此可见，精是繁衍后代的物质基础，肾精充足，则生殖能力强；肾精不足，就会影响生殖能力。故补肾填精是临床上治疗不育、不孕等生殖机能低下的重要方法。

（二）生长发育

人之生始于精，由精而成形，精是胚胎形成和发育的物质基础。人出生之后，犹赖于精的充养，才能维持正常的生长发育。随着精气由盛而衰的变化，人则从幼年而青年而壮年而步入老年，呈现出生长壮老已的生命运动规律。这是临床上补肾以治疗五软五迟等生长发育障碍和防治早衰的理论依据。

（三）生髓化血

肾藏精，精生髓，脑为髓海。故肾精充盛，则脑髓充足而肢体行动灵活，耳目聪敏。精盈髓充则脑自健，脑健则能生智慧，强意志，利耳目，轻身延年。故防治老年性痴呆多从补肾益髓入手。"肾生骨髓"（《素问·阴阳应象大论》），髓居骨中，骨赖髓以养。肾精充足，则骨髓充满，骨骼因得髓之滋养而坚固有力，运动轻捷。齿为骨之余，牙齿亦赖肾精生髓而充养，肾精充足则牙齿坚固而有光泽。

精生髓，髓可化血，"人之初生，必从精始……血即精之属也，但精藏于肾，所蕴不多，而血富于冲，所至皆是"(《景岳全书·血证》)。精足则血充,故有精血同源之说。临床上用血肉有情之品,补益精髓可以治疗血虚证。

(四)濡润脏腑

人以水谷为本,受水谷之气以生:饮食经脾胃消化吸收,转化为精;水谷精微不断地输布到五脏六腑等全身各组织器官中,起着滋养作用,维持人体的正常生理活动。其剩余部分则归藏于肾,贮以备用:肾中所藏之精,既贮藏又输泄,如此生生不息。故中医有"久病必穷肾"之说,疾病末期常补益肾之阴精以治。

第二节 气

一、气的基本概念

气是活力很强运行不息的精微物质,是构成人体和维持人体生命的基本物质。《素问·宝命全形论》说:"人以天地之气生,四时之法成……天地合气,命之曰人。"这就是说,人是自然界的产物,也就是"天地之气"的产物。人的形体构成,实际上也是以"气"为其最基本的物质基础的,故《医门法律》又说:"气聚则形成,气散则形亡。"

中医学气的概念,可能源于古人对生命现象的观察。古人通过对人体自身某些显而易见且至关重要的生命现象,如呼吸时气的出入、活动时随汗而出的蒸蒸热气等的观察,产生了对气朴素而直观的认识,加之在气功锻炼中体悟到的气在体内的流动,于是在朴素认识、逐渐积累的基础上进行推测、联想、抽象和纯化,逐渐形成了气是人体中能流动的精微物质的概念。随着认识的深入,古人对气的来源、功能、运动规律和形式以及与脏腑的关系有了较系统的认识,建立了中医学气的理论。

二、气的生成

气,就生命形成而论,"生之来谓之精",有了精才能形成不断发生升降出入的气化作用的机体,则精在气先,气由精化。其中,先天之精可化为先天之气;后天之精所化之气与肺吸入的自然界的清气相合而为后天之气。先天之气与后天之气相合而为人体一身之气。

气,源于先天之精气和后天摄取的水谷精微与自然界的清气,通过肺、脾胃和肾等脏腑的生理活动作用而生成。

(一)气的来源

气来源于先天之精所化生的先天之气(即元气)、水谷之精所化生的水谷之气和自然界的清气,后两者又合称为后天之气(即宗气),三者结合而成一身之气,《黄帝内经》称为"人气"。

对于新生命个体而言,来源于父母结合形成胚胎的生殖之精就是先天之精,先天之精化生先天之气,成为气的根本和生命活动的原动力。《灵枢·刺节真邪》称之为"真气",说:"真气者,所受于天,与谷气并而充身者也。"《难经》称之为"原气"或"元气"。

来源于饮食物的水谷精微,被人体吸收后化生水谷之气,简称为"谷气",布散全身后成为气的主要部分。《灵枢·营卫生会》说:"人受气于谷,谷入于胃,以传于肺,五脏六腑皆以受气。"另外,水谷精微化生的血和津液,也可作为化气之源。

来源于自然界的清气需要依靠肺的呼吸机能和肾的纳气机能才能吸入体内。《素问·阴阳应象大论》说:"天气通于肺。"清气是生成一身之气的重要来源,随呼吸运动源源进入体内,不可间断。

(二)相关脏腑功能

从气的来源而言,气的充足有赖于全身各个脏腑的综合协调作用,其中与肾、脾胃和肺的生理功能关系尤为密切。

先天之精化生先天之气,来源于父母的生殖之精,是生命的原动力,先天之气化生元气。后天之气来源于脾胃运化的水谷精微和肺吸入的自然界清气。先天之气是后天之气化生的基础，后天之气滋养先天之气。肾者，主蛰，封藏之本，精之处也，肾之精化生先天之气，化生元气，是生气之根。肺，主气，司呼吸，肺吸入自然界清气，在胸中与脾胃运化的水谷精微结合形成宗气，宗气主人一身之气，肺为生气之主。脾主运化，胃主受纳腐熟，脾胃纳运结合，将饮食运化为水谷精微，《灵枢》说："故谷不入，半日则气衰，一日则气少矣。"脾胃为生气之源。

三、气的运动与气化

气以其运行不息而激发和调控机体的新陈代谢，推动人体的生命进程。

（一）气的运动

气的运动称为气机。气流遍全身，内至五脏六腑，外达筋骨皮毛，推动人体各种生理活动。

气有升、降、出、入四种基本运动形式。所谓升，指气自下而上的运行；降，指气自上而下的运行；出，指气由内向外的运行；入，指气自外向内的运行。

人体的脏腑、经络、形体、官窍，都是气升降出入的场所。气的升降出入运动，也只有在脏腑、经络、形体、官窍的生理活动中，才能得到体现。

脏腑之气的运动规律，体现了脏腑生理活动的特性，也表现了脏腑之气运动的不同趋势。五脏宜升，六腑宜降。五脏之中，心肺在上，在上者宜降；肝肾在下，在下者宜升；脾胃居中。脾升胃降，是气机升降的枢纽；肝从左升，肺从右降，左右为升降的道路，升中寓降，降中寓升，升已而降，降已而升。

气的运动失常为气机失调，常见的有气虚、气滞、气逆、气陷、气闭、气脱等。气虚可见精神萎靡、倦怠无力、头晕目眩、自汗动甚、易于感冒、面白舌淡、脉虚无力等。气滞为气的运行不畅或阻滞不通，例如肝气郁滞，会出现闷闷不乐或急躁易怒、胸胁胀痛、女子月经失调、闭经、脉弦等。气逆，为气的上升太过或下降不及，例如胃气上逆，出现恶心呕吐，肺气上逆，出现咳嗽、气喘。气陷，为气的上升不足或下降太过，以气虚升举无力为特征，例如中气下陷会出现胃下垂、子宫脱垂、脱肛等。气闭，为气闭阻于内，不能外出，清窍闭塞，会出现昏厥等。气脱，为气外逸太过而不内守，气脱往往伴随亡阳或者亡阴。

（二）气化

气的运动产生的各种变化称为气化，具体表现为精、气、血、津液等生命物质的生成及其相互转化过程。

气化的形式多种多样。体内精、气、血、津液各自的代谢及其相互转化，是气化的基本形式。如：精的生成，包括先天之精的充盛和后天水谷之精的化生；精化为气，包括先天之精化生元气和后天之精化生谷气，以及谷气分化为营、卫二气；精化为髓，髓充骨而造血或汇脑而化神；精与血同源互化；津液与血同源互化；血的化生与其化气养神；津液的化生与其化汗化尿；气的生成与代谢，包括化为能量、热量以及生血、化精、化神，并分化为脏腑之气和经络之气。如此等等，皆属气化的具体体现。气化过程的有序进行，是脏腑生理活动相互协调的结果。

四、气的作用

（一）推动作用

气具有激发和推动作用。气能激发和推动人体的生长发育以及各脏腑、经络等组织器官的生理功能，以及血、津液的生成、输布、排泄等。如：肾气激发推动人体的生长发育；人体的阳气维持激发脏腑、经络等组织器官的生理功能；肺主气，肺朝百脉，助心行血，肺、脾、肾等脏腑之气维持津液的代谢等。若气推动功能减弱，会出现血、津液不足，输布、排泄障碍等病理变化。

（二）温煦作用

气有温暖、熏蒸的作用，称为温煦作用。这里的气主要指阳气，《难经》说："气主煦之。"气是人体热量的来源，如果阳气虚，温煦作用减退，会出现畏寒肢冷、四肢不温等寒象。卫气维持体温的恒定，维持脏腑的生理活动，维持血液的液态，"血得热则行，血得寒则凝。"

(三)防御作用

防御作用是指护卫肌表,抵御外邪,驱邪外出的作用。《素问》说:“正气存内,邪不可干。”气相得则和,气不相得则病。主要体现在营卫之气中的卫气的功能,如果卫气不固,会出现自汗、恶风、易感冒等,可选择用玉屏风散加减治疗。

(四)固摄作用

气能固护、统摄和控制体内的液态物质,如血、津液等,称为固摄作用。气可以固摄血液,防止溢出脉外,保证血行脉中。气可以固摄汗液、尿液、唾液、胃液等,防止体液的丢失。气可以固摄血液,使之疏泄有度。气可以固摄脏腑、经络,维持正常的生理活动。如:脾气虚,气不摄血,则出血;气不摄津,则口角流涎;气不固精,则男子遗精,女子带下过多、滑胎,遗尿等。

(五)营养作用

气为机体脏腑提供营养物质的作用,称为营养作用。营养物质包括水谷精微、卫气、经络之气,另外,阳气可温养神的精明,《素问》说:“阳气者,精则养神。”

(六)气化作用

气的运动产生的各种变化,称为气化作用。精、气、血、津液等精微物质的化生和转化,形与气的相互化生和转化,是生命活动的基本特征。例如,食物转化为水谷精微,水谷精微化生气、血、津液等。

五、气的分类

气,根据其来源、分布、特点的不同可以分为元气、宗气、营气、卫气等。

(一)元气

元气由先天之精气和水谷之精气所化生,是人体生命活动的原动力,是人体中最根本、最重要的一种气。元气的生成与肾、脾胃关系密切,元气来源于肾中精气,依赖后天脾胃运化的水谷精微充养。元气根于肾,化生的元阴元阳通过三焦外达肌肤腠理,内达五脏六腑。元气有两个方面的作用:一是促进人体的生长发育和生殖;二是激发和调节各个脏腑、经络等组织器官的生理活动。元气充沛,生长发育正常,反之,生长发育迟缓,脏腑功能低下。例如元气不足,先天肾气不足,小儿多表现五迟五软,成年人不孕不育,老年人衰弱等。后天各种原因,如劳累、手术等导致元气不足,会出现脱发、失眠等人体虚损症状。

(二)宗气

宗气又名动气,由脾胃化生的水谷精气与肺吸入的自然界的清气在膻中结合而成。宗气走息道而行呼吸,贯心脉而行气血,循三焦而资元气,与人体的视、听、言、动等机能相关,也就是说宗气分布集于胸中,通过心肺布散全身:在上者,走息道,循喉咙;在下者,蓄于丹田,注入气街,下行于足。宗气的主要生理作用有行呼吸、行气血,对人体的感觉、运动、语言等起到调节作用。宗气不足,会出现语声低微,心动异常、血行缓慢等症状,多用补益心肺之法治疗。

(三)营气

营气,又称为荣气,水谷之精气,是血脉中具有营养作用的气。营气来源于宗气,也是来源于脾胃运化的水谷精微和肺吸入的自然界清气。营气运行于脉中,这里的脉不是血管,是中医经络中的十二正经和任督二脉所形成的周而复始、循环无端的脉。营气的主要作用是化生血液和营养全身。《素问》说:“营者,水谷之精气也,和调于五脏,洒陈于六腑,乃能入于脉也,故循脉上下,贯五脏络六腑也。”

(四)卫气

卫气,又称卫阳,水谷之悍气,是慓疾滑利之气,运行于脉外,具有保卫功能之气。卫气的生成与营气类似,但是其性质略有不同。《灵枢》说:“卫气昼日行于阳,夜半则行于阴。”“卫气夜行于阴二十五周,昼行于阳二十五周。”卫气可以温养脏腑组织,调节腠理开合,汗液排泄,维持体温的恒定,抗御外邪。卫气虚,出现自汗、恶风、易感冒等症状。营卫不和会出现不寐等睡眠的障碍。

知识链接

补气中药及方剂

补气药属于补益类中药,常见的补气药有人参、西洋参、党参、太子参、黄芪、白术、山药、甘草、大枣、白扁豆、蜂蜜、饴糖等。常见的补气方剂有四君子汤、参苓白术散、补中益气汤、玉屏风散、生脉散等。四君子汤由4味中药组成,即人参、白术、茯苓、甘草,用于治疗脾胃气虚之证,可见面色萎白、气短乏力、食少便溏、舌淡苔白、脉虚弱,现在多用于治疗慢性萎缩性胃炎。四君子汤加陈皮即异功散,四君子汤加陈皮、半夏即六君子汤,四君子汤加砂仁、木香、生姜即香砂六君子汤。此系列方剂多用于调理肠胃。

第三节 血

一、血的概念

血,即血液,是循行于脉中的富有营养的红色的液态物质,是构成人体和维持人体生命活动的基本物质之一。血主于心,藏于肝,统于脾,布于肺,根于肾,有规律地循行于脉管之中,在脉内营运不息,充分发挥灌溉一身的生理效应。

脉是血液循行的管道,又称"血府"。在某些因素的作用下,血液不能在脉内循行而溢出脉外时,称为出血,即"离经之血"。由于离经之血离开了脉道,失去了其发挥作用的条件,所以,就丧失了血的生理功能。

二、血的生成

(一)血液化生的物质基础

水谷之精化血。《灵枢·决气》指出:"中焦受气取汁,变化而赤,是谓血。"这是说,中焦受纳运化饮食水谷,吸取其中的精微物质,即所谓"汁",其中包含营气和津液,二者进入脉中,变化而成红色的血液。因此,由水谷之精化生的营气和津液是化生血液的主要物质,也是血液的主要成分。

肾精化血。《诸病源候论·虚劳精血出候》说:"肾藏精,精者,血之所成也。"由于精与血之间存在着相互资生和相互转化的关系,因而肾精充足,则可化为肝血以充实血液。如《张氏医通·诸血门》说:"精不泄,归精于肝而化清血。"

因此,水谷精微、营气、津液、精髓均为生成血液的物质基础。但津液和营气都来自于饮食物经脾和胃的消化吸收而生成的水谷精微。所以,就物质来源而言,水谷精微和精髓是血液生成的主要物质基础。

(二)相关脏腑

血液的化生是在多个脏腑的共同作用下得以完成的,其中,脾胃的生理机能尤为重要。

1.脾胃

脾胃为血液生化之源。脾胃运化的水谷精微所产生的营气和津液,是血液的主要成分。脾胃运化功能强健与否,饮食水谷充足与否,均直接影响着血液的化生。

若脾胃功能虚弱或失调,水谷精微化生不足,则可致血液化生不足,形成血虚证。故临床上治疗血虚,首先应调理脾胃。

2.肾肝

肾藏精,精生髓,髓化血。肾精充足,则血液化生有源。若肾精不足,则可导致血液生成亏少。此外，肝藏血，精血同源，与血液的化生密切相关。

《素问・六节藏象论》说："肝者……以生血气。"临床上治疗血虚证，可采用补益肝肾治法，促进血液化生。

3. 心肺

脾胃运化的水谷精微，由脾气上输于心脉，在心气的作用下变化成红色血液。清代张志聪《侣山堂类辨・辨血》说："血乃中焦之汁……奉心化赤而为血。"这是说心参与血液的生成，故《素问・阴阳应象大论》明确提出"心生血"。

肺对于血液的生成也有着重要作用。《灵枢・营卫生会》说："此所受气者，泌糟粕，蒸津液，化其精微，上注于肺脉，乃化而为血。"水谷精微上注于肺脉，与肺吸入的清气相融合，化生血液。

总之，血液的化生以水谷之精以及肾精为物质基础，主要依赖于脾胃运化的功能，并在肾肝、心肺等脏的配合作用下完成。

三、血的运行

血液运行于脉中，循环不已，流布全身，其正常运行受多种因素影响，同时也是多个脏腑共同作用的结果。影响血液运行的因素有脉道通利、脏腑协调、气血充足、阴阳平衡等。与血液运行相关的脏腑主要是心肺、脾胃、肝肾，具体来说，心主血脉，肺主气，司呼吸，肺朝百脉，奉心化赤而为血，肝主疏泄，调畅气机，气行则血行，心、肺、肝三者共同推动血液的正常运行。脾胃为气血生化之源，为血液运行提供物质基础。肝藏血，脾统血，肝、脾固摄血液在脉管内运行。肝肾精血同源互化。

心主血脉，是血液运行的动力，肺朝百脉，助心行血，脾主统血，血行脉道，肝主疏泄，气行血行，肝主藏血，调节血量。

四、血的功能

（一）濡养和运载作用

血运行于脉内，为全身各脏腑组织的功能活动提供营养。《难经》说："血主濡之。"血虚病人可见面色萎黄，两目干涩，月经量少，毛发不荣，肌肤干燥甚至肌肤甲错，肢体麻木，运动不灵，舌淡，脉细等表现，可用四物汤加减治疗。另外，营气、水谷精微等都依赖血液的运载而输布全身。

（二）养神

血是机体精神活动的主要物质基础。《素问・八正神明论》说："血气者，人之神，不可不谨养。"《灵枢・平人绝谷》说："血脉和利，精神乃居。"这说明人体的精神活动必须得到血液的营养，只有物质基础的充盛，才能产生充沛而舒畅的精神活动。

若人体血气充盛，则精神充沛，神志清楚，感觉灵敏，思维敏捷。反之，在诸多因素影响下，出现血液亏耗，血行异常时，都可能出现不同程度的精神情志方面的病症。如：心血虚、肝血虚，往往会有惊悸、失眠、多梦等；失血过多者甚至可以出现烦躁、恍惚、癫狂、昏迷等神志异常。

第四节 津 液

中医学的津液学说，是研究人体内津液的概念、生成、输布、排泄及其与脏腑、精、气、血相互关系的理论。

一、津液的概念

津液是人体一切正常水液的总称，包括各个脏腑组织的内在体液及其正常的分泌物，包括体液、分泌液和代谢废液。如胃液、肠液、泪液、唾液、汗液等。

津和液在性状、分布和功能上有所不同：质地较清稀，流动性较大，布散于体表皮肤、肌肉和孔窍，并能渗入血脉，起滋润作用的，称为津；质地较浓稠，流动性较小，灌注于骨节、脏腑、脑、髓等，起濡养作用的，称为液。《灵枢·决气》说："腠理发泄，汗出溱溱，是谓津。"又说："谷入气满，淖泽注于骨，骨属屈伸，泄泽补益脑髓，皮肤润泽，是谓液。"

津和液，同源于水谷，赖脾胃化生，可以互相转化，故津和液常同时并称，但在发生"伤津"和"脱液"的病理变化时，在辨证论治中，又须加以区分。

二、津液的代谢

津液的代谢包括津液的生成、输布和排泄，是一个复杂的生理过程，涉及多个脏腑的一系列生理功能。《素问·经脉别论》说："饮入于胃，游溢精气，上输于脾，脾气散精，上归于肺，通调水道，下输膀胱，水精四布，五经并行。"这是对津液的生成和输布、排泄过程的简明概括。

（一）津液的生成

津液来源于饮食水谷，通过脾胃的运化及有关脏腑的生理功能而生成。

胃主受纳腐熟，"游溢精气"而吸收饮食水谷的部分精微和水液。小肠泌别清浊，将水谷精微和水液大量吸收后并将食物残渣下送大肠。大肠主津，在传导过程中吸收食物残渣中的水液，促使糟粕成形为粪便。胃、小肠、大肠所吸收的水谷精微及水液，均上输于脾，通过脾气的转输作用布散到全身。这就是"饮入于胃，游溢精气，上输于脾，脾气散精"的津液生成过程。可见，津液的生成主要与脾、胃、小肠、大肠等脏腑的生理活动有关。若脾气的运化及胃肠的吸收作用减退或失调，都会影响津液的生成，导致津液不足的病变。

（二）津液的输布

津液的输布是由脾、肺、肾、肝和三焦等脏腑生理功能的综合作用完成的。

脾气散精：脾主运化水谷精微，通过其转输作用，一方面将津液上输于肺，由肺的宣发和肃降，使津液输布全身而灌溉脏腑、形体和诸窍，另一方面，又可直接将津液向四周布散至全身，即脾有"灌溉四旁"之功能，所谓"脾主为胃行其津液"（《素问·厥论》）的作用。

肺主行水：肺主行水，通调水道，为水之上源。肺接受从脾转输而来的津液之后，一方面通过宣发作用将津液输布至人体上部和体表，另一方面，通过肃降作用，将津液输布至肾和膀胱以及人体下部形体。

肾主津液："肾者水脏，主津液。"（《素问·逆调论》）肾对津液的输布起着主宰作用，主要表现在两个方面：一，肾中阳气的蒸腾气化作用，是胃"游溢精气"、脾的散精、肺的通调水道，以及小肠的泌别清浊等作用的动力，推动着津液的输布；二，由肺下输至肾的津液，在肾的气化作用下，清者蒸腾，经三焦上输于肺而布散于全身，浊者化为尿液注入膀胱。

肝主疏泄：肝主疏泄，使气机调畅，三焦气治，气行则津行，促进了津液的输布环流。

三焦决渎：三焦为"决渎之官"，气为水母，气能化水布津，三焦对水液有通调决渎之功，是津液在体内流注输布的通道。

津液的输布虽与五脏皆有密切关系，但主要是由脾、肺、肾和三焦来完成的。脾将从胃肠而来的津液上输于肺，肺通过宣发肃降功能，经三焦通道，使津液外达皮毛，内灌脏腑，输布全身。

（三）津液的排泄

津液的排泄主要通过排出尿液和汗液来完成。除此之外，呼气和粪便也将带走一些水液。与津液的排泄相关的脏腑主要有肾、肺、脾，由于尿液是津液排泄的最主要途径，因此肾的生理机能在津液排泄中的地位最为重要。

尿液的排泄：肾气的蒸化与升腾，将脏腑代谢产生的下输到膀胱的浊液分为清浊两个部分：清者重新吸收布散至全身，浊者则成为尿液。所以尿液的产生依赖于肾气的蒸化作用，尿液贮存于膀胱，通过肾气的推动与调控的协调，得以正常排泄。若肾气的蒸化和升腾失常，则可引起尿少、尿闭、水肿等津液排泄障碍的病变。

汗液的排泄：肺气宣发，将津液外输于体表皮毛，津液在气的激发作用下，化为汗液由汗孔排出体外。汗液的排出是津液排泄的另一重要途径。中医学把汗孔称作"气门"，说明了肺气宣发运动在津液排泄中的重要作用。

粪便的排泄：大肠排出粪便时，也随糟粕带走一些残余的水分，但正常情况下粪便中所含水液的量很少。若脾胃运化及肠道吸收失常，水谷中的精微与糟粕俱下，则粪便稀薄，不但不能吸收饮食水谷之精华，甚至连胃肠中的水液也随之丢失，引起体内津液的损耗，发生伤津或脱液的病变。

肺在呼气时也会带走一些水液，也是津液排泄的一个途径。若肺气虚衰或宣发失司，则会出现汗液排泄的异常。

综上所述，津液代谢的生理过程，需要多个脏腑的综合调节，其中尤以肺、脾、肾三脏为要，故曰："盖水为至阴，故其本在肾；水化于气，故其标在肺；水惟畏土，故其制在脾。"（《景岳全书·肿胀》）若三脏功能失调，则可影响津液的生成、输布和排泄等过程，破坏津液代谢的平衡，从而导致津液生成不足，或环流障碍，水液停滞，或津液大量丢失等病理改变。其中，尤以肾的功能最为关键。故曰"肾者水脏，主津液"（《素问·逆调论》）。津液生成不足或大量丢失而伤津化燥，甚则阴液亏虚，乃至脱液亡阴，其治宜滋液生津、滋补阴液、敛液救阴。津液停聚则为湿、为饮、为水、为痰，其治当以发汗、化湿、利湿（尿）、逐水、祛痰为法。

三、津液的功能

津液的生理功能主要有滋润濡养和充养血脉两个方面。

（一）滋润濡养

津的性状较清稀，以滋润作用为主，布散于体表能滋润皮毛肌肉，输注于孔窍能滋润鼻、目、口、耳等官窍；液的性状较为稠厚，以濡养作用为主，灌注濡养脏腑，充养骨髓、脊髓、脑髓，流注骨节，使关节滑利，屈伸自如。如若津液不足，可致皮毛、肌肉、孔窍、关节、脏腑失去滋润而出现一系列干燥的病变，骨髓、脊髓、脑髓失去濡养而生理活动受到影响，脏腑的生理功能也可能因失去濡润而遭到破坏。

（二）充养血脉

津液渗入血脉，化生血液，并起着濡养和滑利血脉的作用。《灵枢·痈疽》说："中焦出气如露，上注溪谷，而渗孙脉，津液和调，变化而赤为血。"津液和血液都来源于水谷精气，同出一源，两者相互滋生，相互转化，相互影响。故有"津血同源"之说。

第五节　精、气、血、津液之间的关系

精、气、血、津液等均是构成人体和维持人体生命活动的基本物质，均赖脾胃化生的水谷精微不断地补充，在脏腑组织的功能活动和神的主宰下，它们之间又相互渗透、相互促进、相互转化。在生理功能上，它们又存在着相互依存、相互制约和相互为用的密切关系。

一、气与血的关系

气与血是人体内的两大类基本物质，在人体生命活动中占有很重要的地位，如《素问·调经论》说："人之所有者，血与气耳。"气与血相对而言：气主动，属阳，有推动等作用；血主静，属阴，有濡养等作用。故《难经·二十二难》说："气主呴之，血主濡之。"气与血之间的关系，概括为气为血之帅，血为气之母。

（一）气为血之帅

气为血之帅，包含三方面的意义：气能生血，气能行血，气能摄血。

（1）气能生血：气的运动变化是血液生成的动力。从摄入的饮食物转化成水谷精微，从水谷精微转化成营气和津液，从营气和津液转化成赤色的血，其中每一个转化过程都离不开气的运动变化，而气的运动变化又是通过脏腑的功能活动表现出来的。气的运动变化能力旺盛，则脏腑的功能活动旺盛，化生血液的功能亦强；气的运动变化能力减弱，则脏腑功能活动衰退，化生血液的功能亦弱。气旺则血充，气虚则血少。故在临床治疗血虚疾病时，常配合补气药，可取得较好疗效，即是依据气能生血的理论。

(2)气能行血:气的推动作用是血液循行的动力。气一方面可以直接推动血行,如宗气,另一方面又可促进脏腑的功能活动,通过脏腑的功能活动推动血液运行。“运血者即是气”(《血证论·阴阳水火气血论》),“气行乃血流”(《素问·五脏生成论》王冰注)。气生成于血中而固护于血外,气为血之帅,血在脉中流行,实赖于气之率领和推动。故气之正常运动,对保证血液的运行有着重要意义。总之,气行则血行,气止则血止,气有一息之不运,则血有一息之不行;所以临床上治疗血行失常,常以调气为上,调血次之。如气虚不能行血则面色皖白,补气行血则面色润泽;气滞则血瘀,妇女月经闭止,行气活血则经通。

(3)气能摄血:气能控制血液在脉中正常循行而不溢出脉外。气的摄血作用主要体现在脾气统血的生理功能之中。脾气充足,发挥统摄作用,控制血液在脉中正常运行,使血液发挥其濡养功能。若脾气虚弱,失去统摄,血溢出脉外,则出现各种出血病变,临床上称为“气不摄血”或“脾不统血”。因而治疗这些出血病变时,必须用健脾补气方法,益气以摄血。临床上发生大出血的危重证候时,用大剂量补气药物以摄血,也是这一理论的应用。

(二)血为气之母

血为气之母,包含血能养气和血能载气两个方面。

(1)血能养气:血液对气的濡养作用。在人体各脏腑组织中,血不断地为气的生成和功能活动提供营养,故血足则气旺。人体脏腑,一旦失去血的供养,即可出现气虚衰少或气的功能丧失的病变。血虚的病人往往兼有气虚的表现,其道理即在于此。

(2)血能载气:血液是气的载体。气存于血中,依附于血液而不致散失,赖血之运载而布于周身。如《医论三十篇》说:“气阳而血阴,血不独生,赖气以生之;气无所附,赖血以附之。”否则,血不载气,则气将飘浮不定,无所归附。故气不得血,则散而无所附。所以在临床上,每见大出血之时,气亦随之耗散,形成气随血脱之候。

二、气与津液的关系

气属阳,津液属阴,这是气和津液在属性上的区别,但两者均源于脾胃所运化的水谷精微,在其生成和输布过程中有着密切的关系。在病理上病气即病水,病水即病气。所以在治疗上,治气即是治水,治水即是治气。

(一)气对津液的作用

气对津液的作用表现为气能生津、行津、摄津三个方面。

(1)气能生津:气是津液生成与输布的物质基础和动力。津液源于水谷精气,而水谷精气赖脾胃之腐熟运化而生成。气推动和激发脾胃的功能活动,使中焦之气机旺盛,运化正常,则津液充足。

(2)气能行津:气的运动变化是津液输布、排泄的动力。津液的输布、排泄等代谢离不开气的推动和调控作用的协调,以及脏气有序的升降运动。津液由脾胃化生之后,经过脾、肺、肾及三焦之气的升降运动,输布到全身各处,以发挥其滋润等生理作用。通过代谢所产生的浊液和人体多余的水分,都转化为汗、尿或水汽排出体外。津液在体内输布、转化及排泄的一系列过程都是通过脏气的有序运动来完成的。

(3)气能摄津:气的固摄作用控制着津液的排泄。体内的津液在气的固摄作用控制下维持着一定的量。若气的固摄作用减弱,则体内津液任意经汗、尿等途径外流,出现多汗、漏汗、多尿、遗尿的病理现象,临床治疗时应注意补气固津。

(二)津液对气的作用

(1)津能化气:津液在输布过程中,受到各脏腑阳气的蒸腾温化,可以化生为气,以敷布于脏腑、组织、形体、官窍,促进正常的生理活动。因此,津液亏耗不足,也会引起气的衰少。

(2)津能载气:津液是气的载体之一。在血脉之外,气的运行依附于津液。津液丢失,必定导致气的损耗。如暑热病证,不仅伤津耗液,而且气亦随汗液外泄,可见少气懒言、体倦乏力等“气随津泄”症状。大汗、剧烈吐泻等津液大量丢失时,气亦随之大量外脱,可见精神萎靡、肌肤湿冷、四肢厥逆、脉微欲绝等“气随液脱”症状。故清代尤在泾《金匮要略心典·痰饮》说:“吐下之余,定无完气。”因此,临床使用发汗、涌吐和泻下治法时，必须适当，中病即止，勿使过用而生变证。

三、精、血、津液之间的关系

精、血、津液同为液态物质，皆由饮食水谷化生，均具有濡养、化气和化神等作用，因此，精、血、津液之间存在着相互滋生和相互转化的关系。

（一）精血同源

精能化血，血能生精，精与血之间具有相互滋生和相互转化的关系，称为“精血同源”。

（1）精可化血：精是化生血液的基本物质之一。脾运化吸收的水谷之精，其中的精专部分化为营气，清稀部分化为津液，营气与津液入脉化血；肾精在肝肾之气的推动作用下，入肝而化为血。先、后天之精充足，脏腑之精充盛，则全身血液充盈。由于肾为藏精之脏，故肾精化血的意义更为重要。肾精化血，荣养头发，故称发为肾之外华，又为血之余。因此，肾精亏耗则出现血虚病证表现，同时也有头发枯槁脱落之候。

（2）血以养精：血液以水谷精微为主要生成来源，肾精赖水谷之精不断充养。血液充养脏腑可化生脏腑之精，以不断补充和滋养肾之所藏，使肾精充实。故血液充盈则精足，血液虚少则精亏。肾藏精，肝藏血，精能生血，血可化精，这种精血之间相互滋生、相互转化的关系既可称为“精血同源”，也可称为“肝肾同源”。

（二）津血同源

血和津液都由饮食水谷精微所化生，同具滋润濡养作用，二者之间可以相互资生，相互转化，这种关系称为“津血同源”。

（1）津能生血：津液是血液的重要组成部分，脉外之津液进入脉中则化而为血。若大汗、剧烈吐泻，或严重烧伤，脉外津液不足，则血中之津液渗出于脉外，以补充脉外津液，从而导致血脉空虚、津枯血燥等病变。因此，对于大汗、剧烈吐泻等津液耗伤者，应慎用破血逐瘀之峻剂，或放血疗法，以防进一步耗伤血液。

（2）血可化津：血液由营气和津液构成。血行脉中，血中之津液可渗出脉外而为脉外津液。若失血过多，脉中血少，脉外津液进入脉中以维持血量，可引起脉外津液不足，故失血病人，除表现面白、舌淡等血虚症状外，多见口渴、尿少等津液亏虚的症状。因此，对于失血者应慎用发汗等方法治疗，以防进一步耗伤津液。

重点小结

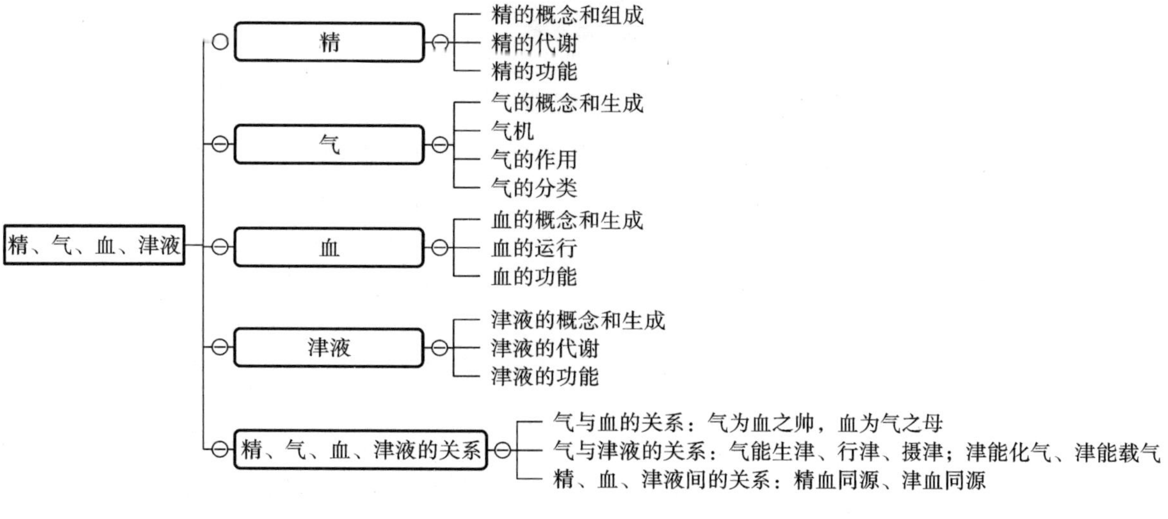

目标测试

一、单项选择题

1. 推动人体生长发育及脏腑机能活动的是(　　)。

A. 卫气　　B. 营气　　C. 肺气　　D. 元气　　E. 宗气

2. 具有营养全身和化生血液作用的气是(　　)。

A. 元气　　B. 卫气　　C. 营气　　D. 宗气　　E. 真气

3. 不属于气的作用的是(　　)。

A. 推动　　B. 气化　　C. 滋润　　D. 固摄　　E. 防御

4. 生气之根是(　　)。

A. 肾　　B. 肺　　C. 脾　　D. 肝　　E. 心

5. 中医治疗血虚，常常配伍补气药，依据是(　　)。

A. 血能生气　　B. 气能行血　　C. 气能生血　　D. 气能摄血　　E. 血能载气

6. 病人，女，49 岁，久病痨热，口干鼻燥，皮肤干燥，少苔，脉细数，属于(　　)。

A. 津亏血瘀　　B. 津枯血燥　　C. 血瘀水停　　D. 气随液脱　　E. 气血两虚

7. 中医补气的基础方是(　　)。

A. 四君子汤　　B. 四物汤　　C. 八珍汤　　D. 麻杏甘石汤　　E. 半夏秫米汤

二、简答题

1. 简述气的功能。

2. 请解释“气为血之帅，血为气之母”。

三、病案分析

病人，女，37 岁。平素易感冒，近半年来汗出较多，恶风，面色少华，体倦乏力，声低气怯，舌淡，苔薄白，脉弱。试分析该病人属于何种病证。

(郑丽)

扫码看答案

第五章

经络腧穴

学习目标

扫码看 PPT

1. 掌握经络的概念；十二经脉的名称、走向交接规律、在体表的分布规律和表里关系及流注次序。

2. 熟悉经络系统的组成；奇经八脉的生理功能、分布规律和循行部位。

3. 了解经络学说的生理功能和应用。

案例导入

头痛是一种常见临床疾病，给生活、工作造成了不便，也给病人带来极大的痛苦。清末陆以湉《冷庐医话》指出："头痛属太阳者，自脑后上至巅顶，其痛连项；属阳明者，上连目珠，痛在额前；属少阳者，上至两角，痛在头角。以太阳经行身之后，阳明经行身之前，少阳经行身之侧。厥阴之脉会于巅顶，故头痛在巅顶。"

讨论：

1. 古人诊断头痛的依据是什么呢？

2. 结合经络学说理论，分析头部与哪些经脉关系密切。

第一节　经络系统的概述

经络，有文字记载的时间可以追溯到两千年前的先秦时期（中医经典著作《黄帝内经》时期），此时的经络学已经形成系统。

一、经络的基本概念

经络概念的产生，是古人根据"观物取象，以象会意"的认识方法，第一个方面，直观看到血液流行于脉中，体表也有可以触及的筋、肉等条索状物，以及解剖可以看见与脏腑、形体、官窍相连接的系带状物等；第二个方面，运用"天人合一"的整体观念，采用类比的思维方法，将人体结构与自然界相关事物相比类，如自然界有十二经水（河流），人有十二经脉，自然界有湖泽，人有奇经八脉等。在此基础上，将临床实践中通过针刺对人体经络感应传导现象的观察和导引、气功等自身体验而得出的认识，通过分析、总结和归纳，逐步形成了经络的概念。

经络是经脉和络脉的总称，是运行全身气血、联系脏腑体窍、传导感应信息、调节生理机能的通道。《灵枢·本脏》曰："经脉者，所以行血气而营阴阳，濡筋骨，利关节者也。"《灵枢·海论》说："夫十二经脉者，内属于腑藏（脏），外络于肢节。"《医学入门·经穴起止》说："经者，径也，径直者为经；经之支脉旁出者为络。"

经：路径，是经络系统中直行的主干，经脉行于分肉之间，多深不可见。如《医学入门》谓："脉之直者为经。"

络：网络，是经脉分支，错综联络，遍布全身，在体表可见。如《灵枢·脉度》曰："支而横者为络。"

侧行的分支,络脉多浮而常见,行于体表较浅部位。

经脉较粗大,络脉较细小。经脉多以纵行为主,循行于较深的部位,有一定的循行路径;络脉纵横交错,网络全身,深浅部位皆有分布,浮络循行于较浅的部位。

经络学说:阐述人体经络系统的循行分布、生理功能、病理变化及其与脏腑相互关系的理论体系,是中医理论的重要组成部分,对中医临床各科尤其是针灸临床实践具有重要的指导作用。

二、经络系统的组成

经络系统由经脉、络脉及其连属部分组成(图 5-1)。

- 经络系统
  - 经脉
    - 十二经脉(正经)——气血运行的主要通道;与脏腑有直接的络属关系
      - 手三阴经:手太阴肺经、手厥阴心包经、手少阴心经
      - 手三阳经:手阳明大肠经、手少阳三焦经、手太阳小肠经
      - 足三阴经:足太阴脾经、足厥阴肝经、足少阴肾经
      - 足三阳经:足阳明胃经、足少阳胆经、足太阳膀胱经
    - 奇经八脉——十二经脉以外的重要经脉，包括督脉、任脉、冲脉、带脉、阴维脉、阳维脉、阴跷脉、阳跷脉，有统率、联络和调节十二经脉的作用
    - 十二经别——从十二经脉别出的经脉，有加强十二经脉中相为表里的两经之间联系的作用
  - 络脉
    - 别络——十二经脉及任、督脉各分出一支别络，加脾之大络，共十五支，有加强十二经脉表里两经在体表的联系和渗灌气血的作用
    - 浮络——浮现于体表的络脉
    - 孙络——最细小的络脉
  - 连属部分
    - 外连
      - 十二经筋：十二经脉之气结、聚、散、络于筋肉、关节的体系，有联络四肢百骸，主司关节运动的作用
      - 十二皮部：十二经脉的功能活动反映于体表的部位
    - 内属——五脏六腑：十二经脉所属络者

图 5-1 经络系统

(一)经脉

经脉系统包括正经和奇经两大类。正经有十二条,故又称为“十二正经”或“十二经脉”,包括手足三阴经和手足三阳经。十二经脉有一定的起止、一定的循行部位和交接顺序,在肢体的分布和走向上有一定的规律,直接络属脏腑,是人体运行气血的主要通道。

奇经有八条,称为“奇经八脉”,具有统率、调节和联络十二经脉的作用。

经别是从十二经脉别出的分支,起于四肢,循行于人体脏腑深部,上出颈项浅部;具有加强十二经脉中互为表里的两经之间的联系,并通达某些正经未循行到的形体部位和器官,以补正经之不足的作用。

(二)络脉

络脉是经脉的小分支,包括别络、浮络、孙络。别络是较大的和主要的络脉,共有十五条,即十二经脉与督、任脉各分出一支别络,加上脾之大络,称为“十五别络”。浮络是循行于人体浅表部位而常浮现的络脉。孙络是最细小的络脉。浮络和孙络遍布全身,不计其数。

(三)连属部分

附属于十二经脉的还有十二经筋、十二皮部。十二经筋是十二经脉的连属部分,是十二经脉之气结、聚、散、络于筋肉、关节的体系,具有联络四肢百骸,主司关节屈伸运动的作用。十二皮部是把全身皮肤划分为十二个部分,分属于十二经脉,是十二经脉能活动反映于体表的部位。

第二节 十二经脉

十二经脉，为十二脏腑所属络的经脉，是经络系统的核心部分，故又称为“正经”。

一、十二经脉的名称

十二经脉的名称由手足、阴阳、脏腑三部分组成。命名原则如下：

起于或止于手的经脉，称“手经”；起于或止于足的经脉，称“足经”。手经行于上肢，足经行于下肢。内为阴，外为阳，分布循行于四肢内侧的经脉，称“阴经”；分布循行于四肢外侧的经脉，称“阳经”。手足各有三阴经：太阴经、少阴经、厥阴经。手足各有三阳经：阳明经、太阳经、少阳经。脏属阴，腑属阳，六阴经属于脏，并冠以所属脏之名，如内属于肺则称“肺经”；六阳经属于腑，并冠以所属腑之名，如内属于胃则称“胃经”（表 5-1）。

表 5-1 十二经脉名称分类表

阴经（属脏）		阳经（属腑）	分布部位（阴经行内侧，阳经行外侧）	
手	太阴肺经	阳明大肠经	上肢	前缘
	厥阴心包经	少阳三焦经		中线
	少阴心经	太阳小肠经		后缘
足	太阴脾经	阳明胃经	下肢	前缘
	厥阴肝经	少阳胆经		中线
	少阴肾经	太阳膀胱经		后缘

注：足厥阴肝经与足太阴脾经在内踝上八寸处有交叉。在小腿下半部和足背部，肝经在前缘，脾经在中线；在内踝尖上八寸处交叉后，脾经在前缘，肝经在中线。

二、十二经脉的走向、交接规律

（一）走向规律

十二经脉走向的规律：手三阳，从手走头；足三阳，从头走足。手三阴经起于胸中，循上肢内侧走向手指端；手三阳经起于手指端，循上肢外侧，走向头面部。足三阳经起于头面部，下行经躯干循下肢外侧，走向足趾端；足三阴经起于足趾端，经下肢内侧走向股部、胸部。《灵枢·逆顺肥瘦》曰：“手之三阴，从脏走手；手之三阳，从手走头；足之三阳，从头走足；足之三阴，从足走腹胸。”

（二）交接规律

1. 相表里的阴经与阳经在四肢末端交接

手太阴肺经和手阳明大肠经在食指端交接，手少阴心经和手太阳小肠经在小指端交接，手厥阴心包经和手少阳三焦经在无名指端交接；足阳明胃经和足太阴脾经在足大趾交接，足太阳膀胱经和足少阴肾经在足小趾交接，足少阳胆经和足厥阴肝经在足大趾爪甲后交接。

2. 同名的手足阳经在头面部交接

手阳明大肠经与足阳明胃经在鼻翼旁交接，手太阳小肠经与足太阳膀胱经在目内眦交接，手少阳三焦经与足少阳胆经在目外眦交接。

3. 足、手阴经在胸中交接

足太阴脾经与手少阴心经在心中交接，足少阴肾经与手厥阴心包经在胸中交接，足厥阴肝经与手太阴肺经在肺中交接(图 5-2)。

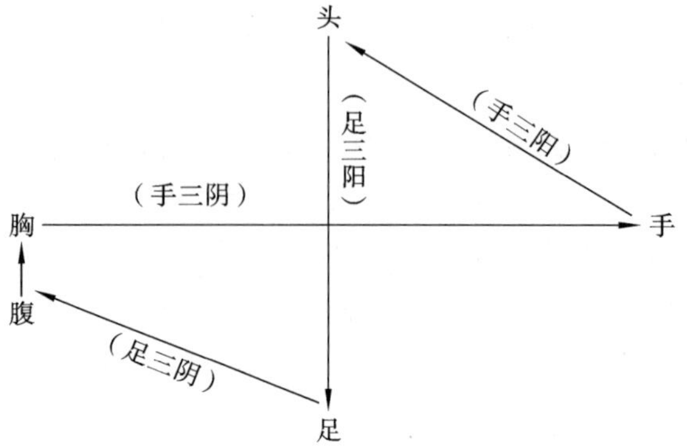

图 5-2　十二经脉走向交接规律图

三、十二经脉的分布规律

(一)头面部的分布

手三阳经止于头，足三阳经起于头。手足六条阳经交会于头面部，故称头为“诸阳之会”(《类经·藏象类》)。诸阳经分布特点可概括如下：阳明在前，少阳在侧，太阳在后。阳明经行于面部、额部；少阳经行于头两侧部；太阳经行于面颊、头顶和头后部。诸阴经不起止于头面部，但部分阴经或其分支可上达头面部，手少阴心经的分支、足厥阴肝经上达目系，足厥阴肝经与督脉会于头顶部，足少阴肾经的分支上抵舌根，足太阴脾经连舌本、散舌下等。

(二)躯干部的分布

手三阴经均从胸部行至腋下；手三阳经行于肩和肩胛部。足三阳经自上而下走行，其中阳明经行于前(胸腹面)，太阳经行于后(背腰面)，少阳经行于躯体两侧。足三阴经自下而上均行于腹胸面。十二经脉在腹胸部的分布规律，自内向外依次为足少阴肾经、足阳明胃经、足太阴脾经和足厥阴肝经。

(三)四肢部的分布

手经行于上肢，足经行于下肢；阴经行于内侧面，阳经行于外侧面。按正立姿势，两臂自然下垂、拇指向前的体位描述，四肢部的分布规律如下：手足阴经为太阴在前缘、厥阴在中线、少阴在后缘；手足阳经为阳明在前缘、少阳在中线、太阳在后缘。但足厥阴肝经有例外，即内踝尖上八寸以下为厥阴行于前，太阴行于中，少阴仍在后。

四、十二经脉的表里关系和流注次序

十二经脉的阳经与阴经之间，通过经脉与脏腑的属络关系，以及经别和别络的相互沟通作用，组成六对“表里相合”关系。如《素问·血气形志》说：“手太阳与少阴为表里，少阳与厥阴为表里，阳明与太阴为表里，是为手之阴阳也。”“足太阳与少阴为表里，少阳与厥阴为表里，阳明与太阴为表里，是为足阴阳也”。相互表里的两条经脉，在四肢末端交接，分别循行于四肢内、外侧面相对应的位置；分别属络于互为表里的脏与腑；还有经别和别络的表里沟通，形成了脏腑经脉表里相合关系，在生理功能上相互配合，在病变上亦相互影响。

十二经脉是气血运行的主要通道。十二经脉之间首尾衔接，气血由中焦水谷精微化生后，上注于肺，自手太阴肺经开始，逐经依次流注，最后注入足厥阴肝经，再流注复达于手太阴肺经，形成了“阴阳相贯，如环无端”的十二经脉气血流注系统(图 5-3)。

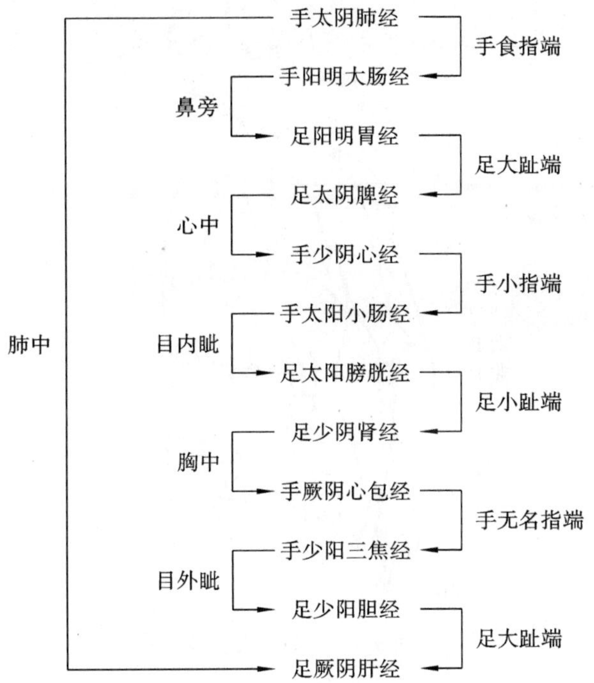

图 5-3 十二经脉气血流注次序

五、十二经脉的循行部位

(一)手太阴肺经

起于中焦胃部,向下联络于大肠,回绕过来沿着胃上口贲门,穿过膈肌,进入胸腔,属于肺脏。从肺系横出腋下的体表部。此处有中府、云门穴,向上外形成弧形曲线,下循上臂屈侧,走手少阴(屈侧尺侧缘)、手厥阴之前,亦即上臂屈侧桡侧缘,经天府、侠白穴,下行肘中桡侧缘的尺泽穴,沿前臂屈侧桡骨边缘(孔最穴),然后进入寸口(桡骨远端桡动脉搏动处),过经渠、太渊穴,上向大鱼际部,沿鱼际穴,出大指末端(少商穴)。

分支:从腕后列缺穴分出,前行至食指桡侧尖端(商阳穴)(图 5-4)。

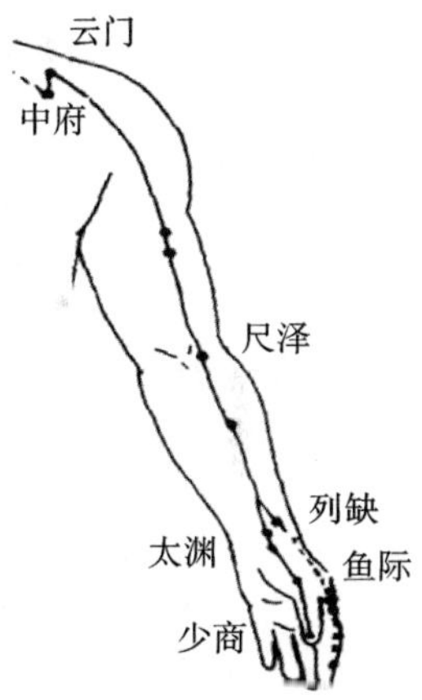

图 5-4 手太阴肺经

(二)手阳明大肠经

起于食指桡侧尖端(商阳穴),沿食指桡侧上行,经过合谷穴,并入两筋之间,沿上肢外侧前缘,上行至肩前,经肩髃穴(肩端部),过肩后,至项后督脉的大椎穴,前行内入足阳明经的缺盆穴(锁骨上窝),络于肺,下行通过横膈,属于大肠。

分支:从缺盆上行,经颈旁(天鼎、扶突穴)至面颊,入下齿龈中,复返出来挟口角,通过足阳明胃经地仓穴,绕至上唇鼻中央督脉的水沟穴(人中),左脉右行,右脉左行,分别至鼻孔两旁(迎香穴),与足阳明胃经相接(图 5-5)。

(三)足阳明胃经

起于鼻旁,上行鼻根部,入目内眦会足太阳膀胱经,向下沿鼻外,入上齿龈,复出挟口,左右相交于颏唇沟,沿下颌出大迎穴,上行耳前,经颧弓,沿发际,到额前。

分支:从大迎前下行到人迎穴,沿喉咙至大椎,折向前行,入缺盆,向下通过横膈,属胃络脾。

直行者:从缺盆沿乳中线下行,挟脐两旁,至鼠蹊部的气冲穴。

分支:从胃下口沿腹腔,下至气街穴,与直行者会合。再沿下肢外侧前缘,经膝膑,至足背,入足二

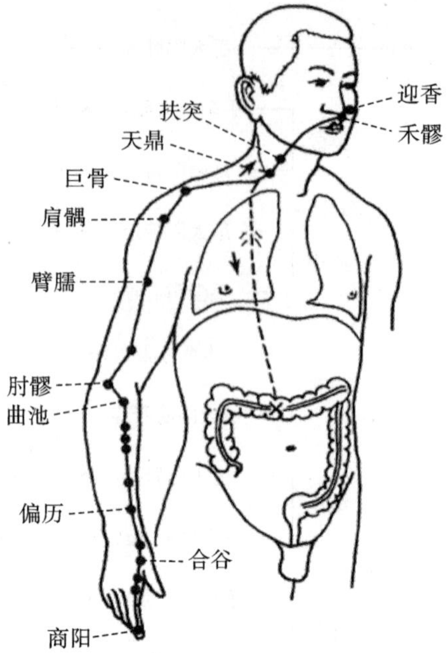

图 5-5　手阳明大肠经

趾外侧端。

分支:从膝下三寸处分出,下入中趾外端。

分支:从足背分出,前行入足大趾内侧端,交足太阴脾经(图 5-6)。

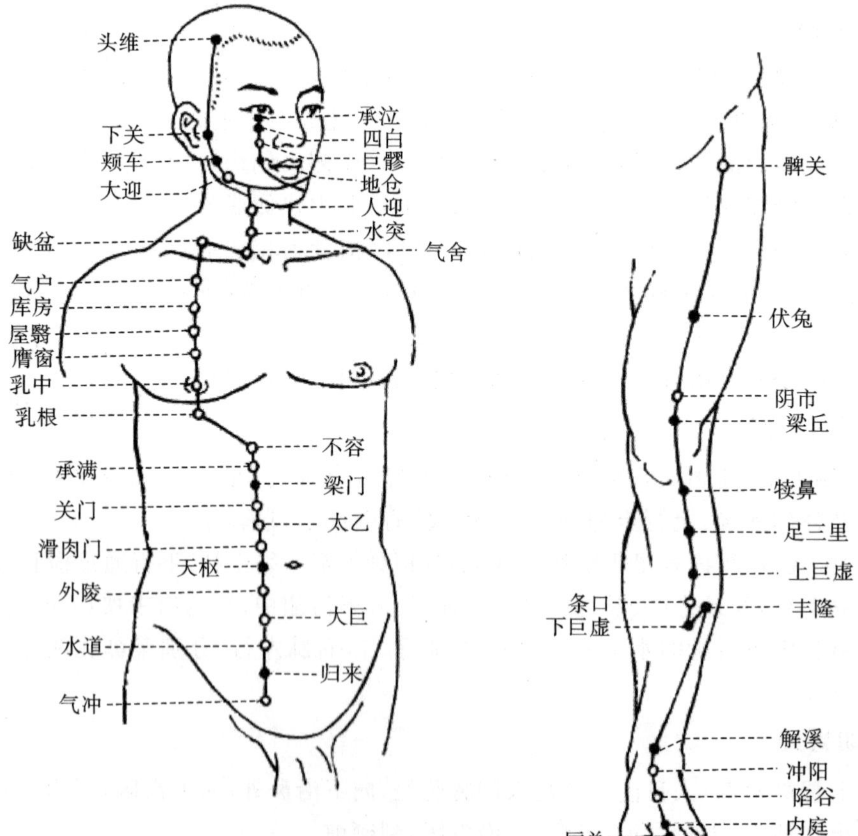

图 5-6　足阳明胃经

(四)足太阴脾经

起于足大趾内侧端(隐白穴),沿足内侧赤白肉际上行,经内踝前面(商丘穴),上小腿内侧,沿胫骨后缘上行,至内踝上八寸处(漏谷穴)走出足厥阴肝经前面,经膝股内侧前缘至冲门穴,进入腹部,属脾络胃,向上通过横膈,夹食管旁,连于舌根,散于舌下。

分支:从胃部分出,向上通过横膈,于任脉的膻中穴处注入心中,与手少阴心经相接(图 5-7)。

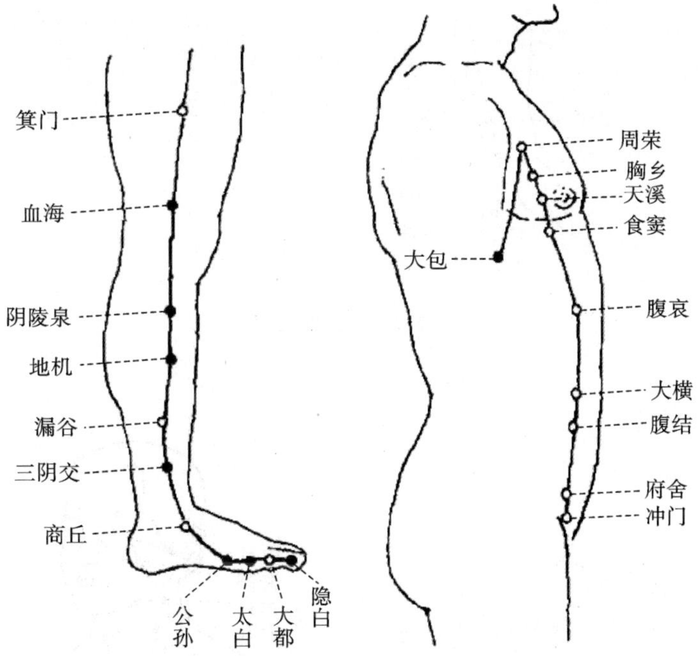

图 5-7 足太阴脾经

(五)手少阴心经

起于心中,出来属于"心系",向下通过横膈,络小肠。

分支:从心系上行,挟咽喉,经颈、颜面深部联系于"目系"。直行者,复从心系,上行于肺部,再向下出于腋窝下(极泉穴),沿上臂内侧后缘,行于手太阴、手厥阴经之后,下向肘内(少海穴),沿前臂内侧后缘至腕部尺侧,进入掌内后缘(少府穴),沿小指的桡侧出于末端(少冲穴),交于手太阳小肠经(图 5-8)。

(六)手太阳小肠经

起于小指尺侧端,沿手掌尺侧,直上经腕部外侧,沿前臂外侧后缘上行,经尺骨鹰嘴与肱骨内上髁之间,沿上臂外侧后缘,出于肩关节后面,绕行于肩胛冈上窝以后,交会于督脉之大椎穴,从大椎向前经缺盆,进入胸部,络于心;再沿食管通过横膈,到达胃部,下行,属小肠。

分支:从缺盆沿颈部向上至面颊部(颧髎穴)。上至目外眦,折入耳中(听宫穴)。颊部分支:从面颊部,斜向目眶下缘,直达鼻根进入目内眦(睛明穴),与足太阳膀胱经相接(图 5-9)。

(七)足太阳膀胱经

起于目内眦,经额部,至巅顶。

分支:从巅顶至耳上角。

直行者:从巅顶下行入络脑,回出,下行到项部,会于大椎穴,再分左右沿肩胛内侧,夹脊旁(一寸五分),下行至腰部,入腹腔,络肾属膀胱。

分支:从腰中分出挟脊,穿过臀部,经大腿后外侧,入腘窝。

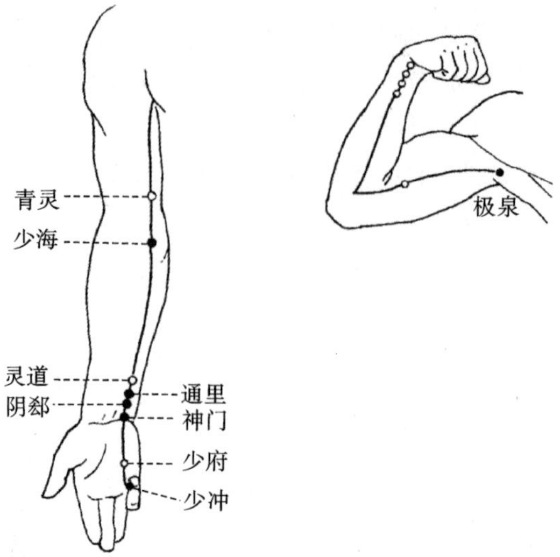

图 5-8　手少阴心经

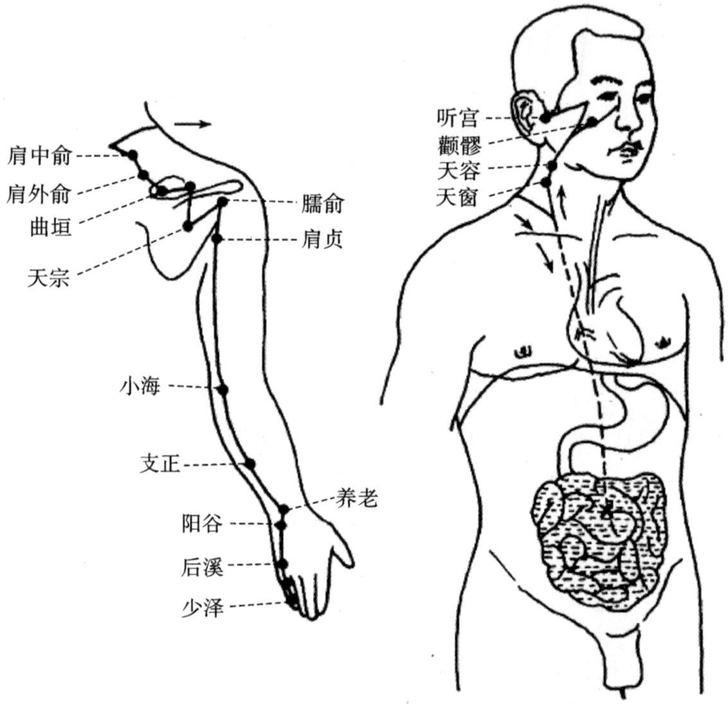

图 5-9　手太阳小肠经

分支：从项部分出，沿肩胛内侧下行，经肩胛，挟脊（旁开三寸）下行，过臀部，直至髀枢，经过环跳穴，沿大腿外侧后缘下行，与前一支脉会于腘窝。向下通过腓肠肌，经外踝后面（昆仑穴），在足跟部折向前，经足背外侧至足小趾外侧端（至阴穴），与足少阴肾经相接（图 5-10）。

（八）足少阴肾经

起于足小趾端，斜向于足心（涌泉穴），出于舟骨粗隆下（然谷穴），经内踝后进入足跟，再向上沿小腿内侧后缘上行，出腘窝内侧，直至大腿内侧后缘，入脊内，穿过脊柱，属肾络膀胱。

直行者：从肾上行，通过肝脏，上经横膈，进入肺中，沿喉咙，上至舌根两侧。

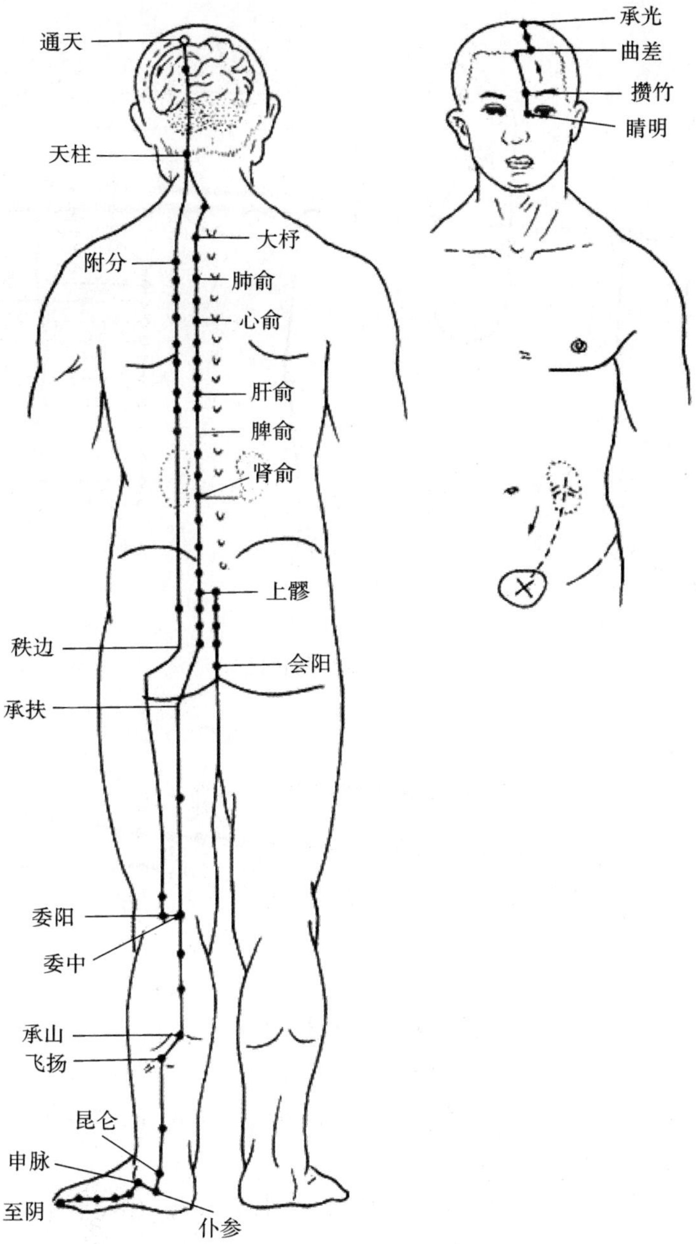

图 5-10 足太阳膀胱经

分支:从左右股内侧后缘大腿根部分出,向前夹阴部两侧,至下腹部,沿腹部中线两侧(距正中线0.5 寸)上行,夹脐,抵胸部前,直到锁骨下(俞府穴)。

肺部的分支:从肺中分出,络于心,流注于胸中(膻中穴),与手厥阴心包经相接(图 5-11)。

(九)手厥阴心包经

起于胸中,出属心包络,向下穿过膈肌,依次络于上、中、下三焦。

分支:从胸中分出,沿胸浅出胁部,在腋下三寸处向上至腋窝下,沿上肢内侧中线入肘,过腕部,入掌中(劳宫穴:在第二和第三掌骨之间,握拳时正当中指下),沿中指桡侧,出中指桡侧端。从掌中分出,沿无名指出尺侧端(关冲穴),交于手少阳三焦经(图 5-12)。

(十)手少阳三焦经

起于无名指尺侧端(关冲穴),向上沿无名指尺侧缘,通过手背,上行于上肢外尺骨和桡骨之间,直上穿过肘部,沿上臂外侧,上行至肩部,交出足少阳经的后面,向前入缺盆,散络心包,通过横膈依次属

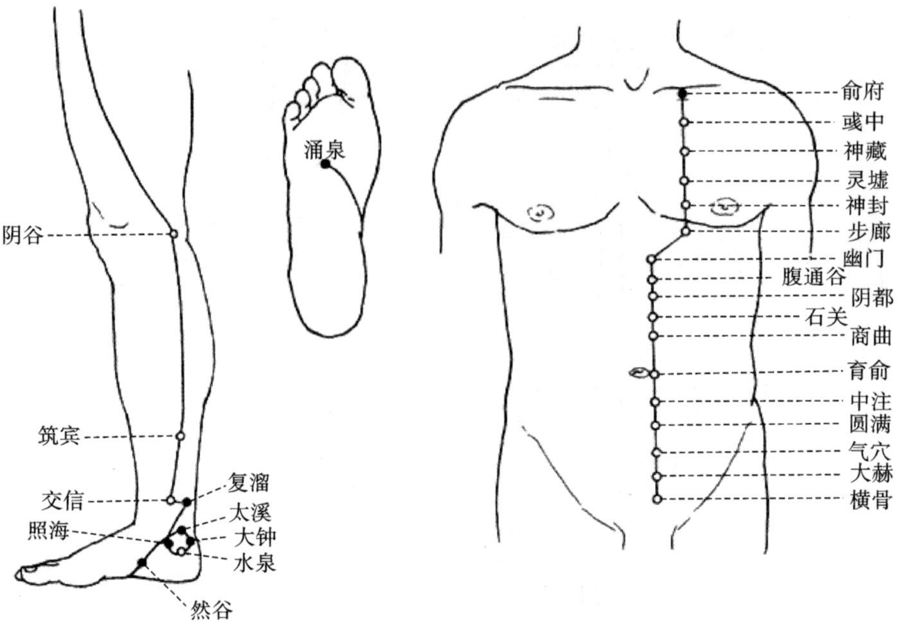

图 5-11　足少阴肾经

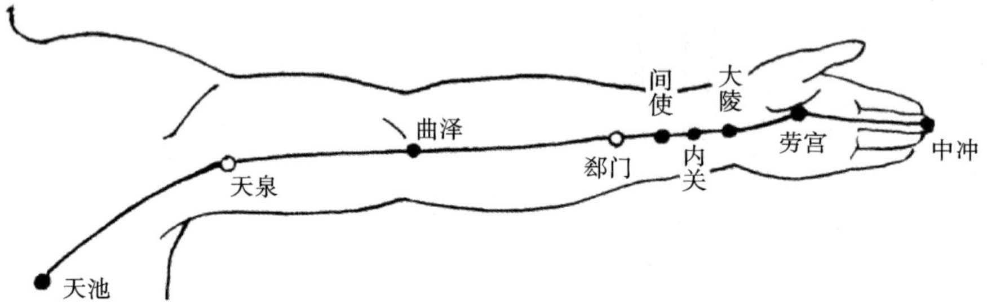

图 5-12　手厥阴心包经

上、中、下三焦。

分支：从膻中穴分出，上行出缺盆，至肩部项后左右交会于大椎穴，上走至项部，沿耳后，直上于耳上角，再屈曲向下经面颊，至目眶下。

分支：从耳后（翳风穴）分出，进入耳中，出走耳前，经上关穴前，在面颊部与前一支脉相交。上行至目外眦，与足少阳胆经相交接（图 5-13）。

（十一）足少阳胆经

起于目外眦，至额角，下行至耳后，外折上行，至眉上，再后折至耳后，沿颈部至肩上，会于大椎穴，前行入缺盆。

分支：从耳后入耳中，出走耳前，至目外眦后。分支：从目外眦下至下颌部，与手少阳经的支脉相合，行至目眶下，经下颌角下行颈部，与前脉会于缺盆，下入胸中，贯膈，络肝，属胆，沿胁里出气街，绕毛际，横入髋关节部。

分支：从缺盆下腋，沿胸侧，过季胁，下行至环跳穴与前脉会合，沿下肢外侧中线，下至腓骨下段，出外踝前，沿足背入第四趾端。分支：从足背出足大趾端，分布大趾爪甲后丛毛处接足厥阴肝经（图 5-14）。

（十二）足厥阴肝经

起于足大趾爪甲后丛毛处，下至足大趾外侧端（大敦穴），沿足背内侧向上，经过内踝前一寸处（中封穴），向上沿胫骨内侧前缘，至内踝上八寸处交出于足太阴脾经的后面，至膝腘内侧，沿大腿内侧中线，进入阴毛中，环绕外生殖器，抵少腹，挟胃两旁，属肝，络胆，向上通过横膈，分布于胁肋部，沿喉咙

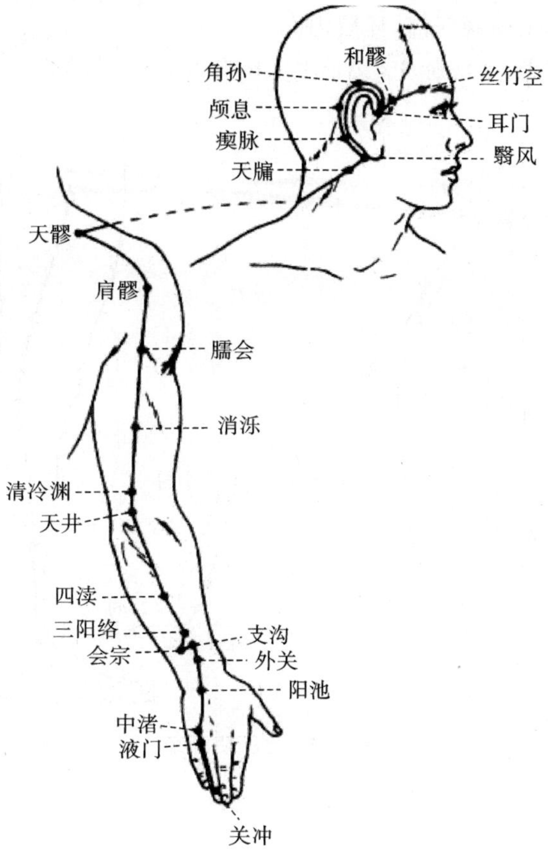

图 5-13 手少阳三焦经

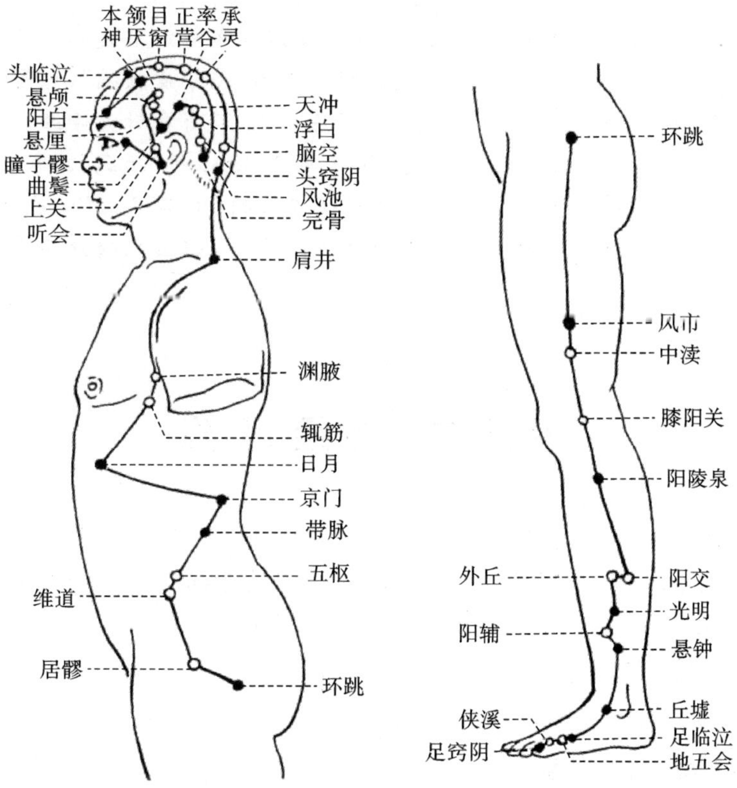

图 5-14 足少阳胆经

之后，向上进入鼻咽部，上行连接目系，向前经额到达巅顶与督脉交会。

分支：从目系分出，下行于面颊深部，环唇内。

分支：从肝分出，穿过横膈，上注肺中，交于手太阴肺经(图 5-15)。

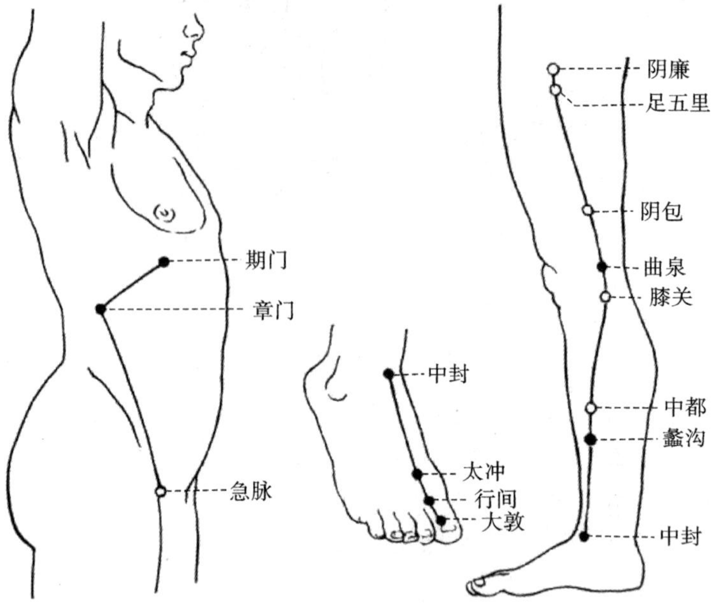

图 5-15 足厥阴肝经

知识链接

可见的经络现象——循经皮肤病的研究

《素问·皮部论》云："欲知皮部以经脉为纪者，诸经皆然。"1954 年李定忠等在研究中，首次发现与经络循行一致的炎性状表皮癌。这类皮肤病分布与经络走向一致，而与皮肤末梢血管神经分布不一致。随即他们积累资料，将此病命名为"循经皮肤病"(可见的经络现象)。它包括生理性和病理性两种，生理性者一般情况下不出现，只有在针灸等经穴刺激时产生；病理性者分为先天性或后天自然发生之循经皮肤病。截至 1991 年"七五"国家攻关课题验收和第三届世界针联大会报道时已达 315 例、423 条循经皮肤病，十二经及任、督、带脉均可见到，占世界报道总数之 90%。虽然皮肤病疹形及分布多种多样，但呈线状分布者中 90%左右有循经特征。

第三节 奇经八脉

奇经八脉，是督脉、任脉、冲脉、带脉、阴跷脉、阳跷脉、阴维脉、阳维脉的合称。奇者，异也，不同之意。由于八条经脉的分布规律、功能特点等不同于正经之经脉，故称"奇经八脉"。奇经八脉中的督脉、任脉、冲脉皆起于胞中，同出于会阴，分别循行于人体的前后正中线和腹部两侧，称"一源三岐"。

一、奇经八脉的生理功能

奇经八脉别道奇行，有联络、统率、调节十二经脉的作用。

(一)沟通十二经脉之间的联系

奇经八脉在循行分布过程中，与十二经脉交叉相接，加强了十二经脉间的联系，并能补充十二经脉在循行分布上的不足。另一方面，奇经对十二经脉的联系还起到分类组合的作用。如督脉多次与手足三阳经及阳维脉交会，总督一身之阳经而称为“阳脉之海”，任脉多次与手足三阴经及阴维脉交会，总任一身之阴经而称“阴脉之海”。冲脉通行上下前后，渗灌三阴三阳，有“十二经脉之海”之称。带脉横行腰部，绕身一周，约束纵行诸经，沟通纵行诸经的联系。阳维脉维系、联络全身阳经而与督脉相合，阴维脉维系、联络全身阴经而与任脉相会。阳跷脉、阴跷脉左右成对，交通一身阴阳之气，“分主一身左右阴阳”。

(二)调节十二经脉的气血

奇经八脉具有蓄溢和调节十二经脉气血的功能。当十二经脉气血满溢时，就“溢出”流入奇经八脉，蓄以备用。当十二经脉气血不足时，奇经中的气血则溢出给予补充，以保证机体不同生理状态时的需要。《难经·二十八难》说：“沟渠满溢，流于深湖……人脉隆盛，入于八脉而不环周。”

(三)与某些脏腑关系密切

奇经八脉虽然不像十二经脉那样与脏腑有直接的络属关系，但在循行分布过程中与肾及脑、髓、女子胞等奇恒之腑有密切的联系。如女子胞、脑髓主要与奇经直接联系；冲脉、任脉、督脉“一源三岐”，带脉环腰一周，共同构成一个完整的系统，且与肝经相通，故与疝气及女子的经、带、胎、产等密切相关。可见它们相互之间在生理和病理方面均有一定的影响。

二、奇经八脉的分布规律

奇经八脉纵横交错地循行分布于十二经脉之间，其循行分布不像十二经脉那样有特定规律。奇经八脉不同于十二经脉遍布全身，如上肢无奇经分布；八脉之中除带脉横绕腰腹、冲脉一分支下行之外，其余诸脉均从下肢或少腹部上行，不似十二经脉有上下、内外、顺逆的阴阳表里规律；奇经八脉(除督脉外)不与脏腑直接属络，无表里相配关系，只有部分经脉与脏腑连属，如督脉入属脑、络肾、贯心；冲脉、任脉、督脉三脉均与胞宫相联系。上述诸种有别于十二经脉，故称为“奇经”。

奇经循行分布具有自身的特点：督脉、任脉、冲脉皆起于胞中，“一源三岐”；督脉行于人体后正中线；任脉行于人体前正中线；冲脉前行于腹部、后行于脊柱里面，上下至头足。带脉横行腰部。阴跷脉、阳跷脉、阴维脉、阳维脉皆起于下肢，自下而上；阳跷脉行于下肢外侧、腹部、胸后及肩、头部；阴跷脉行于下肢内侧、腹胸及头目；阳维脉行于下肢外侧、肩和头项；阴维脉行于下肢内侧、腹部和颈部。

三、奇经八脉的循行部位

(一)督脉

1. 循行部位

督脉起于胞中，下出会阴，向后至尾骶部的长强穴，沿脊柱上行，经项部至风府穴，进入脑内，属脑，沿头部正中线，上至巅顶的百会穴，经前额下行鼻柱至鼻尖的素髎穴，过人中，至上齿正中的龈交穴。

2. 基本功能

督，有总督、总管、统率之意。

(1)调节阳经气血：督脉行于背部正中，多次与手足三阳经及阳维脉交会，是阳脉之督纲，对全身阳经起到调节作用，故又称之为“阳脉之海”。

(2)反映脑、肾及脊髓的功能：督脉循行于脊柱后，上行入颅络脑，并从脊柱后分出属肾。督脉属脑，络肾，肾生髓，脑为髓海。

(二)任脉

1. 循行部位

(1)循行部位：任脉起于胞中，下出于会阴，经阴阜，沿腹部正中线上行，经咽喉部(天突穴)，到达下唇内，左右分行，环绕口唇，交会于督脉之龈交穴，再分别通过鼻翼两旁，上至眼眶下(承泣穴)，交于足阳明经。

(2)分支，由胞中贯脊，向上循行于背部。

2. 基本功能

任，有担任、妊养之意，故又通“妊”。

(1)调节阴经气血：任脉行于腹面正中线，多次与足三阴经及阴维脉交会，总任阴脉之间的相互联系，调节阴经的气血，故又称为“阴脉之海”。

(2)任主胞胎：任脉起于胞中，任，含妊养之意。任脉能调节月经，促进女子生殖机能，与女子妊娠有关，为生养之本，故“任主胞胎”。

(三)冲脉

1. 循行部位

(1)循行部位：起于胞宫，下出于会阴后，沿腹前壁挟脐(脐旁五分)上行，从气街与足少阴经相并，挟脐上行，散布于胸中，再向上行，经喉，环绕口唇，到目眶下。

(2)其分支，从气街部分出，沿大腿内侧进入腘窝，再沿胫骨内缘，下行到足底；又有支脉从内踝后分出，向前斜入足背，进入大足趾。其分支，从胞中出，沿腹腔后壁，上行于脊柱前，向后与督脉相通。

2. 基本功能

(1)调节十二经脉气血：冲脉上至于头，下至于足，贯穿全身，通受十二经之气血，为总领诸经气血的要冲。当脏腑经络气血有余或不足之时，冲脉或予以溢蓄贮藏或灌渗补充，以调节十二经之气血，故有“十二经脉之海”和“血海”之称。

(2)与女子月经及孕育功能有关：冲脉起于胞中，又称“血室”“血海”，功能为调节月经并与孕育有关。《素问·上古天真论》说：“任脉通，太冲脉盛，月事以时下，故有子。”妇女月经来潮及生殖能力与冲任脉气血盛衰有关。因此，临床上治月经病及不孕症，多以调理冲任二脉为要。

(四)带脉

1. 循行部位

起于季胁，下行至带脉穴，绕身一周，在腹面的带脉下垂到少腹。

2. 基本功能

(1)约束纵行诸经：带脉围腰一周，状如束带，以约束纵行的各条经脉，调节脉气，使纵行诸脉之脉气不下陷。《太平圣惠方·辨奇经八脉法》说：“夫带者，言束也，言总束诸脉，使得调柔也。”

(2)主司妇女带下：《傅青主女科》曰：“夫带下俱是湿证，而以带名者，因带脉不能约束而有此病。”

(五)阴跷脉、阳跷脉

1. 循行部位

(1)阴跷脉起于足跟内侧足少阴经的照海穴，通过内踝上行，沿内踝后直上下肢内侧，经前阴，沿腹、胸，进入缺盆，出行于足阳明经的人迎穴之前，经鼻旁，到目内眦，与手足太阳经、阳跷脉会合。

(2)阳跷脉起于足跟外侧足太阳经的申脉穴，沿外踝后上行，经下肢外侧后缘上行至腹部，经腹部，沿胸部后外侧，经肩部、颈外侧，上挟口角，到达目内眦，与手足太阳经、阴跷脉会合，再沿足太阳经上行进入发际，向下到达耳后，与足少阳胆经会于项后。

2. 基本功能

(1)主管下肢运动：跷脉从下肢内外侧分别上行头面，具有交通一身阴阳之气和调节肌肉运动的功能，主要能使下肢运动灵活。《太平圣惠方·辨奇经八脉法》说：“夫跷者，捷疾也。言此脉是人行走之机要，动作之所由，故曰跷脉焉。”

(2)主司眼睑开合：由于阴、阳跷脉交会于目内眦，故认为跷脉具有濡养眼目和司眼睑开合的作用。《灵枢·脉度》说：“气并相还则为濡目，气不荣则目不合。”《灵枢·寒热病》说：“阳气盛则瞋目，阴气盛则瞑目。”

(六)阴维脉、阳维脉

1. 循行部位

(1)阴维脉起于小腿内侧足内踝上五寸处的筑宾穴,沿下肢内侧后缘上行,至腹部,与足太阴脾经同行到胁部,与足厥阴肝经相合,然后上行至咽喉,与任脉相会。

(2)阳维脉起于外踝下足太阳经的金门穴,过外踝,向上与足少阳胆经并行,沿下肢外侧向上,经躯干部后外侧,从腋后上肩。经颈部、耳后,前行到额部,分布于头侧及项后,与督脉会合。

2. 基本功能

维系全身经脉。阴维、阳维,维络于身,溢蓄调节气血而不参加环流,起到灌溉诸经的作用。在正常情况下,阴、阳维脉相互维系,其中阴维脉联络诸阴经,阳维脉联络诸阳经。

知识链接

"打通"任、督二脉

提到任、督二脉,人们时常将其与道家修炼联想在一起。然而,人们对于任、督二脉的相关研究,多不离"小周天"议题,但从中可以发现,许多研究内容均为个人心得分享,少有学术性的探讨,亦乏系统的论述。

督脉统领十二经,督脉通则百脉通,养生家们通过长期导引实践,认识到能够贯通热气的前后正中线任、督二脉,是人体极为重要的生理通道之一,经常意守气血通道,打通小周天(以医家观点来说,任、督二脉一通即为打通小周天)可以补益元气,益脑醒神,使人发育正常,健康而充满活力,延年益寿。近代名医张锡纯亦曾在《医学衷中参西录》中云:"通督脉可愈身后之病,通任脉可愈身前之病;督任皆通,元气流行,精神健旺,至此可以长生矣。"

由此可见,所谓的打通任、督二脉,是指气血在两条经脉中通畅运行所带来的气机协调。

【附】经别、经筋、皮部、别络。

一、十二经别

十二经别,又称"经别",是从十二经脉别行分出,循行于胸、腹及头部的支脉。首载于《灵枢·经别》。

(一)十二经别的循行分布特点

十二经别的循行都是从四肢开始的,深入内脏,然后上行至头颈浅部,而表里相合。其循行分布特点,可用"离、入、出、合"来加以概括。十二经别循行,多从四肢肘膝以上部位别出,称为"离";进入胸腹腔、脏腑深部,呈向心性循行,称为"入";于头面部浅出,称为"出";阳经经别合于本经,阴经的经别合于相表里的阳经经别,最后它们一并注入六条阳经,称为"合"。每一对相表里的经别组成一"合",十二经别分为手足三阴、三阳,共组成六对,称为"六合",即足太阳与足少阴相合,足少阳与足厥阴相合,足阳明与足太阴相合,手太阳与手少阴相合,手少阳与手厥阴相合,手阳明与手太阴相合。

(二)十二经别的生理功能

十二经别循行布散范围较广,可到达某些十二经脉没有到达的部位,因此,在生理、病机、诊断与治疗等方面都有一定作用。

(1)加强十二经脉中互为表里的两经之间的联系。十二经脉中阳经为表、阴经为里,在循行分布和功能活动上,表里两经关系密切,经别则加强了这种联系。主要表现于十二经别进入体腔后,表里两经的经别是相并而行的,大多数经别循行于该经脉所"属络"的脏腑,特别是阳经经别全部联系到与本经有关的脏与腑;浅出体表时,阴经经别又都合入阳经经别,一起注入体表的阳经,加强了十二经脉表里经之间的关系。

(2)加强体表与体内、四肢与躯干的向心性联系。十二经别一般都从十二经脉的四肢分出,进入体内后又都呈向心性运行，扩大了经络的联系以及加强了由外向内的信息传递。

(3)加强足三阴、足三阳经脉与心脏的联系。足三阴、足三阳的经别循行过腹、胸，除加强了腹腔内脏腑的表里联系外，又都与胸腔内的心脏相联系，为“心为五脏六腑之大主”提供了理论依据。

(4)加强十二经脉和头面部的联系。十二经脉主要是六条阳经分布于头面部，而十二经别中六条阳经及六条阴经的经别均上达头面部(阴经在体表循行一般不上达头部)。如足三阴经经别在合入阳经后上达头部；手三阴经经别均经喉咙，上头面。其中：手太阴经经别沿喉咙合入手阳明经经别；手厥阴经经别浅出耳后，与手少阳经合于完骨之下；手少阴经经别浅出后与手太阳经合于目内眦。如此加强了十二经脉对头部的联系，为“十二经脉，三百六十五络，其血气皆上于面而走空窍”(《灵枢·邪气脏腑病形》)的理论提供了经络结构上的支持，并且为近代发展的耳针、面针、鼻针等提供了一定的理论依据。

(5)扩大十二经脉的主治范围。十二经别的循行，使十二经脉的分布和联系的部位更加广泛，从而也扩大了十二经脉的主治范围。如足太阳膀胱经不经过肛门，但是其经别却“别入于肛”，故足太阳膀胱经的某些穴位如承山、承筋等，可治肛门疾病。

二、十二经筋

十二经筋，又称“经筋”，是十二经脉之气濡养筋肉骨节的体系，附属于十二经的筋膜系统。

(一)十二经筋的循行分布特点

十二经筋的循行特点可以用“结、聚、散、络”加以概括。所谓“结、聚、散、络”，是指十二经筋起于四肢末端，盘旋结聚于关节，布于胸背，终于头身。从总体分布来看，其循行与十二经脉的体表循行基本一致，但十二经筋走向是从四肢末端向心循行。

(二)十二经筋的生理功能

十二经筋多附于骨和关节，具有约束骨骼、主司关节运动的功能。如《素问·痿论》说：“宗筋主束骨而利机关也。”十二经筋除附于骨骼外，还满布于躯体和四肢的浅部，延伸十二经脉在体表的循行，加强经络系统对肢体的连缀作用，且深入体内，对脏腑与周身各部分组织起到一定的保护作用。

三、十二皮部

皮部，是十二经脉功能活动反映于体表的区域部位，故称“十二皮部”。十二经脉及其所属络脉，在体表有一定分布范围，十二皮部就是十二经脉及其所属络脉在体表的分区。

皮部受十二经脉及其络脉气血的濡养滋润而维持正常功能。皮部的功能主要是保卫机体，抗御外邪。皮部位于人体最浅表部位，与外界直接接触，对外界变化具有调节作用，并依赖布散于体表的卫气，发挥其抗御外邪的作用。皮部在病变情况下可传导病变，由于皮部分属于“内属于脏腑”的十二经脉，脏腑、经络的病变能反映到相应的皮部，故观察不同部位皮肤的色泽和形态变化，可指导对某些脏腑、经络病变的诊断。在皮肤一定部位施行贴敷、艾灸、梅花针等疗法，可治疗内在脏腑的病变。

四、十五别络

十五别络，又称“别络”，别络有十五条，即十二经脉各有一条，加上任脉、督脉的别络和脾之大络。别络是络脉的主体，对全身无数细小的络脉起着主导作用。从别络分出的细小络脉称为“孙络”，分布在皮肤表面的络脉称为“浮络”。

(一)十五别络的循行分布特点

十二经脉的别络从肘膝关节以下分出后，阴经的别络均络于阳经，阳经的别络均络于阴经。别络循行于四肢，或上行头面，或进入躯干，与内脏有某些联系，但均没有固定的属络关系。

(二)十五别络的生理功能

(1)加强十二经脉表里两经在体表的联系。阴经的别络走向阳经，阳经的别络走向阴经，具有加强十二经脉表里两经联系的作用，并能通达某些正经所没有到达的部位，可补正经之不足。

(2)加强人体前、后、侧面联系，统率其他络脉。十二经脉的别络，其脉气汇集于十二经的“络穴”；

督脉的别络散布于背部和头部，别走太阳；任脉的别络散布于腹部；脾之大络散布于胸胁部。故别络可加强十二经脉及任、督二脉与躯体组织的联系，尤其是加强人体前、后、侧面的联系，并统率其他络脉以渗灌气血。

(3)渗灌气血以濡养全身。孙络、浮络等络脉从别络等大的络脉分出后，呈网状扩散，密布全身。循行于经脉中的气血，通过别络的渗灌作用注入孙络、浮络，逐渐扩散到全身而起到濡养作用。

第四节　经络学说的生理功能及应用

经络是人体的重要组成部分，是脏腑与形体、官窍联系的桥梁和枢纽，是血气灌注脏腑组织、形体、官窍的通道。经络学说被广泛用于指导临床各科疾病的治疗，是针灸、推拿及药物疗法的理论基础。

一、经络的生理功能

以十二经脉为主体的经络系统，具有运行气血以营养脏腑组织，联络形体、官窍以沟通上下内外，感应传导信息，调节全身活动等基本功能。

(一)联系沟通作用

人体是由五脏六腑四肢百骸、五官九窍皮肉筋骨等所组成的，这些脏腑组织功能活动的协调统一，主要是通过经络系统的联络作用而实现的。经络内属脏腑，外络肢节，纵横交错，遍布全身，使人体不仅在组织上成为一个不可分离的整体，在生理上亦成为一个协调共济的有机整体。通过经络的沟通联络作用，人体各脏腑、形体、官窍、各组织器官之间有机地联系起来，构成一个上下、内外、左右、前后相互联系，脏腑、形体、官窍各种功能相互协调的有机整体。经络在人体内所发挥的沟通联系作用是多方位、多层次的，主要表现为以下几个方面。

1. 脏腑与外周肢节的联系

《灵枢·海论》说："夫十二经脉者，内属于腑藏(脏)，外络于肢节。"脏腑与外周肢节的联系，主要是通过十二经脉实现的。十二经脉在体内循行与相对应的脏腑有着固定的络属联系，其经脉之气又结聚散络于经筋，并布散于皮部(十二经筋、十二皮部)。十二经脉中，手之三阴、三阳经脉，循行于上肢内外侧；足之三阴、三阳经脉，循行于下肢内外侧。外周体表的筋肉、皮肤组织及肢节等，通过十二经脉的内属外连而与脏腑相互沟通。这种联系表现有特定性和广泛性两方面，即体表的一定部位和体内一定脏腑之间存在着内外统一关系。

2. 腑与五官九窍的联系

体表的五官九窍，都是经脉循行所过的部位，而经脉又多内属于脏腑。如舌：心经属心，络小肠，心经别络"系舌本"；足少阴之脉挟舌本；足厥阴之脉络舌本；足太阴之脉连舌本，散舌下。

3. 脏腑之间的联系

人体的十二经脉，各自分别络属一脏一腑，从而建立了互为表里的一脏一腑之间联系的基础。同时，有的经脉还联系多个脏腑，或有的脏腑则有多条经脉到达。如：足厥阴肝经属肝、络胆、挟胃、注肺中；足少阴肾经属肾、络膀胱、贯肝、入肺、络心；联络胃腑的经脉有手太阳小肠经(抵胃)、足厥阴肝经(挟胃)、手太阴肺经(还循胃口)，等等。

4. 经脉与经脉之间的联系

(1)十二经脉之间衔接、交叉、交会和流注次序，并与任、督二脉构成首尾相连的整体循行系统。

(2)正经与奇经之间：十二经脉的手三阳经和足三阳经均会于督脉之大椎穴，阳维脉与督脉会于风府穴，故称督脉为"阳脉之海"；十二经脉的足三阴经以及奇经八脉中的阴维脉、冲脉均会于任脉，足三阴经又上接手三阴经，故称任脉为"阴脉之海"；奇经八脉本身也紧密相连，如冲、任、督三脉同起于胞中，"一源三岐"等；还有无数络脉，它们从经脉分出，网络沟通于经脉与脏腑、经脉与经脉之间。

（二）运行气血作用

经络可传输气血，是气血运行的主要通道。《灵枢·本脏》说："经脉者，所以行血气而营阴阳，濡筋骨，利关节者也。"人体各个组织器官，均需气血以濡润滋养，才能维持其正常的生理活动。经脉作为运行气血的主要通道而具有运输气血的作用，以及络脉作为经脉的分支而具有布散和渗灌经脉气血到脏腑、形体、官窍及经络自身的作用。正是由于经脉的运输渗灌作用，才使得气血内溉脏腑，外濡腠理，而脏腑腠理在气血的不断循环灌注濡养下，生理功能得以正常发挥，则机体强健，自能抵御外邪的侵袭。

（三）感应传导作用

感应传导，是指经络系统具有感应及传导针灸或其他刺激的作用。经络系统对于针刺或其他刺激产生感应和传递传导的作用，通过表里上下的信息传导网，把针刺或其他刺激的感应传导于脏腑；将脏腑的功能活动和病理变化传导反映于体表，就是经络传导感应的具体表现。如针刺中的"得气"与"行气"现象，即局部有酸、麻、胀的感觉及沿经脉走向传导，就是经络感应传导作用的体现。

人体每时每刻都在发生生命信息的发出、交换和传递。这些信息的传导既可以发生在各脏腑、形体、官窍之间，交换、协调人体生命活动的每个进程，又可以发生于体表与内脏之间。如果肌表受到外界某种刺激（针刺、按摩等），这些信息就会由经络中的经气感受和负载，沿经络传送至内脏，根据信息的性质和强度的不同，而产生或补或泻的作用。反之，内脏功能活动或病理变化的信息，亦可由经络中的经气感受，并沿经脉、络脉、经筋、皮部等传达于体表，反映出不同的症状和体征，这是"有诸内必形诸外"的主要生理基础。

（四）调节平衡作用

经络系统通过其沟通联系、运输气血的作用及其经气感应和传导信息的作用，对各脏腑、形体、官窍的功能活动进行调节，使人体复杂的生理功能相互协调，维持阴阳动态平衡状态。经络的调节作用，可促使人体功能活动恢复平衡协调。在患病时，机体阴阳平衡遭到破坏，通过经穴配伍和针刺手法以激发经气，"泻其有余，补其不足，阴阳平复"（《灵枢·刺节真邪》），扶正祛邪，调畅气血，调节阴阳，使机体转归于协调平衡，达到治疗疾病的目的，故《灵枢·根结》说："用针之要，在于知调阴与阳。"如针刺手厥阴心包经的内关穴，既可使心动加速，在某些情况下，又可抑制心动，故该穴在临床上既可治心动过缓，又可治心动过速。可知，经络的调节作用可表现出一种对各有关脏腑功能产生良性的双向调节作用（使亢奋者得到平抑，或使抑制者转为兴奋），这在针灸、推拿等疗法中具有重要意义。

二、经络学说的应用

经络学说不仅可以说明人体的生理功能，而且在阐释疾病病理变化、指导疾病诊断与治疗方面，也具有极为重要的价值。

（一）阐释病机变化

在生理情况下，经络具有联络沟通、运行气血、感应传导等功能，在病理状态下，经络就成为病邪出入、病变反应及其相互传变的途径。

1. 外邪由表传里的途径

由于经络内属于脏腑，外布于肌表，因此当体表受到病邪侵袭时，病邪可通过皮毛孙络→络脉→经脉→脏腑，由表及里，由浅入深，逐次向里传变而波及脏腑。如外邪侵袭肌表，初见发热恶寒、头身疼痛等，因肺合皮毛，表邪不解，久之则可沿经络内传于肺，出现咳嗽、胸闷、胸痛等症状。

2. 体内病变反应于外的途径

脏腑病变可通过经络的传导反应于外。应用经络学说，可阐释五脏六腑病变所出现的体表待定部位或相应官窍的症状和体征，并可用以表知里的思维方法诊察疾病。如足厥阴肝经绕阴器，抵少腹，布胁肋，上连目系，故肝气郁结可见两胁及少腹痛，肝火上炎易见两目红赤，肝经湿热多见阴部湿疹瘙痒等。手少阴心经循行于上肢内侧后缘，故真心痛时，不仅表现为心前区疼痛，还常放射至上肢内侧的后缘。手少阴心经之别络上达于舌，故心火上炎可见舌尖碎痛或口舌生疮。足阳明胃经入上齿中，手阳明大肠经入下齿中，故胃肠积热可见齿龈红肿疼痛，等等。

3. 脏腑病变相互传变的途径

由于脏腑之间有经脉相互联系，所以某一脏腑的病变可以通过经络传到另一脏腑。如足厥阴肝经属肝络胆、"挟胃""注肺中"，故肝病可以致胆汁排泄障碍而出现口苦，甚至黄疸；也可影响到胃而出现胃脘疼痛、恶心呕吐；影响到肺而出现咳嗽气急等。足少阴肾经"入肺""络心"，肾水泛滥，可以"凌心""射肺"等。

(二)指导疾病的诊断

经络有一定的循行部位和脏腑络属，脏腑经络的病症会在相应的部位反映出来。因此临床可以根据疾病症状出现的部位，结合经络的循行走向和所联系的脏腑，作为诊断的依据。如两胁疾病，多为肝胆疾病；缺盆中痛，常是肺的病变。又如头痛一症：痛在前额者，多与阳明经有关；痛在两侧者，多与少阳经有关；痛在后头及项部者，多与太阳经有关；痛在巅顶者，多与厥阴经有关。又如牙痛：上牙痛，病在足阳明胃经；下牙痛，病在手阳明大肠经。临床实践中，还发现在经络循行通路上，或在经气聚集的某些穴位处，有明显的压痛或有结节状、条索状的反应物，或局部皮肤的某些形态变化，也常有助于疾病的诊断。如肺病时可在肺俞穴出现结节或中府穴有压痛；长期营养不良的病人可在脾俞穴见到异常变化等。《灵枢·官能》说："察其所痛，左右上下，知其寒温，何经所在。"这明确指出了经络对于指导临床诊断的意义和作用。

(三)指导疾病的治疗

经络学说被广泛地用以指导临床各科的治疗。特别是对针灸、按摩和药物治疗，更具有重要指导意义。

1. 指导针灸推拿治疗

针灸、推拿疗法，是以经络学说作为理论基础的常用治病及保健方法。临床主要是根据某一经或某脏腑的病变，而在病变的邻近部位或循行的远隔部位上取穴，运用针灸、推拿等多种方式刺激穴位，通过经气的传导作用和脏腑的反应来调整人体气血和脏腑功能，以恢复机体阴阳的相对协调平衡，达到治疗目的。而穴位的选取，就必须按经络学说进行辨证，断定疾病属于何经后，根据经络的循行分布路线和联系范围来选穴，这就是"循经取穴"。由于经络在人体分布上呈密切联系的网状结构，因而针灸、推拿在治疗学中也呈整体性调节的特点，即刺激腧穴可在不同水平上同时对机体多个器官、系统的正常或异常功能产生一定的影响。

针灸处方中的配穴原则，也是以经络学说为指导的。经络是按一定部位循行分布的，所以取穴的基本原则之一是"循经所过，主治所及"。又由于经络循行有交叉纵横、错综分布的现象，所以又有整体调节的取穴原则。常用的循经取穴、十二经表里配穴、俞募配穴以及某些特定的配穴法，都以经络的循行为依据。此外，目前广泛应用于临床的针刺麻醉，以及电针、耳针、头针、穴位注射、穴位结扎、穴位埋线等治疗方法，同样是在经络学说指导下创立和发展起来的。

2. 指导药物治疗

中药口服和外用治疗，是以经络为通道，以气血为载体，通过经络的传输，到达病变部位而发挥疗效的。

药物治疗也要以经络为渠道，中药学有"药物归经"。古代医家应用经络学说，根据某些药物对某一脏腑的特殊选择作用，创立了"药物归经""引经报使"理论。如治疗头痛，属太阳经者则用羌活，阳明则用白芷，厥阴则用吴茱萸，少阳则用柴胡。羌活、白芷、柴胡，不仅分别归手足太阳、阳明、少阳经，且能引他药归入上述各经而发挥治疗作用。再如同是泻火药，黄连泻心火，黄芩泻肺火、大肠火，柴胡泻肝胆火、三焦火，知母泻肾火，石膏泻胃火。归经理论使得药物运用更为灵活多变，反映了临床用药的一些特殊规律，提高了临床疗效。

(四)指导养生保健

临床上可以通过调整经络达到调理脏腑气血、预防疾病的目的。如保健灸法就是自古以来的防病治病之术。《针灸聚英·戒逆针灸》说:“无病而先针灸曰逆……”使用灸法保健称为“逆灸”。如临床上常灸足三里可强壮身体,延年益寿;灸关元穴有培肾固本等作用;常压睛明、翳风穴可使耳聪目明等。“312 经络锻炼法”,就是通过经络养生保健的方法。

经络系统遍布全身,气、血、津液主要依靠经络为其运行途径,才能输布人体各部,发挥其濡养、温煦作用。脏腑之间、脏腑与人体各部分之间,也是通过经络维持其密切联系,使其各自发挥正常生理功能的。所以经络的生理功能,主要表现在沟通内外,联络上下,将人体各部组织器官联结成为一个有机的整体,通过经络的调节作用,维持着人体正常生理活动的平衡协调。经络又能将气、血、津液等维持生命活动的必要物质运送到全身,使机体获得充足的营养,从而进行正常的生命活动。此外,经络又是人体的信息传导网,它能够接受和输出各种信息,调节机体的协调平衡。

知识链接

312 经络锻炼法

“312 经络锻炼法”是中国科学院祝总骧教授经过 30 余年潜心研究,汲取古今中外养生保健方法的精华,总结创编的健身方法,具有激活经络、畅通气血、祛病健身的功效。“312”的“3”是指合谷、内关和足三里 3 个穴位的按摩,每天按摩 1~2 次,每次每个穴位按摩 5 分钟(3 个穴位共 15 分钟);“1”是指一种意守丹田的腹式呼吸方法,每天 1~2 次,每次 5 分钟;“2”是指以两条腿为主的体育锻炼,如散步、跳绳、踢毽子、下蹲等运动,通过临床验证,下蹲是较好的锻炼两腿的运动方式,每天 1~2 次,每次 5 分钟。

重点小结

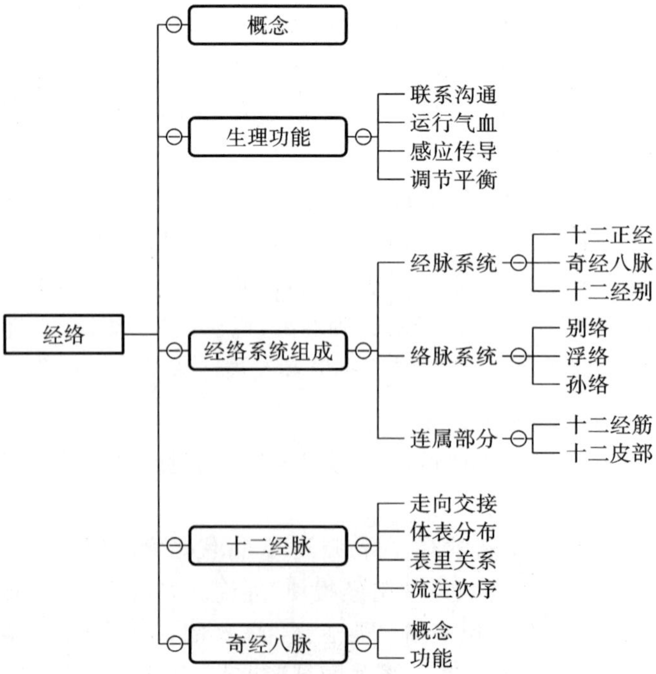

目标测试

一、名词解释

1. 经络

2. 一源三岐

二、单项选择题

1. 下列有表里关系的是(　　)。

A. 手太阴与手太阳　　B. 足厥阴与足少阳　　C. 手少阴与手阳明
D. 足少阴与足少阳　　E. 足太阴与足太阳

2. 手太阴肺经行于上肢的部位是(　　)。

A. 外侧前缘　　B. 内侧前缘　　C. 内侧中线　　D. 外侧后缘　　E. 外侧中线

3. 手足三阳经相交于(　　)。

A. 手指末端　　B. 足趾末端　　C. 胸腹部　　D. 腰背部　　E. 头面部

4. 足三阴经的走向规律是(　　)。

A. 从头走足　　B. 从胸走手　　C. 从足走腹　　D. 从腹走胸　　E. 从头走胸

5. 头痛位于前额属(　　)。

A. 少阳经　　B. 阳明经　　C. 太阳经　　D. 少阴经　　E. 厥阴经

6. 病人,男,55岁,咽喉肿痛,咳嗽气喘,属于下列哪条经病变?(　　)

A. 足太阴脾经　　B. 足厥阴肝经　　C. 手太阴肺经　　D. 手阳明大肠经　　E. 手少阳三焦经

7. 病人,52岁,女,口苦,善太息,体无膏泽,头痛颔痛,胸、胁、肋、膝外至胫、绝骨、外踝前皆痛,病在(　　)。

A. 足少阳胆经　　B. 足太阳膀胱经　　C. 足少阴肾经　　D. 足阳明胃经　　E. 足厥阴肝经

8. 病人,男,35岁,车祸,损伤脊柱,四肢拘挛,体惰无力,此车祸多损伤(　　)。

A. 任脉　　B. 督脉　　C. 冲脉　　D. 带脉　　E. 足少阴肾经

9. 病人,52岁,女,齿痛、口干、肩前肠痛,食指不用,多为何经病变?(　　)

A. 足太阴脾经　　B. 足厥阴肝经　　C. 手太阴肺经　　D. 手阳明大肠经　　E. 足阳明胃经

10. 病人,男,78岁,脊痛,腰似折,膝不能屈曲,足小指不用,病在(　　)。

A. 足少阳胆经　　B. 足太阳膀胱经　　C. 足少阴肾经　　D. 足阳明胃经　　E. 足太阴脾经

三、简答题

1. 十二经脉的走向交接规律是什么?

2. 为什么说头为“诸阳之会”?

3. 简述奇经八脉的生理作用。

四、病案分析

羌活和白芷同样都是治疗头痛的中药,但两者临床应用时有一定区别,羌活治头痛连着项背痛的效果明显,白芷则对于前额、眉棱骨疼痛的作用更强。要求:请运用经络学说说明项背部和前额、眉棱骨主要有何经循行。结合所学知识分析羌活和白芷的归经。

(郝存金)

扫码看答案

第六章

体质

学习目标

扫码看 PPT

1. 掌握体质的概念、构成要素和基本特点。
2. 熟悉 9 种常见体质的主要特征及体质学说在中医学中的应用。
3. 了解体质的形成因素。

案例导入

吴某，男，53 岁，体形偏胖，平素怕寒，不喜欢冬天，夏天怕吹电风扇、空调等，主诉夜尿偏多，小腿浮肿，早晨起床时眼睑浮肿，四肢不温，肘、膝关节以下寒凉，面色淡白，阴雨天气受冷容易感冒，自汗，疲惫，少气。舌淡胖嫩，脉沉迟无力。

讨论：请分析该病人属于何体质，应如何进行调理。

体质是人生命活动的重要表现形式，是不同个体在形质、功能和心理方面的身心特征。体质学说，是以中医理论为指导，研究体质的形成、类型、特征及其对疾病发生、发展、传变的影响，并以此指导疾病诊断和防治的理论。中医体质学说是研究生命、健康和疾病的重要命题。

中医学历来非常重视对人体体质的研究，早在两千多年前的《黄帝内经》中就有“素”“质”等称。宋代钱乙《小儿药证直诀》将小儿的体质概括为“成而未全”“脏腑柔弱，易虚易实，易寒易热”。明代张介宾较早运用“体质”一词，如《景岳全书》“矧体质贵贱尤有不同，凡藜藿壮夫，及新暴之病，自宜消伐。”体质的研究，不但有助于从整体上把握个体的生命特征，而且有助于分析疾病的发生、发展和演变规律，对于疾病的诊断、治疗、预防及养生康复均有重要意义。

第一节　体质学说概述

一、体质的概念

体质，又称“素质”“禀质”“气质”“形质”等，是在先天禀赋和后天获得的基础上所形成的形态结构、生理、心理方面相对稳定的个体化特性。正常的生命活动是形与神的协调统一。如《类经·藏象类》说：“形神俱备，乃为全体。”体质的基本概念，包含形、神两方面的内容，一定的形态结构必然产生相应的生理功能和心理特征，而良好的生理功能和心理特征则是正常形态结构的反映，两者相互依存，相互影响，在体质的固有特征中综合地体现出来。

二、体质的构成要素

人体以五脏为中心，通过经络系统，把六腑、五官、九窍和四肢百骸等全身组织器官联结成一个有机整体，以精气血津液为物质基础，完成生命活动过程。因此，脏腑、经络及精气血津液是体质形成的生理学基础。体质构成的三个要素是形态结构、生理功能和心理状态。

（一）形态结构

形态结构是体质的外在表现，脏腑、经络、精气血津液则是体质的内在基础。中医对体表形态的观察，主要是形体之肥瘦长短、皮肉之厚薄坚松、肤色之黑白苍嫩的差异等，其中尤以肥瘦最有代表性。元代朱丹溪在《格致余论》中进一步将体形与发病联系起来，提出了“肥人湿多，瘦人火多”。

（二）生理功能

生理功能的差异是个体体质特征的根本因素。脏腑、经络及精气血津液功能的盛衰决定人体生理功能（如血液循行、呼吸运动、消化吸收、水液代谢、生长发育、生殖、感觉运动等）的差异性。此外，机体的新陈代谢、防病抗病能力、自我调节能力、适应能力、康复能力等功能状态，也是脏腑、经络及精气血津液生理功能的体现。

形态结构是生理功能的基础，个体不同的形态结构在某种程度上决定了机体生理功能及其对内外环境变化反应的差异，而机体生理功能也会引起其形态结构的相应改变。

（三）心理特征

心理是感觉、知觉、情感、记忆、思维、性格、能力等的总称，属于中医学“神”的范畴。由于脏腑经络功能盛衰、精气血津液盈亏状况有所不同，个体表现出的情志活动会呈现一定的差异，如善怒、易悲、忧虑、抑郁等。心理特征不仅与形态、功能有关，而且与不同个体的生活经历以及所处的社会文化环境有密切联系。因此，即便为相同形态结构和生理功能的人，也可以表现出不同的心理特征。

中医体质学强调“形神合一”，在体质构成因素中，形体、功能、心理之间密切相关，心理因素是体质概念中不可或缺的内容。

综上所述，人是形与神的统一体，体质是特定的形态结构、生理功能与相关心理特征的综合体，形态、功能、心理之间具有相关性。一定的形态结构与生理功能是心理特征产生的基础，使个体容易表现出某种心理特征，而心理特征又影响形态结构与生理功能，并表现出相应的行为特征。

三、体质的生理学基础

（一）体质与脏腑经络的关系

脏腑经络的盛衰决定体质的差异。脏腑是构成人体、维持正常生命活动的中心，脏腑的形态和功能特点是构成并决定体质差异最根本的因素。在个体先天禀赋与后天因素相互作用下，不同个体常表现出脏腑功能各异。《景岳全书》在“藏象别论”中，阐述了五脏功能强弱与体质的关系，指出：“若其同中之不同者，则脏气名有强弱，禀赋各有阴阳。脏有强弱则神志有辨也，颜色有辨也，声音有辨也，性情有辨也，筋骨有辨也……精血有辨也，勇怯有辨也，刚柔有辨也……此固人人之有不同也。”

经络是人体气血运行、联通内外的道路。体质不仅取决于脏腑功能活动的强弱，还有赖于各脏腑功能活动的协调，经络正是这种联系沟通以协调脏腑功能的结构基础。体质与外部形态特征密切相关，不同个体，脏腑精气阴阳的盛衰及经络气血的多少不同，表现于外的形体也就有了差异性。

（二）体质与精气血津液的关系

精气血津液是决定体质特征的重要物质基础，其中精的盈亏是体质差异的根本。先天之精与后天之精结合，充养形体，脏腑之精化生脏腑气血，推动和调节机体的生理功能和心理活动。先天禀赋和后天因素的综合作用所化之精的盈亏等差异，表现出各脏腑相对特异的功能特征差异。因此，精的盈亏等是导致个体体质差异的根本因素。

气由先后天之精化生，并与吸入的自然清气融合而成。气的盛衰直接影响着脏腑生理特性的偏颇和形体功能的差异，从而形成了不同的体质类型，如气虚质、气郁质、阴虚质、阳虚质等。

血和津液均来源于脾胃所化生的水谷之精。血流于脉中，内养脏腑，外养形体，化神载气，对体质的强弱起重要作用；津液分布全身，无处不到，濡养脏腑，化生血液，也是影响体质的重要因素。人体血与津液的盈亏及其运行输布的差异，形成了不同的体质类型，如血虚质、血瘀质、痰湿质等。

精气血津液为人体生命活动的基本物质，同源于水谷之精，气血互生，津血互化，精血同源。若精气血津液亏虚或运行失调，还会出现气血两虚、气滞血瘀、血虚精亏、津亏血瘀等复杂的体质类型。因此，精与血之多少、气与津之盈耗，都影响着体质，成为构成并决定体质差异的物质基础。

四、体质的特点

(1)个体差异性：由于生命个体的先天和后天因素不同，所形成的体质有个体差异，通过人体的形态结构、生理和心理的差异性而表现出来。因此，个体差异性是体质学说研究的核心问题。

(2)形神一体性："形神合一"是中医学体质概念的基本特征之一。复杂多样的体质差异反映着人体在形态结构及由脏腑活动所产生的各种精神活动的基本特征，是特定的生理特性与心理特性的综合，是对个体身心特性的概括。

(3)群类趋同性：同一种族或聚居在同地域的人，因为生存环境和生活习惯相同，遗传背景和生存环境具有同一性和一致性，人群的体质具有相同或类似的特点，因此体质具有群类趋同性。

(4)相对稳定性：个体禀承于父母的遗传信息，呈现出与亲代类似的特征，这些特征不会轻易改变，在生命过程的某个阶段体质具有相对的稳定性。另外，长期稳定的环境也是体质相对稳定的重要因素。

(5)动态可变性：先天禀赋决定着个体体质的相对稳定性，后天因素又使体质具有可变性。体质的可变性具有两个基本规律，一是机体随着年龄的变化呈现出特有的体质特点；二是机体随着外界因素的运动变化呈现出体质状态的变化。可变性是进行体质状态干预的基础。

(6)连续可测性：体质的连续性体现在不同个体体质的存在和演变在时间上的不间断性，具有循着某种类型体质固有的发展演变规律缓慢演化的趋势，这就使得体质具有可预测性。

(7)后天可调性：体质的相对稳定与动态可变的特点为改善体质提供了前提。因此，可通过后天干预使偏颇体质得以纠正或改善，甚至从根本上改变体质，从而达到未病先防，既病传变的目的。

知识链接

体格和体形

体格，是指反映人体发育水平、营养状况和锻炼程度的状态。一般通过观察和测量身体各部分的大小、形状、匀称程度，以及体重、胸围、肩宽、骨盆宽度和皮肤与皮下软组织情况来等判断。

体形，是指身体各部位大小比例的形态特征，又称身体类型，是衡量体格的重要指标。中医观察体形主要观察体形的肥瘦长短，皮肉的厚薄坚松，肤色的黑白老嫩差异等。其中尤以肥瘦最具代表性，如《灵枢·逆顺肥瘦》及《灵枢·卫气失常》将人分为肥人和瘦人，肥人又以其形态特征等划分为膏型、脂型和肉型。元代朱丹溪《格致余论》进一步将体质与发病联系起来，提出了"肥人湿多，瘦人火多"的著名论点。

第二节　体质的形成

先天禀赋是体质形成的重要因素，而体质的形成、发展与强弱在很大程度上又依赖于后天因素的影响，故体质是机体内外环境多种复杂因素共同作用的结果。

一、先天因素

先天因素，是体质形成的基础，决定着体质的相对稳定性和特异性，是人体体质强弱的前提条件。在体质的形成过程中，先天因素起着关键性作用。

（一）父母禀赋

禀赋，指先天赋予的体质因素。父母禀赋因素，包括子代出生之前时在体内所禀受的因素（父母生殖之精、父母血缘关系、父母生育年龄、养胎和妊娠期疾病等）。父母生殖之精的盈亏盛衰和体质特征决定着子代的厚薄强弱；父母体质的阴阳偏颇和功能活动的差异，可使子代也有同样的倾向性。母体妊娠期间，注意饮食、起居、情志、劳逸等因素的调养，保养胎元，可使先天之精充盈，出生之后体质强壮而少偏颇；先天之精不足，禀赋虚弱或偏颇，可使小儿生长发育障碍，影响身体素质和心理素质的健康发展。

（二）性别差异

性别差异以先天构成为基础，又与后天因素有着密切关系。男性多阳刚之气，体魄健壮，性格多外向，心胸开阔；女性多阴柔之气，体形小巧苗条，性格多内向，认真、细腻，多愁善感。此外，女子由于经、带、胎、产、乳等特殊生理过程，出现月经期、妊娠期和产乳期的体质改变。

二、后天因素

后天因素是人出生之后各种因素的总和，如年龄、膳食、生活起居、劳逸，精神情志、自然社会环境因素、疾病损害、药物治疗等。

体质在一生中并非一成不变，而是在后天各种因素的影响下发生变化。这些因素既可影响体质强弱，也可改变体质类型。因此，改善后天体质形成的因素，可以弥补先天禀赋之不足，从而以后天养先天，使弱者变强，羸者变壮。

（一）年龄因素

体质随着个体发育的不同阶段而不断演变，在生、长、壮、老的生命过程中，脏腑精气由弱到强，由盛至衰，一直影响着人体的生理活动和心理变化，决定着人体体质的演变。

（二）饮食因素

饮食结构和营养状况对生长发育有明显的影响。合理的膳食结构和习惯，良好的营养水平，则能保持和促进身体的正常生长发育，使精气神旺盛，脏腑功能协调，阴阳平秘，体质强壮。某些不良的饮食习惯，或饮食偏嗜、营养缺乏，或酗酒过度等，日久则影响体质，如嗜食肥甘厚味可助湿生痰，形成痰湿质；嗜食辛辣则易化火灼津，形成阴虚火旺质；嗜酒过度则易损伤肝脾，形成痰瘀质。

（三）劳逸所伤

劳逸是影响体质的重要因素。劳逸结合，有利于人体的身心健康，保持良好的体质。过度劳作，易于损伤筋骨，消耗气血，致脏腑精气不足，功能减弱，形成虚性体质；而过度安逸，长期养尊处优，四体不勤，则可使气血流行不畅，筋肉松弛，脾胃功能减退，而形成痰瘀质。

（四）情志因素

不同的情志活动通过影响五脏精气的盛衰变化从而影响五脏的功能，进而影响人的体质。情志和调，则气血调畅，脏腑功能协调，体质强壮；反之，突然强烈或长期持久的情志刺激，超过了人体的生理调节能力，可致脏腑精气的不足或失调，给体质造成不良影响。如长期忧思过度，耗伤气血，易形成气虚质；情志抑郁，压抑寡欢，易形成气郁质等。

（五）地理因素

《素问·异法方宜论》详细论述了不同水土性质、气候类型、生活条件、饮食习惯影响所形成的东、南、西、北、中五方人的体质差异及其特征。北方人形体多壮实，腠理致密，居处多阴寒盛，易形成阳虚质。

（六）疾病针药及其他因素

疾病是促使体质改变的一个重要因素。一般而言，疾病改变体质多是向不利方面变化，大病、久病之后，常使体质虚弱。

药物与针灸能够调整脏腑精气阴阳之盛衰及经络气血之偏颇，用之得当，将会收到补偏纠弊的功效，使体质恢复正常；用之不当，或针药误施，将会加重体质损害，使体质由壮交衰，由强变弱。

第三节　体质的分类

体质分类即将人群中的体质现象，根据其各自不同的表现特征，按一定的标准，采用相应的方法，分成若干个类型。中医学体质分类，是以整体观念为指导思想，以阴阳五行学说为框架，以藏象及精气血津液神为理论基础进行归纳的。

一、体质的分类方法

体质的分类方法是认识和掌握体质差异性的重要手段。古今医家从不同角度对体质作了不同的分类。《内经》曾提出阴阳划分法、五行划分法、形态与功能特征分类法、心理特征分类法等。明代张介宾等采用藏象阴阳分类法，叶天士等以阴阳属性分类，章虚谷则以阴阳虚实分类。现代医家多从临床实践出发进行分类，如六分法、九分法等。

二、常用体质分类及特征

（一）三种体质类型

在正常生理状态下，机体阴阳总是处于动态的消长变化之中，使体质出现阴阳平和，或偏阴或偏阳的状态，故人体正常体质大致可分为阴阳平和质、偏阳质和偏阴质三种类型。

1. 阴阳平和质

阴阳平和质是功能较为协调的体质类型。体质特征是身体强壮，胖瘦适度，面色与肤色虽有五色之别，但都明润含蓄，食量适中，二便通调，舌红润，脉象缓匀，目光有神，性格开朗随和，夜眠安和，精力充沛，反应灵活，思维敏捷，工作潜力大，自身调节和对外适应能力强。具有这种体质特征的人，不易感受外邪，较少生病。即使患病，多为表证、实证，且易于治愈，康复亦快，亦可不药而愈。如果后天调养得宜，无暴力外伤、慢性疾病及不良生活习惯，其体质不易改变，多长寿。

2. 偏阳质

偏阳质是具有兴奋、好动、偏热特征的体质类型。体质特征是形体适中，或偏瘦，面色多略偏红或微苍黑，或呈油性皮肤，食量较大，大便易干燥，小便易黄赤，平时畏热喜冷，或易出汗，喜饮水，唇、舌偏红，苔薄易黄，脉多滑数，性格外向，喜动好强，易急躁，自制力较差，精力旺盛，动作敏捷，反应灵敏，性欲较强。具有这种体质特征的人，受邪发病后多表现为热证、实证，并易化燥伤阴，皮肤易生疖疮，内伤杂病多见火旺、阳亢或兼阴虚之证，容易发生眩晕、头痛、心悸、失眠及出血等病证。

3. 偏阴质

偏阴质是具有抑制、喜静、偏寒特征的体质类型。体质特征是形体适中或偏胖，容易疲劳，面色偏白而欠华，食量较小，平时畏寒喜热，唇、舌偏白偏淡，脉多沉细，性格内向，喜静少动，或胆小易惊，精力偏弱，动作迟缓，反应较慢，性欲偏弱。具有这种体质特征的人，受邪发病后多表现为寒证、虚证，表证易传里或直中内脏，冬天易生冻疮，内伤杂病多见阴盛、阳虚之证，容易发生湿滞、水肿、痰饮、血瘀等病证。

（二）常见九种体质

2009 年 4 月 9 日，中华中医药学会发布了《中医体质分类与判定》标准，该标准中将人体体质分为平和质、气虚质、阳虚质、阴虚质、痰湿质、湿热质、血瘀质、气郁质、特禀质九个类型。

1. 平和质（A 型）

总体特征：阴阳气血调和，以体态适中、面色红润、精力充沛等为主要特征。

形体特征：体形匀称健壮。

常见表现：面色、肤色润泽，头发稠密有光泽，目光有神，鼻色明润，嗅觉通利，唇色红润，不易疲劳，精力充沛，耐受寒热，睡眠良好，胃纳佳，二便正常，舌色淡红，苔薄白，脉和缓有力。

心理特征：性格随和开朗。

发病倾向：平素患病较少。

对外界环境适应能力：对自然环境和社会环境适应能力较强。

2. 气虚质（B 型）

总体特征：元气不足，以疲乏、气短、自汗等气虚表现为主要特征。

形体特征：肌肉松软不实。

常见表现：平素语音低弱，气短懒言，容易疲乏，精神不振，易出汗，舌色淡红，舌边有齿痕，脉弱。

心理特征：性格内向，不喜冒险。

发病倾向：易患感冒、内脏下垂等病。

对外界环境适应能力：不耐受风、寒、暑、湿邪。

3. 阳虚质（C 型）

总体特征：阳气不足，以畏寒怕冷、手足不温等虚寒表现为主要特征。

形体特征：肌肉松软不实。

常见表现：平素畏冷，手足不温，喜热饮食，精神不振，舌淡胖嫩，脉沉迟。

心理特征：性格多沉静、内向。

发病倾向：易患痰饮、肿胀、泄泻等病，感邪易从寒化。

对外界环境适应能力：耐夏不耐冬，易感风、寒、湿邪。

4. 阴虚质（D 型）

总体特征：阴液亏少。以口燥咽干、手足心热等虚热表现为主要特征。

形体特征：体形偏瘦。

常见表现：手足心热，口燥咽干，鼻微干，喜冷饮，大便干燥，舌红少津，脉细数。

心理特征：性情急躁，外向好动，活泼。

发病倾向：易患虚劳、失精、不寐等病，感邪易从热化。

对外界环境适应能力：耐冬不耐夏：不耐受暑、热、燥邪。

5. 痰湿质（E 型）

总体特征：痰湿凝聚，以形体肥胖、腹部肥满、口黏苔腻等痰湿表现为主要特征。

形体特征：体形肥胖，腹部肥满松软。

常见表现：面部皮肤油脂较多，多汗且黏，胸闷，痰多，口黏腻或甜，喜食肥甘甜黏，苔腻，脉滑。

心理特征：性格偏温和、稳重，多善于忍耐。

发病倾向：易患消渴、中风、胸痹等病。

对外界环境适应能力：对梅雨季节及湿重环境适应能力差。

6. 湿热质（F 型）

总体特征：湿热内盛，以面垢油光、口苦、苔黄腻等湿热表现为主要特征。

形体特征：形体中等或偏瘦。

常见表现：面垢油光，易生痤疮，口苦口干，身重困倦，大便黏滞不畅或燥结，小便短黄，男性易阴囊潮湿，女性易带下增多，舌质偏红，苔黄腻，脉滑数。

心理特征：容易心烦急躁。

发病倾向：易患疮疖、黄疸、热淋等病。

对外界环境适应能力：对夏末秋初湿热气候，湿重或气温偏高环境较难适应。

7. 血瘀质（G 型）

总体特征：血行不畅，以肤色晦暗、舌质紫暗等血瘀表现为主要特征。

形体特征：胖瘦均见。

常见表现：肤色晦暗，色素沉着，容易出现瘀斑，口唇暗淡，舌暗或有瘀点，舌下络脉紫暗或增粗，脉涩。

心理特征：易烦，健忘。

发病倾向：易患癥病及痛证、血证等。

对外界环境适应能力：不耐受寒邪。

8. 气郁质（H 型）

总体特征：气机郁滞，以神情抑郁、忧虑脆弱等气郁表现为主要特征。

形体特征：形体瘦者为多。

常见表现：神情抑郁，情感脆弱，烦闷不乐，舌色淡红，苔薄白，脉弦。

心理特征：性格内向不稳定、敏感多虑。

发病倾向：易患脏躁、梅核气、百合病及郁证等。

对外界环境适应能力：对精神刺激适应能力较差；不适应阴雨天气。

9. 特禀质（I 型）

总体特征：先天失常，以生理缺陷、过敏反应等为主要特征。

形体特征：过敏体质者一般无特殊；先天禀赋异常者或有畸形，或有生理缺陷。

常见表现：过敏体质者常见哮喘、风团、咽痒、鼻塞、喷嚏等；患遗传性疾病者有垂直遗传、先天性、家族性特征；患胎传性疾病者具有母体影响胎儿个体生长发育及相关疾病特征。

心理特征：随禀质不同情况各异。

发病倾向：过敏体质者易患哮喘、荨麻疹、花粉症及药物过敏等；遗传性疾病如血友病、先天愚型等；胎传性疾病如五迟（立迟、行迟、发迟、齿迟和语迟）、五软（头软、项软、手足软、肌肉软、口软）、解颅等。

对外界环境适应能力：适应能力差，如过敏体质者对易致过敏季节适应能力差，易引发宿疾。

第四节　体质学说的应用

体质学说与养生防病、病因病机、辨证论治等有密切关系，具有重要的应用价值。中医学强调的“因人制宜”，就是体质学说在临床应用方面的体现，是个体化诊疗思想的代表。

一、体质与病因病机

（一）体质因素对预测某些病因的易感性具有重要意义

在疾病尚未发生或未有明确表征之前，可以通过不同的体质特征对其易患疾病进行预测，以预知可能的疾病倾向情况等，达到“未病先防”“既病防变”的目的。体质因素对某些病邪易感性的规律如下：偏阳质者，易感受风、暑、热之邪，感受风邪易伤肺脏，感受暑热之邪易伤肺胃之津液及肝肾之阴；偏阴质者，易感受寒湿之邪，感受寒邪后易入里，常伤脾肾之阳气，感受湿邪最易困遏脾阳，外湿引动内湿而为泄为肿等。

（二）体质影响疾病的发生

人体能否感邪而发病，主要取决于个体的体质状况。如小儿脏腑娇嫩，体质未壮，易患咳喘、腹泻、食积等疾；年高之人，脏腑精气多虚，体质较弱，易患痰饮、咳喘、眩晕、心悸、消渴等病；肥人或痰湿内盛者，易患中风、眩晕；瘦人或阴虚之体，易罹肺痨、咳嗽诸疾；阳弱阴盛体质者易患脾肾阳虚之证。个体体质的特殊状态或缺陷是内伤情志病变发生的关键性因素。对某些情志刺激，机体发病与否，不仅与刺激的种类及其强度等有关，还与体质类型相关。此外，遗传性疾病、先天性疾病以及过敏性疾病的发生，也与体质类型密切相关。

（三）体质因素影响证候倾向性

体质强弱决定着疾病证候虚实。一般而言，体质强壮者，正气旺盛，抗病力强，邪气难以侵袭致病，即使邪气亢盛而发病，多表现为实证；体质羸弱者，正气虚弱，抵抗力差，邪气易于乘虚侵袭而发病，多表现为虚证。

（四）体质决定病机的从化

从化，即病情随体质而变化。六淫之邪，有阴阳的不同，其伤人也，又随人身阴阳强弱盛衰变化而为病。如同为风寒之邪，偏阳质者得之易从阳化热；偏阴质者得之易从阴化寒。同为湿邪，阳热之体得之，易从阳化热而为湿热之候；阴寒之体得之，易从阴化寒而为寒湿之证。从化的一般规律如下：素体阴虚阳亢者，功能活动相对亢奋，受邪后多从热化；素体阳虚阴盛者，功能活动相对不足，受邪后多从寒化；素体津亏血耗者，易致邪从燥化；气虚湿盛者，受邪后多从湿化。

（五）体质决定疾病的传变

疾病传变与否虽与邪之盛衰，治疗得当与否有关，但主要取决于体质。体质主要从两个方面对疾病的传变产生影响。其一，通过影响正气的强弱，决定发病和影响传变。体质强壮者，正气充足，抗邪能力强，病势虽急，但不易传变，病程也较短暂。体质虚弱者，不但易于感邪，且易深入，病情多变，易发生重证或危证。其二，通过预防疾病发生，以达到延年益寿的目的。

二、体质与辨证论治

体质是辨证的基础，决定疾病的证候类型。感受相同的致病因素或患同一种疾病，因个体体质的差异可表现出阴阳表里寒热虚实等不同的证候类型，即同病异证。感受不同病因或患不同疾病，但因体质相类，常表现出相同或类似的证候类型，即异病同证。可见，同病异证与异病同证，主要是以体质差异为生理基础的。

体质在很大程度上决定着个体对治疗反应的差异性，因此，临证治病必须结合病人平素体质而治。注重体质诊察是辨证论治的重要环节，主要原则和方法是区别体质而治疗，即"因人制宜"。如面色白而体胖，属阳虚质者，感受寒湿阴邪，易从阴化寒化湿，当用附子、肉桂、干姜等大热之品以温阳祛寒或通阳利湿；面色红而形瘦，属阴虚质者，内火易动，感受寒湿阴邪，反倒易从阳化热伤阴，治宜清润之品。因此，偏阳质者，多发实热证，当慎用温热伤阴之剂；偏阴质者，多发实寒证，当慎用寒凉伤阳之药。

"同病异治"和"异病同治"作为辨证论治的具体体现，体质同样起着重要作用。由于体质的差异，同疾病，可出现病情发展、病机变化的差异，表现出不同的证候，治疗上应根据不同的情况，采取不同的治法，而不同的病因或疾病，由于病人的体质在某些方面有共同点，证候随体质而化，可出现大致相同的病机变化和证候，故可采用大致相同的方法进行治疗。

体质有寒热虚实之异，药物有性味偏颇，故应视体质不同而决定用药。其一，注意用药性味。阴阳平和质者宜视病情权衡寒热补泻，忌妄攻滥补；偏阳质者宜甘寒、酸寒、咸寒、清润，忌辛热温散；偏阴质者宜温补益火，忌苦寒泻火；素体气虚者宜补气培元，忌耗散克伐；湿热质者宜清热利湿，忌滋补厚味等。其二，注意用药剂量。不同的体质对药物的反应不同，故应注意用药剂量。体质强壮者，对药物耐受性强，剂量宜大，用药可峻猛；体质瘦弱者，对药物耐受性差，剂量宜小，药性宜平和。

三、体质与养生防病

中医学养生，贯穿于衣食住行的各个方面，故养生防病方法因体质而异。在中医理论指导下，根据不同体质，采用相应的养生方法和措施。体质强壮者，亦应加强精神调摄，合理膳食，锻炼身体，注意预防疾病，防止疾病伤人使体质下降。体质具有阴阳气血偏颇者，养生方法除顺应四时、形神共养、饮食调理、锻炼身体等增进身心健康外，还需兼顾体质特点。如气郁质者，精神多抑郁不爽，神情多愁闷不乐，性格多孤僻内向、多愁善感、气度狭小，故应注意情感上的疏导，消解其不良情绪。阳虚质者，精神多萎靡不振，神情偏漠，多自卑而缺乏勇气。应帮助其树立起生活的信心。在食养方面，体质偏阳者，进食宜凉而忌热；体质偏寒者，进食宜温而忌寒。阴虚之体，饮食宜甘润生津，忌肥腻厚味、辛辣燥烈之品；阳虚之体宜温补，忌生冷寒凉之品等。

知识链接

体质与疾病相关性的现代研究

对肥胖人痰湿质与常见疾病的相关性研究发现，肥胖人多痰湿质，且多兼挟瘀血、气虚、阳虚，多患高脂血症、冠心病、脑卒中、糖尿病等疾病。肝病病人多见阴虚质。原发性高血压病人中阳亢质和痰湿质是两大基本类型。小儿贫血、厌食、复感等病多见气虚质；肥胖小儿易患湿疹、腹泻、喘息；燥热质小儿易患乳蛾、口疮口糜；阳盛质新生儿易患红臀、痱子。痰湿质是肥胖妇人的主要体质特征，是肥胖妇人不孕症发生、发展的重要病理基础。

重点小结

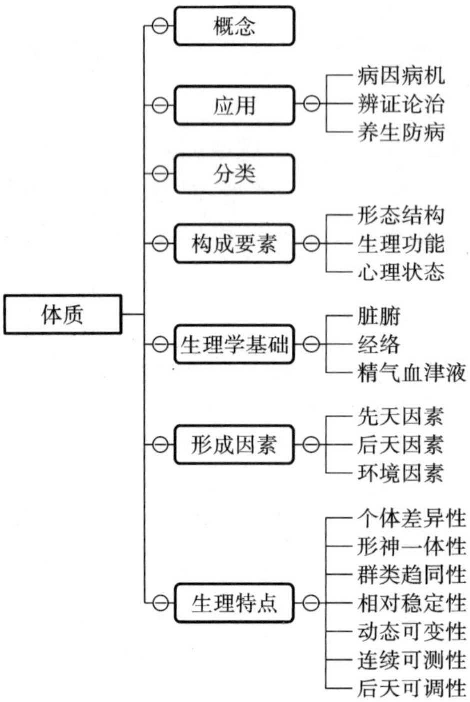

目标测试

一、名词解释

1. 体质

2. 从化

二、单项选择题

1. 体质是指人体的(　　)。

A. 身体素质　　B. 心理素质　　C. 身心特性　　D. 遗传物质　　E. 形态结构

2. 后天各种因素使体质具有(　　)。

A. 可变性　　B. 连续性　　C. 复杂性　　D. 普遍性　　E. 稳定性

3. 先天禀赋决定着体质的相对(　　)。

A. 可变性　　B. 稳定性　　C 全面性　　D. 普遍性　　E. 复杂性

4. 过食煎炸、烧烤、辛辣、温热之品，最易形成（　　）。

A. 湿热质　　B. 气郁质　　C. 气虚质　　D. 阳虚质　　E. 血瘀质

5. 素体阴虚阳亢者，受邪后多从（　　）。

A. 寒化　　B. 热化　　C. 燥化　　D. 湿化　　E. 痰化

6. 肌肉松软不实，平素语音低弱，气短懒言，易出汗，性格内向，易患内脏下垂等病的是（　　）。

A. 平和质　　B. 阳虚质　　C. 阴虚质　　D. 气虚质　　E. 气郁质

7. 性格多沉静、内向，平素畏冷，手足不温，易患痰饮、泄泻等病，属于（　　）。

A. 平和质　　B. 阳虚质　　C. 阴虚质　　D. 气虚质　　E. 气郁质

8. 手足心热，口燥咽干，鼻微干，喜冷饮，大便干燥，舌红少津，脉细数，是哪种体质人群的常见表现？（　　）

A. 平和质　　B. 阳虚质　　C. 阴虚质　　D. 气虚质　　E. 气郁质

9. 体形肥胖，腹部肥满松软，面部皮肤油脂较多，多汗且黏，痰多，口黏腻，苔腻，脉滑是哪种体质人群的形体特征？（　　）

A. 特禀质　　B. 痰湿质　　C. 湿热质　　D. 血瘀质　　E. 气郁质

10. 面垢油光，口苦口干，身重困倦，大便黏腻不畅或燥结，小便短黄，舌质偏红，苔黄腻，脉滑数，易患疮疖、黄疸、热淋等病是哪种体质人群？（　　）

A. 特禀质　　B. 痰湿质　　C. 湿热质　　D. 血瘀质　　E. 气郁质

三、简答题

1.《中医体质分类与判定》标准中把体质分为哪几个类型？

2. 体质的形成因素有哪些？

四、病案分析

胡某，46 岁。感冒咳嗽缠绵月余，痰多色白，舌苔薄腻，脉象弦滑带数，听诊两肺有散在的干湿啰音。西医诊断为支气管炎。中医辨证系外感邪气未净，肺失清肃，方用银翘散加减，连服 4 剂未效。复诊参合病人形体肥胖、平日嗜酒，且脉滑苔腻。故根据病人的体质改用二陈汤加泽泻以祛湿化痰，复入枳实子以解酒毒。服 3 剂，即痰少咳止。要求：病人是什么体质？是如何形成的？为什么病人服银翘散无效，改用二陈汤后速效？

（郝存金）

扫码看答案

第七章

病因病机

扫码看 PPT

学习目标

1. 掌握各类病因的具体致病特点；掌握病机学说正邪相争、阴阳失调的机制。
2. 熟悉病因的分类和六淫致病的共同特点。
3. 了解发病的基本原理。

案例导入

李某，女，48岁，因婚姻破裂心情烦闷不乐，神情淡漠，胸闷不舒，乳房胀痛，喜太息，时感倦怠乏力，纳少。舌淡，苔白，脉弦数。

讨论：

1. 病人出现上述症状的原因是什么？
2. 如何解释胸闷不舒、乳房胀痛等症的病机？

病因又称致病因素，是导致人体产生疾病的原因。疾病与健康是相对的，人的脏腑、经络的生理活动正常，气血阴阳协调平衡，人体便处在健康状态。当某种致病因素侵犯人体，影响或破坏人体内部各脏腑组织之间、人体与外环境之间的相对平衡协调状态时，就会发生疾病。病机是疾病发生、发展及其转归的机制。疾病的发生、发展与转归过程极其复杂，涉及人体内外各种因素，但总体来说取决于人体正常生理功能与各种致病因素之间的矛盾斗争。

第一节　病　　因

案例导入

孙某，男，26岁，近日因感冒出现汗出恶风、咽痒咳嗽。今日晨起即感面目浮肿，小便少，舌淡红、苔薄白、脉浮缓。

讨论：

1. 病人出现上述症状的原因是什么？
2. 这种病因有何致病特点？

病因包括六淫、疠气、七情内伤、饮食失宜、劳逸失度、持重努伤、跌仆金刃、外伤及痰饮、瘀血、结石等。中医学对病因的认识经历了漫长的历史时期。在《内经》中古代医家将病因分为阴阳两类，如《素问·调经论》说："夫邪之生也，或生于阴，或生于阳。其生于阳者，得之风雨寒暑。其生于阴者，得之饮食居处，阴阳喜怒。"汉代张仲景根据经络脏腑部位以及病邪传变层次对病因进行了初步的分类，如《金匮要略》指出："千般疢难，不越三条：一者，经络受邪，入脏腑，为内所因也；二者，四肢九窍，血脉相传，壅塞不通，为外皮肤所中也；三者，房室、金刃、虫兽所伤。以此详之，病由都尽。"宋代陈无择著

《三因极一病证方论》，明确提出了“三因学说”，指出：“六淫，天之常气，冒之则先自经络流入，内合于脏腑，为外所因；七情，人之常性，动之则先自脏腑郁发，外形于肢体，为内所因；其如饮食饥饱，叫呼伤气，尽神度量，疲极筋力，阴阳违逆，乃至虎狼毒虫，金疮踒折，疰忤附着，畏压溺等，有背常理，为不内外因。”这种把致病因素与发病途径结合起来进行研究的分类方法对后世病因学说产生了深刻的影响。目前，一般将病因分为如下几类：外感病因，包括六淫、疠气；内伤病因，包括七情内伤、饮食失宜、劳逸失度等；其他致病因素，如外伤和虫兽伤等；另外，在疾病发展过程中形成的某些病理产物，如痰饮、瘀血等，也可成为某些疾病的致病因素。

中医探求病因常见方法有两种。一是询问求因法，通过详细询问发病经过及其有关情况，推断其病因。这类求因法多来自病人主观感觉，如受凉、情绪波动、饮食失节、外伤。此法简单、方便，易获病因，但受限制因素较多，如病人感受过于主观，或叙述不清，或难以体察，或不能表达（神志异常的病人）均可影响病因探求。二是辨证求因法，是以病证的临床表现为依据，进行综合分析，推求病因。如根据游走不定、变化多端等确认病因为风邪。辨证求因是从整体观念出发，辨证分析，据证探求病因，比询问法运用更为全面、广泛，故为中医探讨病因的主要方法。

一、外感病因

外感病因一般指来自自然界的致病因素，包括六淫和疠气。由外感病因导致的疾病称为外感病。外感病的特点为发病急、病程短，有季节性、地域性，症状相似，且初期具有恶寒发热、脉浮等表证的临床表现。

（一）六淫

六淫为外感病因之一，是指风、寒、暑、湿、燥、火六种外感病邪。“淫”有太过、浸淫之意，泛指反常。风、寒、暑、湿、燥、火六种正常的自然界气候称为六气，是人类赖以生存的必要条件。六气变化是按照一定规律更替和重复，如春暖、夏热、秋凉、冬寒。人生活在这样的环境中，通过自身调节机制适应六气变化，正常六气变化并不使人致病，但当气候变化异常，超过一定限度，如六气太过或不及，或非其时而有其气，或气候变化过于急骤，使机体不能与之相适应时，可导致疾病发生。

六淫致病一般具有以下共同特点。

外感性：六淫致病，其致病途径多从肌表、口鼻而入。如风寒湿邪易犯人体肌表，温热燥邪易自口鼻而入。由于六淫病邪均自外界侵犯人体，故称外感致病因素，所致疾病即称为“外感病”。

季节性：六淫致病常有明显的季节性。如春季多风，夏季多暑，长夏多湿，秋季多燥，冬季多寒。六淫致病与时令气候变化密切相关，故又称之为“时令病”。由于气候异常变化的相对性，故夏季也可见寒病，冬季也可有热病。

地域性：六淫致病常与居住地区和环境失宜密切相关。在不同的地区，随气候不同而患病亦异，如：西北高原地区常多寒邪、燥邪为病；东南沿海地带常多湿邪为病，久处潮湿环境中，则多湿病。

相兼性：六淫邪气既可单独侵袭发病，也可两种或两种以上邪气相兼致病。相兼形成，可分两类：一是依风相合，是指六淫之邪多依附于风相兼致病，如风热、风寒、风湿感冒、风寒湿痹等；二是同类相兼，是指同类邪气相合致病，如寒湿困脾、暑热内盛等。

转化性：六淫致病在一定条件下，其证候性质可以发生转化。如风邪可化热、化火、化燥，寒邪入里从阳化热，暑湿日久化燥伤阴等。证候性质转化条件，一是受邪后可随人体体质不同而发生相应的转化；二是治疗不当，可引起六淫致病证候性质发生变化。转化，并非六淫中一种邪气变成另一种邪气，而是指邪气所致证候性质的转化，表现为病证特征与始受之邪所致病证的性质不同。

六淫致病除气候因素外，还包括生物因素（细菌、病毒）、物理因素、化学因素等作用于人体引起的病理变化。六淫较抽象，但对指导临床辨证，分析临床表现，探求病因，确定治疗措施均有其重要的指导意义。

1. 风邪

自然界中具有风之轻扬开泄、善动不居特性的外邪称风邪。风为春季的主气，但当其太过、不及时，四季均可使人患病。且寒、湿、燥、暑、热等外邪，多依附于风而侵入机体。故中医认为，风邪实为外感病证的先导，为“百病之长”。

风邪的性质和致病特点如下。

(1)风为阳邪，轻扬开泄，易袭阳位：风邪善动不居，具有升发、向上、向外的特点，故为阳邪。且风邪易侵犯人体的上部(如头面)和肌表，可使皮毛、汗孔开泄，而出现汗出、恶风等病症。由于风性轻扬、无处不到，故风病症状，可表现于身体的任何部分。但初起一般多在上部、外部和体表，故《素问·太阴阳明论》说：“伤于风者，上先受之。”

(2)风性善行而数变：“善行”，是指风性善动不居，游移不定。故其致病具有病位游移、行无定处的特征。如风寒湿三气杂至而引起的痹证，若见游走性关节疼痛，痛无定处，则属于风邪偏盛的表现，称为“行痹”或“风痹”。“数变”，是指风邪致病变幻无常，发病迅速。如风疹(荨麻疹)就表现为皮肤瘙痒时作，疹块发无定处、此起彼伏、时隐时现等特征。故《素问·风论》说：“风者，善行而数变。”

(3)风性主动：“主动”，是指风邪致病具有动摇不定的特征。临床上因受风而面部肌肉颤动，或口眼歪斜，为风中经络；因金刃外伤，复受风毒之邪而出现四肢抽搐、角弓反张等症，也属于风性主动的临床表现；某些温热病的热盛动风、阴虚风动，以及内伤杂病中的肝阳化风、血虚生风等出现的眩晕、抽搐、筋脉强直等症状皆属于“风胜则动”(《素问·阴阳应象大论》)的表现，所以《素问·至真要大论》说：“诸暴强直，皆属于风。”

(4)风为百病之长：长者，始也，首也。风为百病之长，一是指风邪常兼他邪合而伤人，为外邪致病的先导。因风性开泄，凡寒、湿、暑、燥、热诸邪，常依附于风而侵犯人体，从而形成外感风寒、风湿、风热、风燥等证。二是指风邪袭人致病最多。风邪终岁常在，故发病机会多；风邪侵入，无孔不入，表里内外均可遍及，侵害不同的脏腑组织，可发生多种病证。古人甚至将风邪作为外感致病因素的总称。故《素问·骨空论》说：“风者，百病之始也。”《素问·风论》曰：“风者，百病之长也。”

2. 寒邪

寒者，冷也。自然界中具有寒冷、凝结特性的外邪称寒邪。寒乃冬季之主气。若寒冷太过，伤人致病则为寒邪。寒邪常见于冬季，但寒邪为病也可见于其他季节，如气温骤降、涉水淋雨、汗出当风、空调过凉，亦常为感受寒邪的重要原因。寒邪侵入所致病证，称为外寒病证。外寒根据所伤部位不同又分“伤寒”和“中寒”两种。寒客肌表，郁遏卫阳者，称为“伤寒”；寒邪直中于里，伤及脏腑阳气者，称为“中寒”。

寒邪的性质和致病特点如下。

(1)寒为阴邪，易伤阳气：寒邪性清冷，凛冽冰凉，性质属阴，故寒为阴邪。寒邪伤人，使体内阴气增长，“阴盛则寒”引起怕冷之象。阳主温煦，以制阴气，阴寒偏盛，阳气无力驱散寒邪，反被阴寒耗伤，致阳气亏损被伤，失却温煦气化，机体产热不足和脏腑功能活动减退，则全身和局部呈寒象。所以，感受寒邪，最易损伤人体阳气。寒邪伤阳，可致寒遏卫阳的实寒证，如外寒侵袭肌表，卫阳被遏，可见恶寒、发热、无汗、鼻塞、流清涕等症；寒邪伤阳还可导致阳气衰退的虚寒证，如寒邪伤脾，脾阳受损，可见脘腹冷痛、呕吐、腹泻等症。

(2)寒性凝滞：凝滞，即凝结阻滞。寒性凝滞，是指寒邪侵入人体，易使气血津液凝结、经脉阻滞之意。人身气血津液之所以畅行不息，全赖一身阳气的温煦推动。一旦阴寒之邪侵犯，阳气受损，阳气失于温煦和推动，气血津液运行迟缓、凝闭阻滞，不通而痛。寒为阴邪，其性清冷，寒邪所致疼痛多为冷痛或剧痛，得温痛减，遇寒加重。《素问·举痛论》说：“寒气入经而稽迟，泣而不行，客于脉外则血少，客于脉中则气不通，故卒然而痛。”如偏于寒盛之痹证，即以关节或肢体剧烈疼痛为主症，称为“痛痹”或“寒痹”。

(3)寒性收引：“收引”，即收缩牵引之意。《素问·举痛论》说：“寒则气收。”寒邪侵袭人体，可使气机收敛，腠理闭塞，血脉、筋脉挛急。如寒邪袭表，毛窍腠理闭塞，则无汗；寒客血脉，气血凝滞，血脉挛缩，可见脉紧；寒客筋脉，致其拘急收引，则可使肢体屈伸不利或冷厥不仁。

3.暑邪

暑为夏季之主气，乃火热之气所化，凡夏至之后，立秋以前，具有炎热、升散、夹湿特性的外邪，称为暑邪。在炎夏季节，气温过高，或在烈日之下长时间作业，或环境闷热，皆易感受暑热之邪而患病。暑邪致病，有明显的季节性，主要发生于夏至以后，立秋之前。故《素问・热论》说："先夏至日者为病温，后夏至日者为病暑。"另外，暑病只有外感，没有内生。这在六淫中是独一无二的。

暑邪致病，有伤暑和中暑之别。起病缓，病情轻者为"伤暑"；发病急，病情重者，为"中暑"。

暑邪的性质和致病特点如下。

(1)暑为阳邪，其性炎热：暑为夏季火热所化，有酷热之性，火热属阳，暑为阳邪。暑邪侵犯人体，初期卫表证候短暂，很快恶寒消失，一派阳热之象，如高热、心烦、面赤、脉洪大等。"夏暑发自阳明"。暑邪发热比热邪发热更高；易扰动心神而致心烦闷乱不宁，甚则突然昏倒，不省人事。

(2)暑性升散，扰神伤津耗气："升"，即升发、向上。暑为阳邪，其性升发，暑邪伤人，易上扰心神，或侵犯头目，出现心胸烦闷不宁、头昏、目眩、面赤等症。"散"，即发散，指暑邪侵犯人体，可致腠理开泄而多汗，汗出过多，不仅伤津，而且耗气，故临床除见口渴喜饮、尿赤短少等津伤之症外，往往可见气短、乏力，甚则气津耗伤太过，清窍失养而突然昏倒、不省人事。故《素问・刺志论》说："气虚身热，得之伤暑。"

(3)暑多夹湿：暑季气候炎热，且常多雨而潮湿，热蒸湿动，湿热弥漫，故暑邪致病，多夹湿邪为患。其临床表现除发热、烦渴等暑热症状外，常兼见身热不扬、四肢困倦、胸闷呕恶、大便溏泄不爽等湿滞症状。如夏季的感冒病，多属暑邪兼夹湿邪而致，治疗当用"湿去热孤"之法。

4.湿邪

湿邪是指自然界中具水湿之重浊、黏滞、趋下特性的外邪。湿为长夏之主气。长夏即农历六月，时值夏秋之交，阳热尚盛，雨水且多，热蒸水腾，潮湿充斥，为一年中湿气最盛的季节。湿邪为病，长夏居多，但四季均可发生。湿邪入侵所致的病证，称为外湿病证，多由气候潮湿、涉水淋雨、居处潮湿、水中作业等环境中感受湿邪所致。

湿邪的性质和致病特点如下。

(1)湿为阴邪，易损伤阳气，阻遏气机："湿为水之散，水为湿之聚"，故属阴邪。阴邪入侵，机体阳气与之抗争，故湿邪入侵，易伤阳气。脾主运化水液，性喜燥而恶湿，故外感湿邪，常易困脾，致脾阳不振，运化无权，从而使水湿内生、停聚，发为泄泻、水肿、尿少等症。清代叶桂《温热论・外感温热篇》说："湿胜则阳微。"湿为重浊有质之邪，侵入人体最易留滞于脏腑经络，阻遏气机，使脏腑气机升降失常，经络阻滞不畅。如湿阻胸膈，气机不畅则胸膈满闷。

(2)湿性重浊："重"即沉重、重着，指湿邪致病，出现以沉重感为特征的临床表现，如头身困重、四肢酸楚沉重等。若湿邪外袭肌表，困遏清阳，清阳不升，则头重如裹，如《素问・生气通天论》说："因于湿，首如裹。"湿邪阻滞经络关节，阳气不得布达，则可见肌肤不仁、关节疼痛重着等，称之为"湿痹"或"着痹"。"浊"即秽浊不清，指湿邪为患，易呈现分泌物和排泄物秽浊不清的现象。如湿浊在上则面垢、眵多；湿滞大肠，则大便溏泄、下利脓血；湿浊下注，则小便混浊、妇女白带过多等。

(3)湿性黏滞："黏"，即黏腻；"滞"，即停滞。湿邪致病，其黏腻停滞的特性主要表现在两个方面。一是症状的黏滞性。湿邪致病，临床表现多黏滞不爽，排出物或分泌物滞涩而不畅。如湿滞胃肠，大便后重而不爽；湿积为痰，则痰多黏腻难出；湿滞膀胱，则小便淋漓不畅；湿邪内盛，舌苔多黏腻垢滞。二是病程的缠绵性，指湿邪为病多缠绵难愈，病程较长或反复发作，如湿痹、湿疹或湿温病等。

(4)湿性趋下，易袭阴位：湿邪伤人，其病多见于人体下部，如下肢、下窍等。《素问・太阴阳明论》说："伤于湿者，下先受之。"如痢疾、淋浊、带下、脚气病等，均系湿邪下注所致。又如临床所见下肢溃疡、下肢浮肿、下肢关节肌肉酸胀疼痛等症，亦多与感受湿邪有关。

5.燥邪

自然界具有干燥、收敛清肃特性的外邪称为燥邪。秋天气候干燥，缺乏水分，植物呈现凋零、干枯、萎黄、肃杀景象，故燥为秋天的主气。燥邪伤人，多自口鼻而入，首犯肺卫，发为外燥病证。秋天为炎热之夏转入寒凉之冬，冷热气交的季节，秋初有夏热之余气，燥邪与温热之邪相结合，热象明显，故为温燥；深秋又有近冬的寒气，燥邪与寒凉之邪相结合，燥性偏凉，故为凉燥。

燥邪的性质和致病特点如下。

(1)燥性干涩，易伤津液：干，干燥。涩，涩滞。燥邪为干涩之病邪，侵犯人体，最易损伤津液，出现各种干燥、涩滞的症状，如口鼻干燥，咽干口渴，皮肤干涩，甚则皲裂，毛发不荣，小便短少，大便干结等。故《素问·阴阳应象大论》说："燥胜则干。"

(2)燥易伤肺：肺为娇脏，喜清肃濡润，不耐燥邪。燥邪伤人，多从口鼻而入，最易损伤肺脏阴津，影响肺宣发与肃降功能，出现干咳少痰，或痰黏难咯，或痰中带血，甚则喘息胸痛等症。肺和大肠相表里，故肺燥亦能影响大肠的传导功能，引起大便干燥不通。

6. 火(热)邪

自然界具有火之炎热特性的外邪称为热邪。火热旺于夏季，但并不像暑那样具有明显的季节性，热邪所致疾病称为外感热病。

火与热异名同类，本质皆为阳盛，都是外感六淫邪气，所致病证也基本相同。火邪与热邪的主要区别如下：热邪致病，临床多表现为全身性弥漫性发热征象；火邪致病，临床多表现为某些局部症状，如肌肤局部红、肿、热、痛，或口舌生疮，或目赤肿痛等。

火(热)邪的性质和致病特点如下。

(1)火热为阳邪，其性趋上：火热之性，燔灼焚焰，升腾上炎，故属阳邪。因此，火热邪气伤人，多见高热、恶热、烦渴、汗出、脉洪数等症。若火热内攻，上扰神明，轻则烦躁失眠，重则狂躁妄动，神昏谵语。火热邪气致病，多侵犯人体上部。如风热上扰，可见头痛、耳鸣、咽喉红肿疼痛等。

(2)火热易伤津耗气：火热之邪最易迫津外泄，或消灼津液使人体阴液耗伤。故火热邪气致病，除有高热之外，往往伴有口渴喜饮、口舌咽干、小便短赤、大便干结等津伤之症。津伤过度，气随津泄，极易损伤正气，出现气短、乏力等症，所以又有"壮火食气"之说。"壮火"，即阳热亢盛的实火。

(3)火热易生风动血："生风"，是指火热之邪侵犯人体，燔灼肝经，耗劫津液，筋脉失养失润，易引起肝风内动的病证。由于此肝风为热甚引起，故又称"热极生风"。临床表现为高热神昏、四肢抽搐、两目上视、角弓反张等。"动血"，指火热入于血脉，易迫血妄行。火热之邪侵犯血脉，轻则加速血行，甚则可灼伤脉络，迫血妄行，引起各种出血证，如吐血、衄血、便血、尿血、皮肤发斑、妇女月经过多、崩漏等。

(4)火热易扰心神：火热伤人常扰乱神明，表现为心烦、失眠、狂躁妄动、神昏谵语等。故《素问·至真要大论》说："诸躁狂越，皆属于火。"

(5)火邪易致疮痈：火邪入于血分，可聚于局部，腐蚀血肉，发为痈肿疮疡。由火毒壅聚所致之痈疡，其临床表现以疮疡局部红、肿、热、痛为特征。

(二)疠气

疠气，指一类具有强烈致病性和传染性的外感病邪。在中医古代文献中，又称为"戾气""异气""毒气""乖戾之气"等。疠气可以通过空气传染，经口鼻侵入致病；也可随饮食、蚊虫叮咬、虫兽咬伤、皮肤接触等途径传染而发病。疠气引起的疾病称"疫病""瘟病""瘟疫病"，如麻疹、白喉、百日咳、伤寒、霍乱、鼠疫等，实际上包括现代许多传染病和烈性传染病在内。

1. 疠气的致病特点

(1)发病急骤，病情危笃：疠气致病力强，常夹火热、湿毒、毒雾、瘴气等秽浊之气侵犯人体，故比内伤杂病和六淫邪气发病都急。致病后易伤津动血，扰神生风，损害脏腑。症状重笃易死亡。《温疫论》述及某些疫病，"缓者朝发夕死，重者顷刻而亡"，足以见疠气致病来势凶猛，病情危笃。

(2)传染性强，易于流行：疠气具有强烈的传染性和流行性，是疠气致病的最大特点。传染古称"染易"。感受疠气可相互传染流行。传染途径有空气、食物。当疫疠之气流行时，无论男女老少，体质强弱，触之者多感邪而发病，可大面积流行一方一境皆病，散在流行如一室一村为病。

(3)一气一病，症状相似：感受同一种疠气，临床症状相似。“无问大小，症状相似。”感受的疠气不同，所产生的症状也不同。疠气致病有一定选择性和特异性。不同疠气，对机体部位有选择性。在不同的病位上产生相应的病证。某种疠气与机体相应脏腑身形之间存在着特异性联系，反映了疠气致病的特异性。

2. 疠气形成和流行的原因

(1)气候反常：如久旱酷热、水涝、湿雾瘴气等，利于疠气滋生和传播，故致疫病流行。

(2)环境污染和饮食不洁：空气和水源受到疠气污染，滋生和传播疠气，致疫病发生。食物受疠气污染可致疫病流行。

(3)未做好预防隔离工作：由于疫疠邪气具有强烈的传染性，没有及时做好预防隔离工作可导致其发生大面积流行。

(4)社会因素影响：与社会经济、文化状况、社会安定有关。经济文化较落后国家或地区，战祸连绵、天灾不断、民不聊生，疫病易流行。国家安定，注意卫生防疫，采取防疫治疗措施，可有效控制传染病流行。

知识链接

新型冠状病毒肺炎

新型冠状病毒肺炎是一种因感染新型冠状病毒(2019 新型冠状病毒)引起的新的呼吸系统急性传染性疾病。呼吸道飞沫和密切接触为主要传播途径。临床以发热、干咳、乏力为初期主要表现，少数病人伴有鼻塞、流涕、腹泻等症状。严重者可见呼吸困难或进展为呼吸窘迫综合征。本病具有传染性、致病性、流行性，属于中医“疠气”范畴，病因为感受疫戾之气，病位在肺，基本病机特点为“湿、毒、热、痰、瘀、虚”。

二、内伤病因

内伤病因，又称内伤，泛指因人的情志或行为不循常度，超过人体自身调节范围，直接伤及脏腑而发病的致病因素，如七情内伤、饮食失宜、劳逸失度等。内伤病因系导致脏腑气血阴阳失调而为病。由内伤病因所引起的疾病称为内伤病。内伤病因，是与外感病因相对而言的，因其病自内而外，非外邪所侵，故称内伤。

(一)七情内伤

1. 七情的基本概念

七情，即喜、怒、忧、思、悲、恐、惊七种情志变化。在一般情况下，七情是人体对客观外界事物的不同反映，属正常的精神情志活动。当突然、强烈或长期持久的情志刺激作用于人体，超过了人体所能调节的范围时，可使脏腑气血功能紊乱，引起疾病的发生，这时的七情，已成为致病的病因。由于七情直接影响有关内脏功能，使病从内发，故又称“七情内伤”，是导致内伤杂病的主要致病因素之一。

2. 七情与脏腑气血的关系

情志活动以五脏精气血为物质基础，是机体功能活动的组成部分。脏腑安和，气血充足，津液和调，则情志活动正常。五脏所藏之精气各有所别，所化情志不尽相同，各脏所主情志活动自然有所侧重，心志为喜，肝志为怒，脾志为思，肺志为忧，肾志为恐。当脏腑气血及功能失调时，可出现异常的情志。反之，异常的情志对内脏亦有不同的影响，甚至导致脏腑功能活动失调，而成为致病因素。

3. 七情内伤的致病特点

1)直接伤及内脏

七情过激，可直接伤及内脏，不同的情志变化，又可以伤及不同的脏腑，故《素问·阴阳应象大论》

说“怒伤肝”“喜伤心”“思伤脾”“悲伤肺”“恐伤肾”等。从临床来看，一般情志所伤，最常出现心、肝、脾三脏病变。

2)影响脏腑气机

七情内伤致病，常出现与之相关内脏的气机失调，如《素问·举痛论》说：“百病生于气也，怒则气上，喜则气缓，悲则气消，恐则气下……惊则气乱……思则气结。”

怒则气上：气上，即气机上逆。过怒伤肝，可使肝气上逆，甚则血随气逆，并走于上。临床可见头胀、头痛，面红目赤，甚至呕血、昏倒等。

喜则气缓：缓有和缓、涣散之意。一般而言，喜悦能缓和紧张情绪，使气血调和，但暴喜或过喜，则又可使心气涣散，以致心神不宁，甚则失神狂乱。

悲则气消：过度悲伤，可耗伤肺气，以致气短息微、乏力懒言等。

恐则气下：恐惧过度，可使气陷于下，损伤肾气，肾气不固，临床上可表现为二便失禁、遗精滑泄。

惊则气乱：突然受惊，可使气机紊乱，以致心神不定，惊慌失措。

思则气结：思虑过度，劳神伤脾，可使脾失健运，气血生化无源。表现为食欲减退，脘腹胀满，腹泻便溏，倦怠乏力等。

3)七情变化影响病情

七情变化对病情具有两方面的影响。一是有利于疾病康复。情绪积极乐观，七情反应适当，当怒则怒，当悲则悲，怒而不过，悲而不消沉，有利于病情的好转乃至痊愈。二是加重病情。情绪消沉，悲观失望，或七情异常波动，可使病情加重或恶化。了解七情活动对病情的正负两方面的影响，对把握病情发展变化，采取全面正确治疗措施，具有实际指导意义。

(二)饮食失宜

饮食是人类赖以生存和维持健康的基本条件，是人体后天生命活动所需精微物质的重要来源。但饮食要有一定的节制。宋代严用和《济生方》说：“善摄生者，谨于和调，使一饮一食，入于胃中，随消随化，则无留滞为患。”如果饮食失宜，可成为病因而影响人体的生理功能，导致脏腑功能失调或正气损伤而发生疾病。

由于食物主要是依赖脾胃的纳运作用进行消化吸收，故饮食失宜，主要损伤脾胃，因而称“饮食内伤”。但在病理过程中，还可导致食积、聚湿、化热、生痰、气血不足等病变。因此，饮食失宜是内伤病的主要致病因素之一。

1.饮食不节

饮食不节，是指饮食的数量或时间没有节制和规律。饮食过饥、过饱，失其常度，或进食失其规律，均可导致疾病的发生。节食或食道疾病，进食量不足，可导致气血生化无源，久之脏腑功能衰弱而为病。暴饮暴食，或食量过度，超过了脾胃消化能力，也会损伤脾胃之气，出现脘腹胀痛拒按、厌食、嗳腐吞酸、泻下臭秽等症。此外，饥饱失时，饮食规律紊乱，失其节制，也同样能使脾胃气机升降失调、功能减退而发病。

2.饮食不洁

饮食不洁作为致病因素，是指进食不洁净的食物而导致疾病的发生。多是由于缺乏良好的卫生习惯，进食陈腐变质，或被疫毒、寄生虫等污染的食物所造成。饮食不洁所致的病变以胃肠病为主。如进食腐败变质食物，则胃肠功能紊乱，出现脘腹疼痛、恶心呕吐、肠鸣腹泻或痢疾等。《金匮要略·禽兽鱼虫禁忌并治》说：“秽饭、馁肉、臭鱼……食之皆伤人……六畜自死，皆疫死，则有毒，不可食之。”

3.饮食偏嗜

饮食偏嗜作为致病因素，是指特别喜好某种性味的食物或专食某些食物而导致某些疾病的发生。如饮食偏寒偏热，或饮食五味有所偏嗜，或嗜酒成癖等，久之可导致人体阴阳失调，或导致某些营养物质缺乏而引起疾病发生。如《素问·五脏生成篇》说：“多食咸，则脉凝血泣而变色；多食苦，则皮槁而毛拔；多食辛，则筋急而爪枯；多食酸，则肉胝皱而唇揭；多食甘，则骨痛而发落。此五味之伤也。”

（三）劳逸失度

劳逸失度，包括过度劳累和过度安逸两个方面。正常的劳动和体力锻炼，有助于气血流通，增强体质。必要的休息，可以消除疲劳，恢复体力和脑力，不会使人致病。只有比较长时间的过度劳累，包括体力劳动、脑力劳动及房劳过度，或过度安逸，包括完全不劳动、不运动，劳逸才能成为致病因素而使人发病。

1. 过劳

过劳指过度劳累，包括劳力、劳神和房劳过度三个方面。

(1)劳力过度，是指较长时间的过度用力而积劳成疾。劳力过度则伤气，久之则气少力衰，神疲消瘦。如《素问・举痛论》说："劳则气耗。"《素问・宣明五气论》说："久立伤骨，久行伤筋。"

(2)劳神过度，是指思虑太过，劳伤心脾。《素问・阴阳应象大论》说："脾在志为思。"而心主血藏神，所以思虑劳神过度，则耗心血，损伤脾气，可出现心神失养的心悸、健忘、失眠、多梦及脾不健运的纳呆、腹胀、便溏等症。

(3)房劳过度，是指性生活不节，房事过度。肾藏精，主封藏。肾精不宜过度耗泄，若房事过频则肾精耗伤，临床常出现腰膝酸软、眩晕耳鸣、精神萎靡，男子出现遗精、早泄，甚至阳痿，女子出现月经不调、痛经、闭经等病症。

2. 过逸

过逸是指过度安逸，不参加劳动，又不运动。人体每天需要适当的活动，气血才能流畅。若长期不劳动，又不从事体力锻炼，易使人体气血不畅，脾胃功能减弱，可出现食少乏力，精神不振，肢体软弱，或发胖臃肿，动则心悸、气喘、汗出等症，或继发他病。《素问・宣明五气论》所说的"久卧伤气"即是这个道理。

三、病理产物性致病因素

痰饮、瘀血、结石等是疾病过程中所形成的病理产物。这些病理产物形成之后，又能作用于人体，干扰机体的正常功能，可加重病理变化，或引起新的病变发生。因其通常是继发于其他病理过程而产生的致病因素，故称"继发性病因"。

（一）痰饮

1. 痰饮的概念

痰饮是人体水液代谢障碍所形成的病理产物。一般以较稠浊的称为痰，清稀的称为饮。

痰作为致病因素分为有形之痰和无形之痰：有形之痰，是指视之可见，闻之有声的痰液，如咳嗽吐痰、喉中痰鸣等，或指触之有形的痰核；无形之痰，是指只见其征象，不见其形质的痰病，如眩晕、癫狂等，通过辨证求因的方法，认为病因为痰，按治痰的方法，可获疗效，故称为"无形之痰"。

饮则流动性较大，可留积于人体脏器组织的间隙或疏松部位。因其所停留的部位不同而表现各异。如《金匮要略・痰饮咳嗽病脉证治》有"痰饮""悬饮""溢饮""支饮"。

2. 痰饮的形成

痰饮多为外感六淫、七情内伤、饮食不节等，导致脏腑功能失调，气化不利，津液代谢障碍，水液停聚而形成。人体水液代谢需要依靠脾气的运化、肺气的宣降、肾阳的蒸腾气化以及多个脏腑的共同调节才能正常进行。肺失宣降，津液不布，水道不利，脾失健运，水湿内生，肾阳不足，水液不得蒸化，肝失疏泄，气机郁滞，三焦水道不利，津液失布，都可导致水湿停聚，聚生痰饮。

3. 痰饮的致病特点

痰饮一旦产生，可随气流窜至全身，外而经络、肌肤、筋骨，内而脏腑，全身各处，无处不到，从而产生各种不同的病变。《杂病源流犀烛・痰饮源流》说："其为物则流动不测，故其为害，上至巅顶，下至涌泉，随气升降，周身内外皆到，五脏六腑俱有。"概括而言，其致病特点有以下几个方面。

(1)阻滞气血运行：痰饮为有形之邪，可随气流行，或停滞于经脉，或留滞于脏腑，阻滞气机，妨碍血行。若痰饮流注于经络，则致经络气机阻滞，气血运行不畅，出现肢体麻木、屈伸不利，甚至半身不遂，或形成瘰疬痰核、阴疽流注等。若痰饮留滞于脏腑，则阻滞脏腑气机，使脏腑气机升降失常，如痰湿困脾之证。

(2)影响水液代谢：痰饮本为水液代谢失常的病理产物，但是痰饮一旦形成之后，可作为一种继发性致病因素反过来影响肺、脾、肾等脏腑的功能活动，从而影响水液代谢。如痰湿困脾，可致水湿不运；痰饮阻肺，可致宣降失职，水液不布；痰饮停滞下焦，可影响肾、膀胱的蒸化功能，以至水液停蓄。

(3)易蒙蔽心神：痰浊内扰，易蒙蔽心神，扰乱神明，出现一系列神志异常的症状。痰迷心窍，则神昏或痴呆；痰火扰心，则可致神昏谵妄，甚则发狂。

(4)致病广泛，变幻多端：痰饮随气流行，内而五脏六腑，外而四肢百骸、肌肤腠理，可停滞而致多种疾病。由于其致病面广，发病部位不一，且又易于兼邪致病，因而在临床上形成的病证繁多，症状表现十分复杂，故有“百病多由痰作祟”之说。

(二)瘀血

1.瘀血的概念

瘀血是指体内血液停积而形成的病理产物，包括体内瘀积的离经之血，以及因血液运行不畅，停滞于经脉或脏腑组织内的血液。瘀血既是病理产物，又是致病因素。“瘀血”与“血瘀”的概念不同。瘀血是能继发新病变的病理产物，属于病因学概念。血瘀是指血液运行不畅或血液瘀滞不通的病理状态，属于病机学概念。

2.瘀血的形成

血液的正常运行，主要与心、肺、肝、脾等脏的功能，气的推动与固摄作用，脉道的通利，以及寒热等内外环境因素密切相关。而形成瘀血的原因分为两类。一是气虚、气滞、血寒、血热等，使血行不畅而瘀滞。气为血帅，气虚或气滞，则不能推动血液的正常运行，且气虚失摄，可引起血离经脉；寒邪客于血脉，则使经脉收引拘急，血液凝滞不畅；热邪入于营血，血热搏结，或血热妄行也可形成瘀血。二是外伤等导致血离经隧，积存于体内而形成瘀血。

3.瘀血的致病特点

瘀血形成之后，不仅失去了血液的濡养作用，而且作为致病因素又会引起各种病理变化，导致机体诸多部位、症状复杂多变的疾病。

1)瘀血致病的病机特点

(1)阻滞气机：气能行血，血能载气。瘀血停滞或血行不畅，易于阻滞气机，使得气的升降出入失常，导致气机郁滞，即所谓“血瘀必兼气滞”。而气为血之帅，气机郁滞，又可引起局部或全身的血液运行不畅，因而导致血瘀气滞、气滞血瘀的恶性循环。因此，瘀血与气滞并见，相互影响。

(2)影响血脉运行：瘀血形成之后，无论其瘀滞于脉内，还是留积于脉外，均可导致局部或全身的血液运行失常，受阻部位得不到血液的濡养，局部可出现疼痛或癥积肿块等症。

(3)影响新血生成：瘀血乃病理性产物，已失去对机体的濡养滋润作用。瘀血阻滞体内日久，就会严重影响气血的运行，脏腑失于濡养，功能失常，势必影响新血的生成。因而有“瘀血不去，新血不生”的说法。故久瘀之人，常可表现出肌肤甲错、毛发不荣等失濡失养的临床特征。

(4)病位固定，病证繁多：瘀血一旦停滞于某脏腑组织，多难以及时消散，故其致病又具有病位相对固定的特征。而且，瘀血阻滞的部位不同，形成原因各异，兼邪不同，其病理表现也就不同，或瘀阻于心，血行不畅则胸闷心痛；或瘀阻于肺，则宣降失调，或致脉络破损，可见胸痛、气促、咳血等症。此外，瘀血阻滞日久，也可化热。所以说瘀血致病，病证繁多。

2)瘀血致病的症状特点

(1)疼痛：一般表现为刺痛，痛处固定不移，拒按，夜间痛势尤甚。

(2)肿块:若瘀血积于皮下或体内则可见肿块,肿块部位多固定不移。若在体表见到局部青紫,肿胀隆起,则称为血肿;若在体腔内扪之质硬,坚固难移,则称为癥瘕。

(3)出血:部分瘀血为病者可见出血之象,通常出血量少而不畅,血色紫暗,或夹有血块。

(4)色紫暗:一是面色紫暗,口唇、爪甲青紫等;二是舌质紫暗,或舌有瘀斑、瘀点等。

(5)可表现出肌肤甲错及脉象上的某些异常,如涩脉或结代脉等。

四、其他病因

除六淫、疠气、七情内伤、饮食失宜、劳逸失度、病理产物之外的致病因素,统称为其他病因,主要有外伤、诸虫、药邪、医过、先天因素等。

(一)外伤

外伤,主要指机械暴力等外力所致损伤,也包括烧烫、冷冻、虫兽蛇叮咬等意外因素所致形体组织的创伤。外伤的类型较多,如跌打损伤、持重努伤、挤轧伤、撞击伤、金刃伤、烧烫伤、冻伤、虫兽蛇咬伤等,广义的外伤还包括雷击、溺水、自缢等。

1. 外力损伤

跌仆、坠落、撞击、压轧、负重、努责、金刃等轻可引起受损部位皮肤、肌肉、筋骨的损伤,出现局部青紫、肿痛或出血;也可致筋肉撕裂,关节脱臼,骨折;严重者可以伤及脏腑,甚至危及生命。

2. 烧烫伤

烧烫伤,主要是火毒为患,包括火焰、沸水、热油、蒸汽、雷电等灼伤形体。轻者灼伤皮肤而见局部灼热、红肿、疼痛或起水疱;重者焦炙肌肉筋骨而见患部如皮革样,或呈蜡白、焦黄,甚至炭化样改变。若大面积烧烫伤,可致火毒内攻脏腑而神志昏迷,或大量伤津耗液而致亡阴亡阳。

3. 冻伤

冻伤,是低温所造成的全身或局部的损伤。冻伤的程度与温度和受冻时间、部位等直接相关,温度越低,受冻时间越长,则冻伤程度越严重。局部性冻伤,多发生在手、足、耳、鼻及面颊等裸露和末端部位。初起,因寒性凝滞收引,局部可见肌肤苍白、冷麻、作痛;继而肿胀青紫,痒痛或起水疱,甚至溃烂;日久则组织坏死而难愈。全身性冻伤,多为外界阴寒太甚,御寒条件太差,致使阳气严重受损,失其温煦作用,而出现寒战、体温骤降、面色苍白、唇舌指甲青紫、感觉麻木、反应迟钝,甚则呼吸微弱,脉微欲绝,进入昏迷状态。如不及时救治,可因阳绝而亡。

4. 虫兽所伤

虫兽所伤,主要指猛兽、毒蛇、疯狗或蝎、蜂、蚂蚁等虫兽咬伤或蜇伤。虫兽所伤,轻者可引起局部疼痛、肿胀、出血;重者可损伤内脏,导致出血过多,或邪毒内陷,波及全身,出现全身中毒症状,如高热神昏、神志恍惚、肢体抽搐等;更有甚者,可致死亡。

(二)寄生虫

寄生虫,是动物性寄生物的统称。人体常见的寄生虫有蛔虫、蛲虫、绦虫、钩虫、血吸虫等。这类寄生虫寄居于人体内,不仅消耗人体的营养物质,还可以造成各种损害,导致疾病发生。不同的寄生虫,致病各有特点。

中医学认为寄生虫病的发生与饮食不洁等因素有关。寄生虫感染的途径,主要是进食被虫卵污染的水、食物,或皮肤接触寄生虫。中医文献又有"湿热生虫"之说。所谓"湿热生虫",是指脾胃湿热引起肠寄生虫病,而某些肠寄生虫病亦往往以"脾胃湿热"的症状为主要临床表现。

(三)药邪

药邪是指因用药不当而引起疾病发生的一类致病因素。药物可以治疗疾病,但药物也有四气五味,有大毒、常毒、小毒、无毒之分,如果医生不熟悉药物的性味、功效、用量、配伍禁忌而使用不当,或者病人不遵医生指导而乱服某些药物等,均可引起疾病发生。隋代巢元方《诸病源候论》对药毒致病及其临床表现做了较详细的论述。他在《蛊毒病诸候下》指出："凡药有大毒，不可入口鼻耳目。"

（四）医过

医过，也称"医源性致病因素"，是指由于医生的过失而导致病情加重或变生他疾的一类致病因素。医生应有良好的医德、医风和医术。医过多由于医生在诊疗过程中草率行事，或医术不高，临床经验较少，而致贻误病情，或生他疾。例如医生言语不妥，说话不注意场合、分寸，从而使病人思想负担过重，加重病情；医生所开处方用字不规范或过于潦草难以辨认，使配药人员难以理解，对于危重病人则贻误抢救治疗时机；或因医生诊察有失，辨证失准，以致用药失误，或手法操作不当，是重要的医源性致病因素。如：用药时虚实不分，寒热不辨，补泻误投；针刺时刺伤重要脏器，导致气胸，或断针体内；推拿时用力过大或不当，引起筋脉损伤，甚至骨折。

（五）先天因素

先天因素，是指人出生前因父母体质或胎儿发育过程中已经潜伏着的可以致病的因素。包括遗传因素和胎传因素。遗传因素是指亲代与子代之间，通过遗传信息传递所形成的致病因素。例如血友病、癫痫、高血压、近视等。胎传因素是指在胚胎发育过程中，通过母体作用于胎儿所形成的致病因素。例如父母体衰，气血虚弱所致胎儿体质较弱；胎儿期间感染父母所患梅毒、艾滋病病毒、乙肝病毒等。遗传因素和胎传因素都会导致胎儿或出生后机体结构或功能异常。

知识链接

情绪与健康

中国有句古话："情急百病生，情舒百病除。"从这句话能够发现情绪对人体健康能够产生很大的影响，其作用不可忽视。身体健康是心理健康的基础，而心理健康既是身体健康的反映，又是身体健康的必要条件。健康的心理既有防病、抗病的功能，又会对疾病的治疗、康复产生重大影响。所以，只有身体与心理同时健康，才是一个幸福的健康者。对于大学生而言，情绪与自身健康有着正向联系。积极、正面的情绪能够帮助学生健康成长，学生具有积极正面的情绪，能够让他们增强对生活的参与性，从而以更加饱满的热情投入自己的生活和学习中，实现自身的良好发展。

第二节　病　　机

案例导入

王某，男，32岁，病人自述三天前因衣着单薄受寒感冒，症见恶寒，无明显发热，流清涕，周身酸痛，自服感冒药后仍感不适，遂来就诊。症见高热，微恶寒，鼻塞流脓涕，咽喉红肿，舌淡红，苔薄黄，脉浮数。

讨论：

1. 想一想，王某为什么会感冒呢？

2. 如何解释病人前后症状发生变化的病理机制？

病机，即疾病发生、发展变化及转归的机理。病机学说主要是研究疾病发生和人体产生病理反应的全过程及其规律。任何疾病的发生、发展变化及其转归，与患病机体的正气强弱和致病邪气的性质、感邪的轻重、邪气所伤部位等均密切相关。当致病邪气作用于人体，机体的正气必然奋起抗邪，引起邪正斗争。邪正斗争就成为疾病全过程的基本矛盾。在疾病过程中，邪正之间的斗争必然导致双方力量的盛衰变化，从而造成人体阴阳的平衡状态失调，或气血津液的生理功能和相互关系失常，或脏腑经络功能的紊乱，产生一系列复杂的病理变化。

一、发病原理

发病即指疾病的发生。正常情况下，人体的内在环境处于相对平衡状态，且与外界环境保持协调统一，而疾病的发生，正是这种平衡遭到破坏，出现脏腑、经络等组织器官的功能活动、形态结构异常，或气血津液的耗损与代谢失常。

任何一种邪气作用人体，正气必然与之抗争，以祛除病邪和维护机体的健康。邪气对机体具有感染侵袭、损伤形质、障碍功能等各种致病作用，正气对邪气具有抗御、免疫、修复、调节等作用，如病邪被及时抗御消除，"阴平阳秘"的生理状态得以保持，则不发病，也就是"正能胜邪"。反之，病邪不能及时消除，机体的平衡协调状态遭到破坏，即"邪胜正负"，则发病。因此，中医学认为发病原理在于邪正相搏，其主要内容包括发病的基本原理和影响发病的主要因素两方面。

（一）发病的基本原理

疾病的发生和变化虽错综复杂，但概括起来，不外乎邪气作用于机体的损害与正气抗损害之间的矛盾斗争过程。发病的机理，在于正气与邪气的相互作用。正气是决定发病的主导因素，邪气是发病的重要条件。

1. 正气不足是发病的内在根据

在疾病的发生过程中正气起着主导作用，中医学认为人体正气旺盛，卫外固密，则邪气难以侵入，或虽有邪气入侵，但正气旺盛，亦能抗邪外出，均不至于发生疾病。正如《素问・刺法论》所说："正气存内，邪不可干。"反之，如果人体正气虚弱，抗病能力低下，不足以抗御邪气，则病邪即可乘虚而入，导致病理损害，即"正不胜邪"而发病。疾病的发生虽然关系到正、邪两方面，但起决定作用的仍然是正气。可见，正气不足是疾病发生的内在根据。

2. 邪气是发病的重要条件

中医学强调正气在发病中的主导地位，但并不否认邪气对疾病发生的重要作用。在正气不足的前提下，邪气对机体都有不同程度的损害。如外感六淫则是外感病发生的重要因素。在一定的情况和条件下，邪气在发病中甚至可以起主导作用，如厉气、外伤等病邪。

3. 邪正相搏的胜负，决定发病与否

正能祛邪，邪能伤正，邪正相搏即邪气与正气的交争。邪正相搏的胜负，不仅关系到疾病的发生与否，还关系到发病的轻重缓急。

（1）正胜邪退则不发病：自然界中客观存在着各种致病因素，但并非接触以后都会发病，若病邪入侵，正气旺盛，则正胜邪却，机体不受邪气的侵害，不出现临床症状和体征，可以不发病。

（2）邪胜正衰则发病：在正邪斗争中，正虚抗邪无力，邪气得以入侵或致病邪深入，造成阴阳气血失调，功能异常，形质损害，出现临床症状和体征，便可导致疾病的发生。若感邪较重，则发病急、病情重；若感邪较轻，则发病轻，正气不足，则发病较缓。

（二）影响发病的主要因素

影响发病的因素很多，包括内环境和外环境，主要可归纳为外环境因素、体质因素和精神状态三个方面。

1. 外环境因素

外环境因素主要是指生活、工作环境，包括气候变化、地域特点、工作条件、居住环境等，由于人的居处和工作环境不同，并有不同的生活习惯，故对于疾病的发生，亦有一定的影响。如《素问・异法方宜论》指出，由于东、南、西、北、中五方地域的差异，气候不同，生活习惯不同，故其所常发生的疾病亦各有其特殊性。这说明古代医家已经认识到不同地理生活环境对于发病有着重要的影响。如：春季气候温暖多风，易生风温病；北方气候寒冷，易寒邪生病；久居潮湿之处，易被寒湿所伤等。

2. 体质因素

体质，主要是指个体素质的差异性，反映机体的正气盛衰情况，决定着发病的倾向。一般来说，先天禀赋充实，后天饮食调养得当，加之适度的体育锻炼，则体质壮实，正气旺盛，不易发病；若先天不足，后天失养，则体质较弱，正气不足，易于生病。其次，不同体质对某些致病因素或疾病具有易感性，如：肥胖体质多偏阳虚，多湿多痰；消瘦体质多偏阴虚，多火多热。另外，体质可决定某些疾病发生的证候类型。感受相同的病邪，因体质不同，可表现出不同证候类型；若体质相同，虽感受不同病邪，亦可表现出相同的证候类型。

3. 精神状态

正气不足是发病的内在根据，而精神的好坏直接影响人体的正气，不良情绪往往导致气血失调，从而易于导致外邪的侵袭。如长期情志不遂，则可使人寝食难安，形体衰弱，脏腑功能失调，气血不足，从而易于导致各种外邪的入侵而发病。因此，中医养生十分强调调摄精神情志。要鼓励病人树立信心，发扬乐观主义精神，以提高机体的抗病能力，战胜疾病，达到邪退正复之目的。

二、基本病机

基本病机是指机体对于致病因素侵袭所产生的最基本的病理反应，是病机变化的一般规律。基本病机主要包括邪正盛衰、阴阳失调和气血津液失常。内生“五邪”是在上述病变基础上产生的常见病理状态，有重要临床意义，在此一并介绍。

（一）邪正盛衰

邪正盛衰，是指在疾病过程中，机体的抗病能力与致病邪气之间相互斗争中所发生的盛衰变化。邪正双方相互斗争的态势和结果，不仅关系到疾病的发生，而且直接影响到疾病的发展和转归，同时也决定病证的虚实变化。从一定意义上来说，疾病过程就是邪正斗争及其盛衰变化的过程。

1. 邪正盛衰与虚实变化

在疾病过程中，正气和邪气这两种力量不是固定不变的，而是在其不断斗争的过程中，发生力量对比的消长盛衰变化。一般来说，正气增长而旺盛，则促使邪气消退；反之，邪气增长而亢盛，则会损耗正气。随着体内邪正的消长盛衰变化，形成了疾病或虚或实的病机变化。

1）虚实病机

《素问·通评虚实论》说：“邪气盛则实，精气夺则虚。”虚和实是相比较而言的一对病机概念。

（1）实的病机。

概念：所谓实，主要指邪气亢盛，是以邪气盛为矛盾主要方面的一种病理反应。主要表现为邪气亢盛、正气未衰、邪正斗争剧烈，表现出亢盛有余的证候。

形成：多由外感六淫病邪侵袭，或饮食虫积、瘀血气滞、情志内伤引起脏腑、经络、气血等功能障碍或抑制所致。

表现：常见于外感病证初中期，慢性病之痰涎壅盛、食积不化、水湿泛滥、瘀血停积等证。临床上可见壮热，狂躁，声高气粗，腹痛拒按，二便不通，脉实有力等。

（2）虚的病机。

概念：所谓虚，主要指正气不足，是以正气虚损为矛盾主要方面的一种病理反应。主要表现为人体生理功能减退，抗病能力低下，因而正气不足以与邪气抗争，难以出现较剧烈的病理反应，临床上多出现一系列虚弱不足或衰退的证候表现。

形成：多由素体虚弱，先天不足，或慢性病耗损，以致精气消耗；或大汗、吐利、大出血等因素耗伤人体气、血、津液或阳气、阴精等所致。

表现：虚的病机，常见于疾病后期或多种慢性病证。临床上可见神疲倦怠，面容憔悴，心悸气短，自汗盗汗，五心烦热，畏寒肢冷，脉细弱无力等。

2)虚实变化

邪正的消长盛衰,不仅可以产生比较单纯的虚或实的病理变化,而且在某些病程较长、病情复杂的疾病中,还可以形成多种复杂的虚实病理变化,主要有虚实错杂、虚实转化及虚实真假。

(1)虚实错杂:在疾病过程中,邪盛和正虚同时存在的病理状态。

虚中夹实:病理变化以正虚为主,又兼有实邪为患的病理状态。如脾虚湿滞证,由于脾气不足,运化无权,而致湿邪内生之证。临床上既有属脾气虚弱的神疲肢倦、不思饮食、食后腹胀、大便不实等症状,又兼见属湿滞病变的口黏、脘痞、舌苔厚腻等表现。

实中夹虚:病理变化以邪实为主,又兼有正气虚损的病理状态。如邪热炽盛,灼伤津液而致实热伤津,临床表现既有高热、面赤、苔黄脉数等实热症,又兼见口渴、尿少、口干等津液不足症。

虚实错杂病变,由于病邪所在的部位、层次不同,尚有表里、上下等虚实不同的错杂证候,如表实里虚、里实表虚、上实下虚、下实上虚等。

(2)虚实转化:在疾病过程中,由于邪气伤正,或正虚而邪气积聚,发生病机性质由实转虚或因虚致实的变化。

由实转虚:病变先有实邪,继而耗伤正气,虽然邪气渐退,但人体正气和脏腑功能已受到损伤,病变转化为以正虚为主的虚性病证。如湿邪伤人本为实证,但日久耗伤脾胃阳气,证候转化为阳气不足、运化无力、清气不升之脾虚气陷证,可见纳呆食少、面色不华、气短乏力、便溏泄泻等症,疾病由实转虚。

因虚致实:正气本虚,脏腑组织生理功能减退,以致气、血、津液等不能正常代谢运行,从而产生气滞、血瘀、痰饮等实邪滞留于体内。由于此邪实为患系因正虚所致,故称之为因虚致实。如临床常见的脾肾阳虚,温运气化无力所致的水肿或腹水,即是因虚而致实。

(3)虚实真假:在某些特殊情况下,疾病的临床表现为与其病机的虚实本质不符的假象,这些假象不能真正反映病机的虚实,主要有真实假虚和真虚假实两种情况。

真实假虚:病机的本质为“实”,但表现出“虚”的临床假象。一般是由于邪气亢盛,结聚体内,阻滞经络,气血不能外达所致,故真实假虚又称为“大实有羸状”。如小儿食积而出现的腹泻即属此类。

真虚假实:病机的本质为“虚”,但表现出“实”的临床假象。一般是由于正气虚弱,脏腑经络之气不足,推动、激发功能减退所致,故真虚假实证又称为“至虚有盛候”。如大病久病,因气虚推动无力而出现的便秘即属此类。

总之,临床分析病机,要求透过现象看本质,而不被假象所迷惑,应把握住邪正盛衰所反映的真正虚实病机变化,从而了解病变发展过程的本质。

2. 邪正盛衰与疾病转归

在疾病的发生、发展过程中,由于邪正双方的斗争,邪正双方力量不断发生消长盛衰的变化,这种变化对疾病转归起着决定性的作用。在疾病中,邪正盛衰的形式不同,病理结局亦不相同。

(1)正胜邪退:在邪正消长盛衰变化过程中,正气渐趋强盛,而邪气渐趋衰减,疾病向好转和痊愈方向发展的一种病理变化。例如风寒感冒,风寒外邪多从皮毛或口鼻侵袭人体,病邪尚在肌表,若机体正气尚充,抗御病邪能力较强,则邪去而营卫和调,疾病即会痊愈。

(2)邪胜正衰:在疾病过程中,邪气亢盛,正气虚弱,机体抗邪无力,疾病向恶化、危重,甚至向死亡方面转归的一种病理变化。例如,在外感病过程中,“亡阴”“亡阳”等证候的出现,即是正不敌邪、邪胜正衰的典型表现。

(3)正虚邪恋:疾病后期,正气已虚,但邪去未尽,正气又一时无力驱邪外出,因而病势缠绵,经久不愈的一种病理变化。如外邪袭肺,若因正气素虚,或治疗未能彻底,病邪久留,影响肺的生理功能,则可致咳嗽日久不愈,甚至发展为慢性咳喘。

(4)邪去正虚:疾病后期邪气已去,但正气耗伤,机体有待逐渐恢复的一种转归。多见于急、重病的后期。例如大汗、大吐、大下之类,邪气虽在强烈的攻击下被驱除,但正气亦随之大伤。

(二)阴阳失调

阴阳失调,是指在疾病过程中,由于各种致病因素导致机体阴阳的相对平衡状态遭到破坏,表现以寒、热为主要特征的病理变化。包括阴阳偏盛、阴阳偏衰、阴阳互损、阴阳格拒、阴阳亡失等方面。一般来说,邪正盛衰是虚实性病证的机理,阴阳失调是寒热性病证的病机,二者在阐释疾病的发生、发展及转归机理时,是联合应用、互为羽翼的。

1. 阴阳偏盛

阴阳偏盛,是指阴邪或阳邪过于亢盛的病理状态,属“邪气盛则实”的实证。阴阳偏盛包括阳偏盛和阴偏盛两个方面。

(1)阳偏盛。

概念:阳偏盛(也可称为阳偏胜),是指机体在疾病过程中,所出现的一种阳气病理性偏盛,功能亢奋,机体反应性增强,热量过剩的病理状态。阳气具有温煦、推动、兴奋等作用,阳气的病理性亢盛,则以热、动、燥为其特点,其病机特点多表现为阳盛而阴未虚的实热证。

形成:由于感受温热阳邪,或虽感受阴邪,但从阳化热,也可由于情志内伤,五志过极而化火;或因气滞、血瘀、食积等郁而化热所致。总之,邪从外来则多因感受阳邪;“邪”自内生,则多与气机郁结化火有关。

表现:阳盛则热,临床表现以热、燥、动为主,可见壮热烦渴、面红目赤、神昏谵语、抽搐痉挛、苔黄脉数等症。阳盛则阴病,阳热亢盛则对阴气的制约太过,耗伤阴气,病则从实热证转化为实热兼阴亏证,若阴气大伤,病可由实转虚而发展为虚热证。

(2)阴偏盛。

概念:阴偏盛(也可称为阴偏胜),是指机体在疾病过程中所出现的一种阴气病理性偏盛,功能抑制,热量耗伤过多,病理性代谢产物积聚的病理状态。阴气具有凉润、抑制、宁静等作用,阴气的病理性亢盛,则以寒、静、湿为其特点,其病机特点多表现为阴盛而阳未虚的实寒证。

形成:由于感受寒湿阴邪,或过食生冷,寒邪中阻等,机体阳气难以与之抗争而致阴气的病理性亢盛。

表现:阴盛则寒,临床表现以寒、湿、静为主,可见形寒、肢冷、蜷卧、舌淡而润、脉迟等症。阴盛则阳病,阴气亢盛则过度制约阳气,即阴盛则损伤阳气而致阳虚。由于阴寒内盛多伤阳气,故阴偏盛时,常同时伴有程度不同的阳气不足,形成实寒兼阳虚证,若阳气伤甚,病可由实转虚,发展为虚寒证。

2. 阴阳偏衰

阴阳偏衰,是指人体阴阳双方中的一方虚衰不足的病理状态,属“精气夺则虚”的虚证。包括阳偏衰和阴偏衰两个方面。

(1)阳偏衰。

概念:阳偏衰,即是阳虚,是指机体阳气虚损,功能减退或衰弱,代谢减缓,产热不足的病理状态。一般来说,其病机特点多表现为机体阳气不足,阳不制阴,阴气相对偏亢的虚寒证,即所谓“阳虚则寒”。

形成:由于先天禀赋不足,或后天失养,或劳倦内伤,或久病损伤阳气所致。

表现:突出表现为温煦、推动和兴奋功能减退。“阳虚则寒”即是由于阳气的温煦功能减弱,因而人体热量不足,故见面色㿠白、畏寒肢冷、脘腹冷痛、舌淡、脉迟等寒象。由于阳气的推动作用不足,经络、脏腑等组织器官功能活动减退,加之温煦不足,血、津液等运行迟缓,则易致血液凝滞,水湿停聚。由于兴奋作用减弱,可见精神不振、喜静萎靡症状。人体阳气虚衰,以心、脾、肾三脏较为多见,其中尤以肾阳虚衰(命门之火不足)最为重要,这是由于肾阳为诸阳之本。

(2)阴偏衰。

概念:阴偏衰,即是阴虚,是指机体阴气不足,阴不制阳,导致阳气相对偏盛,功能虚性亢奋的病理状态。一般来说,其病机特点多表现为阴气不足,阳气相对偏盛的虚热证,即所谓“阴虚则热”。

形成：由于阳邪伤阴，或因五志过极，化火伤阴，或因久病伤阴所致。

表现：突出表现为凉润、抑制与宁静的功能减退，从而出现虚热、失润及虚性亢奋的症状。“阴虚则热”是指阴气不足，不能制阳，阳气相对亢盛，从而形成阴虚内热、阴虚火旺和阴虚阳亢等多种表现。如五心烦热、骨蒸潮热、消瘦、盗汗、咽干口燥、舌红少苔、脉细数等，是阴虚则热的表现。人体阴气不足以肺、肝、肾三脏多见，其他脏腑之阴虚，久延不愈，最终亦多累及肺肾或肝肾，所以，临床上以肺肾阴虚或肝肾阴虚证候为多见。因为肾阴为诸脏阴液之本，所以，肾阴不足在阴虚的病机中又占有极其重要的地位。

3. 阴阳互损

阴阳互损，是指在阴或阳任何一方虚损的前提下，病变发展影响与之相对的一方，形成阴阳两虚的病机。包括阴损及阳和阳损及阴两个方面。

(1)阴损及阳。

概念：阴损及阳，是指由于阴精或阴气亏损，使阳气生成不足或无所依附而耗散，从而在阴虚的基础上又导致了阳虚，形成以阴虚为主的阴阳两虚病理状态。

形成：多由于阴液亏耗，以及遗精、盗汗、失血等慢性消耗性病证发展而成。

表现：“无阴则阳无以生”，若精、血、津液亏少，则阳气生成不足，发展到一定程度，则势必出现阳虚的表现，临床表现除见阴虚内热之症外，还可见畏寒肢冷、自汗、下利清谷等阳虚之象。但应指出，阴损及阳，其病机之关键，还在于阴虚，故《理虚元鉴》指出：“阴虚之久者阳亦虚，终是阴虚为本。”例如肝阳上亢病证，其病机主要为肝肾阴虚、水不涵木之阴虚阳亢，但随着病情发展，则可进一步损耗肾中精气，导致肾阳虚损，继而出现畏寒肢冷、面色㿠白、脉沉弱等阳虚症状，转化为阴损及阳的阴阳两虚证候。

(2)阳损及阴。

概念：阳损及阴，系指由于阳气虚损，无阳则阴无以生，从而在阳虚的基础上又导致了阴虚，形成以阳虚为主的阴阳两虚病理状态。

形成：多由于肾阳虚，精关不固，失精耗液，或气虚血亏，或阳虚自汗、伤津耗液等所致。

表现：阳气不足，则脏腑气化功能必然衰退，从而引发精血津液等物质的化生不足，而阴液物质的缺乏，则更能进一步导致气化功能的低下，如此恶性辗转，其结果势必导致阴阳两虚。例如肾阳亏虚、水泛为肿一证，其病机主要为阳气不足，气化失司，水液代谢障碍，津液停聚而水湿内生，溢于肌肤所致。但其病变发展，则又可因阳气不足而导致阴气化生无源而亏虚，出现日益消瘦，烦躁升火，甚则阳升风动而抽搐等肾阴亏虚之征象，转化为阳损及阴的阴阳两虚证。

4. 阴阳格拒

阴阳格拒，是指阴或阳的 方偏盛至极，或阴和阳的一方极端虚弱，双方盛衰悬殊，盛者壅遏于内，将另一方排斥格拒于外，迫使阴阳之间不能相互维系，从而出现阴盛格阳或阳盛格阴的复杂病理现象。

(1)阴盛格阳。

概念：阴盛格阳，又称格阳，是指阴寒偏盛至极，壅闭于内，逼迫阳气浮越于外，而相互格拒的一种病理状态。

形成：多因久病阳衰阴盛，或阴寒之邪伤阳所致。多见于虚寒性病变发展至严重阶段。

表现：阴寒内盛是疾病的本质，由于排斥阳气于外，可在原有面色苍白、四肢逆冷、精神萎靡、畏寒蜷卧、脉微欲绝的阴气壅盛于内表现的基础上，又出现面红、烦热、口渴、脉大无根等假热之象，故又称阴盛格阳为真寒假热证。

(2)阳盛格阴。

概念：阳盛格阴，又称格阴，是指阳热偏盛至极，深伏于里，阳气被遏，郁闭于内，不能外达于肢体而将阴气排斥于外的一种病理状态。

形成：多由邪热炽盛，阳热亢极所致，多见于外感热病，病情发展的极期阶段。

表现：阳盛于内是疾病的本质，但由于格阴于外，可在原有壮热、面红、气粗、烦躁、舌红、脉数大有力等邪热内盛表现的基础上，又出现四肢厥冷、脉象沉伏等假寒之象，故又称阳盛格阴为真热假寒证。

5. 阴阳亡失

阴阳亡失，包括亡阴和亡阳两类，是指机体的阴气或阳气突然大量亡失，导致生命垂危的一种病理状态。

（1）亡阳。

概念：亡阳，是指机体的阳气突然大量脱失，而致全身功能严重衰竭的一种病理状态。

形成：亡阳多由于邪气太盛，正不敌邪，阳气突然脱失所致，也可因汗出过多，吐、利无度，津液过耗，阳随阴泄，阳气外脱，或由于素体阳虚，劳伤过度，阳气消耗过多所致，亦可因慢性疾病，长期大量耗散阳气，终至阳气亏损殆尽，而出现亡阳。

表现：阳气暴脱，多见大汗淋漓、心悸气喘、面色苍白、四肢逆冷、畏寒蜷卧、精神萎靡、脉微欲绝等生命垂危的临床征象。

（2）亡阴。

概念：亡阴，是指由于机体阴气突然大量消耗或丢失，而致全身功能严重衰竭的一种病理状态。

形成：亡阴多由于热邪炽盛，或邪热久留，大量煎灼津液，或逼迫津液大量外泄而为汗，以致阴气随之大量消耗而突然脱失。也可由于长期大量耗损津液和阴气，日久导致亡阴。

表现：阴气脱失，多见手足虽温而大汗不止、烦躁不安、心悸气喘、体倦无力、脉数疾躁动等危重征象。

亡阴和亡阳，在病机和临床征象等方面，虽然有所不同，但由于机体的阴和阳存在着互根互用的关系：阴亡，则阳无所依附而散越；阳亡，则阴无以化生而耗竭。故亡阴可以迅速导致亡阳，亡阳也可继而出现亡阴，最终导致“阴阳离决，精气乃绝”，生命活动终止而死亡。

综上所述，阴阳失调的病机，是以阴阳的属性，阴和阳之间所存在着的对立制约、互根互用以及相互消长、转化等理论，来阐释、分析、综合机体病变的机理。因此，阴阳失调的各种病机，并不是固定不变的，而是随着病情的进退和邪正盛衰等情况的改变而变化，在阴阳的偏盛和偏衰之间，亡阴和亡阳之间，都存在着内在的密切联系。

（三）气血的失常

气和血是构成人体的基本物质，也是人体各种生理活动的物质基础。气血失常，必然影响机体各种生理功能，而导致疾病的发生，故《素问・调经论》说：“血气不和，百病乃变化而生。”但是，气和血又是脏腑功能活动的产物，因此脏腑发生病变，也会引起气血的病理变化。所以，气血失常的病机，同邪正盛衰、阴阳失调一样，是分析研究各种临床疾病病机的基础。气血失常，包括气和血的不足及其各自生理功能的异常，气、血互根互用关系失常等病理变化。

1. 气的失常

气的失常，主要包括两个方面：一是气的生成不足或耗散太过，形成气虚的病理状态；二是气的某些功能减退及气的运动失常，出现气滞、气逆、气陷、气闭或气脱等气机失调的病理变化。

1）气虚

概念：气虚，指一身之气不足及其功能低下的病理状态。

形成：引起气虚的原因主要是先天禀赋不足，或后天失养，或肺、脾、肾的功能失调而致气的生成不足。也可因劳倦内伤、久病不复等，使气过多消耗而致。

表现：气具有推动、固摄、气化等作用，所以气虚常表现为推动无力、固摄失职、气化不足等异常改变，如精神委顿、倦怠乏力、眩晕、自汗、易于感冒、面色㿠白、舌淡、脉虚等症状。由于气和血、津液的关系极为密切，气直接影响着血与津液的生成、运行与防止其无故流失，所以：气虚会导致血虚、血行迟缓或出血；气虚也会引起津液不足，以及津液输布、排泄无力，或封藏失固等病理变化。气是机体脏腑功能活动的物质基础，气虚可以出现在任何脏腑组织，由于各脏腑组织的生理功能和特性不同，其气虚的临床表现各异。如:脾气虚则见形体消瘦、四肢无力、食少便溏等症;肺气虚可见声低懒言、动则气喘等症;心气虚可见心悸、怔忡、失眠等症。

2)气机失调

气机失调,是指疾病在其发展过程中,致病因素导致脏腑气机升降出入运动失常所引起的病理变化。升降出入,是气的基本运动形式。气的升降出入运动,推动和调节着脏腑经络的功能活动和精气血津液的贮藏、运行、输布和代谢,维系着机体各种生理机能的协调。气的升降出入失常,则能影响脏腑经络及精气血津液等各种功能的协调平衡,病变涉及脏腑经络、形体官窍等各个方面。一般来说,气机失调可概括为气滞、气逆、气陷、气闭和气脱等几种情况。

(1)气滞。

概念:气滞,即气机郁滞,是指气的流通不畅,郁滞不通的病理状态。

形成:气滞,主要由于情志抑郁,或痰、湿、食积、热郁、瘀血等的阻滞,影响到气的流通;或因脏腑功能失调,影响气的正常运行,引起局部或全身的气机不畅或郁滞。气滞一般属于邪实为患,但亦有因气虚推动无力而滞者。

表现:不同部位的气机阻滞,其临床表现各有不同:肺气壅塞,见胸闷、咳喘;肝郁气滞,见情志不畅、胁肋或少腹胀痛;脾胃气滞,见脘腹胀痛、休作有时、大便秘结等。气滞的表现虽然各不一样,但共同的特点不外乎闷、胀、疼痛。

由于气能行血,气能行津,而气滞则血行不利,津液输布不畅,故气滞甚者可引起血瘀、津停,形成瘀血、痰饮水湿等病理产物。

(2)气逆。

概念:气逆,指气升之太过,或降之不及,以致气逆于上的病理状态。

形成:气逆,多由情志所伤,或因饮食不当,或因外邪侵犯,或因痰浊壅阻所致,亦有因虚而气机上逆者。

表现:气逆常见于肺、胃和肝等脏腑。肺气上逆,发为咳逆上气;胃气上逆,发为恶心、呕吐、嗳气、呃逆;肝气上逆,发为头痛头胀、面红目赤、易怒等症。气逆于上,多以实邪为主,但也有因虚而气逆者。如肺虚而失肃降或肾不纳气,都可导致肺气上逆;胃虚失降也能导致胃气上逆。

(3)气陷。

概念:气陷,是指在气虚的基础上升举无力而以下陷为特征的一种病理状态。

形成:气陷多由气虚病变发展而来,尤与脾气的关系最为密切。若素体虚弱,或病久耗伤,致脾气虚损,清阳不升,从而形成气虚下陷的病变。

表现:气陷的病理变化,主要有"上气不足"与"中气下陷"两方面。"上气不足",主要指上部之气不足,头目失养的病变。一般由于脾气虚损,升清之力不足,无力将水谷精微上输于头目,致头目失养,可见头晕目眩、耳鸣等症。正如《灵枢·口问》说:"上气不足,脑为之不满,耳为之苦鸣,头为之苦倾,目为之眩。""中气下陷",指脾气虚损,升举无力,气机趋下,内脏位置维系无力,而发生某些内脏的位置下移,形成胃下垂、肾下垂、子宫脱垂、脱肛等病变。

由于气陷是在气虚的基础上形成的,而且与脾气不升的关系最为密切,故常伴见面色无华、气短乏力、语声低微、脉弱无力,以及腰腹胀满重坠、便意频频等症。

(4)气闭。

概念:气闭,即气机闭阻,外出严重受阻的病理变化。主要是指气机郁闭,气不外达,以致清窍闭塞,出现昏厥的一种病理状态。

形成:气闭,多由情志刺激,或外邪、痰浊等闭塞气机所致。

表现:气闭的临床所见,有因触冒秽浊之气所致的闭厥,突然受到精神刺激所致的气厥,剧痛所致的痛厥,痰闭气道之痰厥等。气闭病变大都病情较急,表现为突然昏厥、不省人事、四肢欠温、呼吸困难、面唇青紫等。

(5)气脱。

概念：气脱，即气不内守，大量向外亡失，以致功能突然衰竭的一种病理状态。临床上多属危重病证。

形成：气脱多由于正不敌邪，或慢性疾病，正气长期消耗而衰竭，以致气不内守而外脱；或因大出血、大汗等气随血脱或气随津泄而致气脱，从而出现功能突然衰竭的病理状态。

表现：由于气大量外散脱失，全身之气严重不足，气的各种功能突然全面衰竭，则临床可出现面色苍白、汗出不止、目闭口开、全身瘫软、手撒、二便失禁、脉微欲绝或虚大无根等症状。

2. 血的失常

血的失常：一是因血液的生成不足或耗损太过，致血的濡养功能减弱而引起的血虚；二是血液运行失常而出现的血瘀、出血等病理变化。

(1)血虚。

概念：血虚，是指血液不足，血的濡养功能减退，以致脏腑经脉失养的病理状态。

形成：血虚可因失血过多，或因脾胃虚弱。脾胃为气血生化之源，肾藏精，精血同源，故血虚的成因与脾胃、肾的关系较为密切。

表现：全身各脏腑、经络等组织器官，都依赖于血的濡养而维持其正常的生理功能，所以血虚就会出现全身或局部的失荣失养，功能活动逐渐衰退等虚弱证候。血虚则肌肤爪甲失养，可见面色苍白，唇、舌、爪甲色淡；血虚则头目失养，可见头晕眼花、两目干涩、视物不清；血虚不能养心，则心神不宁，可见心悸怔忡；血虚则气虚，可见气短乏力；血虚则筋失所养，可见手足发麻、肢节屈伸不利。血虚则神魂失于安藏，心神失养，故可见多梦、失眠、健忘，注意力难以集中，甚至出现神衰等症。

心主血、肝藏血，血虚时心、肝两脏的症状比较多见。心血不足常见惊悸怔忡、失眠多梦、健忘、脉细涩或歇止等心失血养的症状。肝血亏虚见两目干涩、视物昏花，或手足麻木、关节屈伸不利等症。若肝血不足，导致冲任失调，又可出现妇女经少、月经愆期、闭经诸症。

(2)血瘀。

概念：血瘀，是血液循行迟缓，流行不畅，甚则血液停滞的病理状态。

形成：血瘀形成的原因，多由于气机郁滞，血行受阻而成瘀，或气虚推动血行无力、血行迟缓不畅而成瘀，或痰浊阻滞脉道，导致血行不畅而成瘀，或寒邪侵入血分，血寒而凝，形成血瘀，或邪热入血，煎灼血津而成瘀，或外力挫伤脉络，或恶露不净而成瘀。总之，这些原因，均足以形成血瘀病变，甚至出现血液凝结而成为瘀血，而瘀血是血瘀病变的病理产物，瘀血形成之后，又能阻滞脉道成为血瘀形成的一种原因。

表现：血瘀病理可以出现在任何局部，也可以是全身性的。血液瘀滞于脏腑、经络等某一局部，不通则痛，可出现局部疼痛，固定不移，甚至形成癥积肿块等。如果全身血行不畅，则可出现面、唇、舌、爪甲、皮肤青紫色暗等症。

导致血瘀的病机，主要有气虚、气滞、痰浊、瘀血、血寒、血热等，前四者在“病因”章中已述，而血热与出血关系较为密切，故于“出血”之后介绍。

血寒，是指血脉受寒，血流滞缓，乃至停止不行的病理状态。多因外感寒邪，侵犯血分，而成血寒；亦可因阳气失于温煦所致。血寒的临床表现，除见一般的阴寒证候外，常见血脉瘀阻而引起的疼痛，和手足、爪甲、皮肤及舌色青紫等表现。若寒凝心脉，心脉血气痹阻，可发生真心痛；寒凝肝脉，肝经血气瘀滞，可见胁下、少腹、阴部冷痛，或妇女痛经、闭经等。寒阻肌肤血脉，则见冻伤等症。寒瘀互结酿毒于内，可生癥积。总之，随寒邪阻滞血分的不同部位，可见不同的临床表现。

(3)出血。

概念：出血，是指在疾病过程中，血液运行不循常道，溢出脉外的病理状态。

形成：导致出血的原因很多，常见的如下。外感阳热邪气入于血分，迫使血液妄行和损伤脉络；气虚固摄无力，血液不循常道而外溢；各种外伤，破损脉络；脏腑阳气亢盛，气血冲逆；瘀血阻滞，以致脉络破损。

表现：导致出血的原因不同，其出血的表现各异。火热迫血妄行，或外伤破损脉络者，出血较急，且颜色鲜红、血量较多；气虚固摄无力的出血，病程较长，且出血色淡、量少，大多表现在人体的下部出血；瘀血阻滞，脉络破损的出血，多是血色紫暗或有血块等。

导致出血的病机，主要有血热、气虚不摄、外伤及瘀血内阻等。气虚不摄、瘀血内阻及外伤导致出血的机理，前面已有介绍，此处仅叙述血热。

血热，指血分有热，从而使血液运行加速，或使血液妄行的病理状态。血热多由邪热入于血分，如外感温热邪气入于血分，或外感寒邪，入里化热，伤及血分等皆能导致血热；另外，若因情志郁结，五志过极，郁久化火伤及血分，亦可导致血热。血热病变，除一般热盛的证候外，由于血行加速，脉络扩张，可见面红目赤、肤色发红、舌色红绛、经脉异常搏动等症状。血热炽盛，灼伤脉络，迫血妄行，常可引起各种出血，如吐血、衄血、尿血、皮肤斑疹、月经提前量多等。心主血脉而藏神，血热则心神不安，可见心烦，或躁扰不安，甚则神昏、谵语、发狂。血热的临床表现，以既有热象，又有动血为其特征。

3. 气与血关系的失调

气和血之间具有相互资生、相互依存和相互为用的关系。若气虚或气机失调，必然影响血的化生和运行。同样，血虚或血行失常，也必然影响气的生成和运行。故临床上气血关系的失调可以表现在气滞血瘀、气不摄血、气随血脱、气血两虚、血随气逆等方面。

(1)气滞血瘀。

概念：气滞血瘀，是指因气的运行郁滞不畅，导致血液运行障碍，继而出现血瘀的病理状态。

形成：气滞血瘀，多由情志内伤，抑郁不遂，气机阻滞，而致血瘀；或因闪挫外伤等因素，伤及气血，因而气滞和血瘀同时形成等所致。

表现：肝主疏泄而藏血，故气滞血瘀与肝的生理功能极为密切。气为血之帅，血为气之母，气行则血行，气滞则血滞，气滞血瘀易致经脉闭阻不通，故多见疼痛、瘀斑，以及瘕聚、癥积等病证。

(2)气不摄血。

概念：气不摄血，是指由于气虚不足，统摄血液的生理功能减弱，血不循经，溢出脉外，而导致各种出血的病理状态。

形成：多由于久病伤脾，脾气虚损，中气不足，统摄无权所致。

表现：由于脾主统血，所以气不摄血的病变，主要表现为气虚下陷而致血从下溢，表现为便血、尿血及妇女崩漏等症；还可见因统摄无权，血离经隧而溢于脉外，渗于肌腠，则可见皮下出血或紫斑等症。

(3)气随血脱。

概念：气随血脱，是指在大量出血的同时，气也随着血液的流失而急剧散脱，从而形成气血并脱的危重病理状态。气随血脱如能及时救治，则可转危为安，如病情恶化，可出现亡阴亡阳，发展为阴阳离决而死亡。

形成：各种大失血皆可导致气随血脱，较常见的有外伤失血、呕血和便血，或妇女崩中，产后大出血等因素。血为气之载体，血脱则气失去依附，故气亦随之散脱而亡失。

表现：气脱则阳亡，不能温煦固摄肌表，则见冷汗淋漓；阳气虚衰不达四末，故四肢厥冷；气血两脱，不能上荣头目，清窍失养，故见晕厥；血脉失于气血之充盈与鼓动，故脉见芤象，或见沉细而微。

(4)气血两虚。

概念：气血两虚，即气虚和血虚同时存在的病理状态。

形成：气血两虚，多因久病消耗，气血两伤所致；或先有失血，气随血耗；或先因气虚，血化障碍而日渐衰少，从而形成气血两虚。

表现：气血两虚，则脏腑经络、形体官窍失之濡养，各种功能失之推动及调节，故可出现不荣或不用的病证。临床上主要表现为面色淡白或萎黄、少气懒言、疲乏无力、形体瘦弱、心悸失眠、肌肤干燥、肢体麻木，甚至感觉障碍、肢体萎废不用。

(5)血随气逆。

概念：血随气逆是指气机上逆的同时，血亦因之而冲逆于上的病理状态。

形成：血随气逆是以气机上逆为前提的，多由于情志所伤，或因饮食寒温不适，或因外邪侵犯，或因痰浊壅滞导致气机上逆，气逆则血上，从而形成血随气逆的病理状态。

表现：肝为藏血之脏，肝气主升、主动而为刚脏，若肝阳亢逆于上，气机上逆，血随气涌，则可出现吐血、昏厥等症。

(四)津液代谢失常

津液的代谢，是津液生成、输布和排泄的过程。津液的正常代谢，离不开气的运动和气化功能，需要肺、脾、肾、肝、膀胱和三焦等脏腑功能活动的协作，如果气的运动失去协调平衡、气化功能失常，或参与津液代谢相关脏腑功能异常，均可导致津液生成、输布或排泄障碍，从而形成津液不足或产生水湿、痰饮等病变。

1. 津液不足

概念：津液不足，是指津液在数量上的亏少，进而导致内则脏腑，外则孔窍、皮毛，失于濡润、滋养，而产生一系列干燥枯涩的病理状态。

形成：津液亏损不足病变，多由燥热之邪灼伤津液；或大汗、失血、吐泻、多尿，或过用燥热之剂，耗伤阴液所致。

表现：津和液在性状、分布和生理功能等方面亦存在着一定的差异。津较清稀，流动性较大，内可充盈血脉，润泽脏腑，外可达于皮毛和孔窍，故易于耗伤，也易于补充；液较稠厚，流动性较小，以濡养脏腑，充养骨髓、脑髓、脊髓、滑利关节为主，一般不易损耗，一旦亏损则不易迅速补充。

津亏液少病变，临床可见多种见症，如口唇、肌肤、血脉失于津液的充盈濡养，则见咽干唇焦而口渴，皮肤干燥，毛发枯槁，甚则目陷、螺瘪而脉细。津液不足，则汗液、尿液失其化源，故汗少或无汗，小便短少。大肠失其津液的濡润，传导滞涩，故可见大便秘结。津液大量耗伤，导致津血不能荣养筋脉，则可见转筋挛急之症。故《医宗必读·泄泻》说："水液去多，甚而转筋，血伤，故筋挛急也。"

2. 津液输布与排泄障碍

津液的输布和排泄是津液代谢中的两个重要环节。二者虽有不同，但其结果都能导致津液在体内停滞，成为内生水湿痰饮等病理产物的根本原因。

概念：津液的输布障碍，是指津液得不到正常的转输和布散，导致津液在体内环流迟缓，或在体内某一局部发生滞留。因而津液不化，可致水湿内生，酿痰成饮。津液的排泄障碍，主要是指津液气化不利，转化为汗液或尿液的功能减退，从而导致水液滞留，溢于肌肤，发为水肿的病理状态。

形成：导致津液输布与排泄障碍的原因很多，但不外如下几种：肺失宣发或肃降；脾之运化和转输功能减退；肾气虚衰，气化无力，水湿内停；肝失疏泄，气机不畅，气滞而水停；三焦水道不利，津液环流障碍。

表现：津液的输布与排泄障碍，主要可产生湿浊困阻、痰饮凝聚及水液滞留等病理改变。其具体表现如下。

1)湿浊困阻

脾虚运化水湿功能减退，津液不能转输布散，聚积而成湿浊，可形成湿浊内阻病变。湿性重浊黏滞，易于阻遏气机，故可见胸闷呕恶、脘腹痞满、头身困重、口腻不渴、腹泻便溏、面黄肤肿。

2)痰饮凝聚

痰与饮，都是由于脏腑功能失调，津液代谢障碍，导致津液气化失常，水湿停聚凝结于机体某些部位形成的病理产物。这些病理产物又可成为多种疾病的致病因素。水聚而成饮，饮凝而成痰，即可形成多种痰证或饮证。

痰可随气升降，无处不到，病及不同的脏腑经络或滞留于机体某些部位，可表现为多种症状，如：痰阻于肺，可见咳喘咯痰；痰迷心窍，可见胸闷心悸、神昏癫狂；痰停于胃，可见恶心、呕吐、脘痞不舒；痰留经络筋骨，可致瘰疬痰核、肢体麻木，或半身不遂，或为阴疽流注；痰浊上犯于头，则清窍不利，可致眩晕昏冒；痰气凝结于咽喉，可致咽中梗阻，如有异物，吞之不下，吐之不出，称为"梅核气"。

饮邪为病，随其停聚部位之不同而有不同的名称，如：饮停胸胁，则为"悬饮"；饮邪犯肺，则为"支饮"；饮留四肢，则为"溢饮"。

3)水液滞留

此多由肺、脾、肾等脏腑功能失调,水液代谢障碍,水不化气,因而滞留于肌肤或体内,发为水肿或腹水等病变。

水邪泛溢于肌肤,则发作头面、眼睑、四肢、腹背等部位浮肿,甚则全身浮肿;若水邪滞留于腹腔,则腹肿胀大,发为腹水。故《景岳全书·肿胀》说:"盖水为至阴,故其本在肾;水化为气,故其标在肺;水惟畏土,故其制在脾。今肺虚则气不化精而化水,脾虚则土不制水而反克,肾虚则水无所主而妄行,水不归经则逆而上泛,故传入于脾而肌肉浮肿。"

3. 津液与气血关系失调

津液的生成、输布和排泄,依赖于脏腑的气化和气的升降出入,而气之循行亦以津液为载体,通达上下内外遍布于全身。津液与血液相互化生,津液的充足,是保持血脉充盈、运行通畅的条件,而血液的充沛和畅行,也是津液充盛和流行的条件。因此,津液与气血的功能协调,乃是保证人体生理活动正常的重要方面。一旦津液与气血失调,则可出现津停气阻、气随津脱、津枯血燥、津亏血瘀、血瘀水停等病理变化。

(1)津停气阻。

概念:津停气阻,指津液代谢障碍,水湿痰饮停留导致气机阻滞的病理状态。

形成:水湿痰饮皆有形之邪,易阻碍气的运行,称为津停气阻。

表现:津停气阻的临床表现因水液停蓄的部位不同而异。水饮阻肺,肺气壅滞,宣降失职,可见胸满咳嗽,喘促不能平卧;水饮凌心,阻遏心气,则可见心悸、心痛;水饮停滞中焦,阻遏脾胃气机,可致清气不升,浊气不降,而见头昏困倦、脘腹胀满、纳化呆滞;水饮停于四肢,则可使经脉气血阻滞,故除见浮肿外,尚可见肢体沉重胀痛等临床表现。

(2)气随津脱。

概念:气随津脱,主要指津液大量丢失,气失其依附而随津液之外泄出现暴脱亡失的病理状态。

形成:多由高热伤津,或大汗伤津,或严重吐泻耗伤津液等所致。如《伤寒论·辨阳明病脉证并治》说:"发汗多,若重发汗者,亡其阳。"此即汗出过多,津液外泄,阳气随之亡失的病理变化。

表现:从气随津脱的发病原因来看,其临床表现多有或高热,或大汗出,或严重吐泻、多尿伤津后而出现口渴喜饮、尿少而黄、大便干结等津伤之症,而且常伴有疲乏无力、少气懒言等耗气的表现。气随津脱的病理变化是大量伤津进而伤气导致的,轻则津气两伤,重则津气两脱。

(3)津枯血燥。

概念:津枯血燥,主要指津液亏乏枯竭,导致血燥虚热内生或血燥生风的病理状态。

形成:津液是血液的重要组成部分,津血又同源于后天的水谷精微,若因高热伤津,或烧伤引起津液损耗,或阴虚痨热,津液暗耗,均会导致津枯血燥。

表现:临床上常见心烦、鼻咽干燥、肌肉消瘦、皮肤干燥或肌肤甲错、皮肤瘙痒或皮屑过多、舌红少津等临床表现。

(4)津亏血瘀。

概念:津亏血瘀,主要指津液耗损导致血行瘀滞不畅的病理状态。

形成:津液充足是保持血脉充盈,血行通畅的重要条件。若因高热、烧伤,或吐泻、大汗出等因素,致使津液大量亏耗,则血量减少,血液循行滞涩不畅,从而发生血瘀之病变。

表现:临床表现,除见原有津液不足的表现外,出现舌质紫绛,或有瘀点、瘀斑,或见斑疹显露等症。

(5)血瘀水停。

概念:血瘀水停,指因血脉瘀阻导致津液输布障碍而水液停聚的病理状态。

形成:气、血、津液三者的运行密切相关,因此其病理上也相互影响。血中有津,脉外之津液可从孙络渗入血中,血瘀则津液环流不利;另外,血瘀必致气滞,也导致津停为水,形成血瘀水停之证。

表现:不同的脏腑病位,其临床表现各有差异,如心阳亏虚,运血无力,血脉瘀阻,可见心悸、气喘、口唇爪甲青紫、舌有瘀点或瘀斑,甚则胁下痞块等症,亦可见下肢、面目浮肿。

(五)内生“五邪”病机

内生“五邪”,并非是指致病邪气,而是指在疾病过程中由于脏腑气血阴阳的功能失调所引起的类似风、寒、湿、燥、火等外邪致病的五种病理状态,因病起于内,又与风、寒、湿、燥、火外邪所致病证的临床征象类似,故分别称为“内风”“内寒”“内湿”“内燥”“内火”,统称为内生“五邪”。

内生“五邪”与外感六淫有区别:内生“五邪”由脏腑及精气血津液功能失常而产生,属内伤病的病机;外感六淫由自然界的气候变化失常而产生,属于外感病的病因。内生“五邪”病机所反映的病证,多为里证、虚证或虚实夹杂证;外感六淫邪气所致的病证,多为表证、实证。

1. 风气内动

风气内动,即是“内风”。由于“内风”与肝的关系较为密切,故又称肝风内动或肝风。内风,是指因体内阳气亢逆变动或筋脉失养而形成的具有眩晕、麻木、抽搐、震颤等“动摇”特征的一类病理状态。《素问·至真要大论》说:“诸风掉眩,皆属于肝……诸暴强直,皆属于风。”这是内风的临床表现,不仅与外风为病相类似,而且指出了内风与肝的密切关系。

肝风内动有虚实之分,主要可见热极生风、肝阳化风、阴虚风动、血虚生风等证。

(1)热极生风。

概念:热极生风,是指由于邪热炽盛,煎灼津液,伤及营血,燔灼肝经,使筋脉失于濡养所致,属肝风内动的病理变化。

形成:多由于外感温热病邪,热势炽盛,煎灼津血,累及筋脉而形成。一般多见于热病极期。

表现:热极生风病变,临床可见痉厥、抽搐、鼻翼煽动、颈项强直、角弓反张、目睛上视,并常伴有高热、神昏、谵语等症。

(2)肝阳化风。

概念:肝阳化风,是指肝肾阴亏,水不涵木,阴不制阳,导致肝之阳气升动无制、亢而化风的一种病理变化。

形成:多由于情志内伤,或操劳过度,久则耗伤肝肾之阴,以致阴虚阳亢,风气内动所致。

表现:阴虚阳亢,水不涵木,浮阳不潜,久之则阳愈浮而阴愈亏,终至阴不制阳,肝阳升动无制,形成风气内动。其病理表现轻则可见筋惕肉瞤,肢麻震颤,眩晕欲仆,或发作口眼歪斜,或发为半身不遂;甚则血随气逆而卒然仆倒。

(3)阴虚风动。

概念:阴虚风动,是指由于机体阴液枯竭,无以濡养筋脉,筋脉失养而变生内风的病理变化。此属虚风内动。

形成:多由热病后期,煎灼津液,阴液亏损,或由于久病耗伤阴液所致。

表现:临床可见筋挛肉瞤、手足蠕动等动风之症,并常伴有潮热盗汗、五心烦热、低热颧赤等虚热内生之候。

(4)血虚生风。

概念:血虚生风,是指由于津枯血少,失润化燥,肌肤失于濡养,经脉气血失于和调,于是血虚化而为风的病理变化。

形成:多由于久病伤阴耗血,或年老精亏血少,或营养缺乏,或瘀血内结,或温热病邪,耗伤津液阴血等所致。

表现:临床可见皮肤干燥或肌肤甲错,并有皮肤瘙痒或落皮屑等病理表现。

2. 寒从中生

概念:寒从中生,即是“内寒”,是指机体阳气虚衰,温煦气化功能减退,虚寒内生,或阴寒之气弥漫的病理状态。

形成:先天禀赋不足,阳气素虚,或久病伤阳,或外感寒邪,过食生冷,损伤阳气,可导致阳气虚衰。阳气虚衰,不能制阴祛寒,故阴寒内盛。由于脾阳能布达四肢肌肉而起温煦作用,肾阳为阳气之根,能温煦全身脏腑组织，并为人体蒸腾气化之源，故脾肾阳气虚衰，尤其是肾阳虚衰为内寒形成的关键。故《素问·至真要大论》说："诸寒收引，皆属于肾。"

表现：阳气不足，虚寒内生，其病理变化主要表现在三个方面：一是阳气不足，温煦失职，可见面色苍白、畏寒喜热、肢末不温、舌质淡胖、苔白滑润、脉沉迟弱或筋脉拘挛、肢节痹痛等症。二是气化功能减退，津液代谢障碍导致病理产物在体内积聚，如痰饮、水湿停聚等。三是阳不化阴，蒸化无权，津液不化，而见尿频清长、痰涎清稀，或大便泄泻，或水肿等。故《素问·至真要大论》说："诸病水液，澄澈清冷，皆属于寒。"

阳虚阴盛之寒称为"内寒"，外感寒邪或恣食生冷所引起的寒证称为"外寒"，"内寒"与"外寒"之间，不仅有所区别，而且还有联系。其区别如下："内寒"的临床特点主要是虚而有寒，以虚为主；"外寒"的临床特点是以寒为主，亦可因寒邪伤阳而兼虚象。两者之间的主要联系是寒邪侵犯人体，必然会损伤机体阳气，而最终导致阳虚；而阳气素虚之体，则又因抗御外邪能力低下，易感寒邪而致病。

3. 湿浊内生

概念：湿浊内生，即是"内湿"，是指由于脾的运化功能和输布津液的功能障碍，从而引起湿浊蓄积停滞的病理状态。由于内生之湿多因脾虚，故又称为脾虚生湿。

形成：内湿的产生，多因过食肥甘，嗜烟好酒，恣食生冷，内伤脾胃，致使脾失健运不能为胃行其津液，或喜静少动，素体肥胖，情志抑郁，致气机不利，津液输布障碍，聚而成湿所致。因此，脾的运化失职是湿浊内生的关键。故《素问·至真要大论》说："诸湿肿满，皆属于脾。"此外，肺主通调水道而行水，肾主水，肾阳温化水液，故肺、肾功能失调均会导致水湿内生。

表现：湿性重浊黏滞，多阻遏气机，故其临床表现常可随湿邪阻滞部位的不同而异。如湿邪留滞经脉之间，则见头闷重如裹，肢体重着或屈伸不利，故《素问·至真要大论》说："诸痉项强，皆属于湿。"湿犯上焦，则胸闷咳嗽；湿阻中焦，则脘腹胀满、食欲不振、口腻或口甜、舌苔厚腻；湿滞下焦，则腹胀便溏、小便不利；水湿泛溢于皮肤肌腠，则发为水肿。故《素问·六元正纪大论》说："湿胜则濡泄，甚则水闭胕肿。"湿浊虽可阻滞于机体上、中、下三焦的任何部位，但仍以湿阻中焦脾胃为多。

此外，外感湿邪与内生湿浊在形成方面虽然有所区别，但二者亦常相互影响。湿邪外袭每易伤脾，脾失健运又滋生内湿。故临床所见，脾失健运，内湿素盛之体，易外感湿邪而发病。

4. 津伤化燥

概念：津伤化燥，即是"内燥"，是指机体津液不足，人体各组织器官和孔窍失其濡润，而出现干燥枯涩的病理状态。

形成：因久病伤阴耗液，或大汗、大吐、大下，或亡血失精导致阴亏津少，以及某些热性病过程中的热盛伤阴耗津等所致。由于津液亏少，不足以内溉脏腑，外润腠理孔窍，燥邪便由内而生。

表现：津液亏少，内不能濡养脏腑组织，外不能润泽肌肤孔窍，临床主要表现为一系列干燥不润的症状，故《素问·阴阳应象大论》说："燥胜则干。"如肌肤干燥不泽，起皮脱屑，皮肤皲裂，口燥咽干唇焦，舌上无津甚至光红龟裂，鼻干目涩少泪，爪甲脆折，大便燥结，小便短赤。

内燥病变可发生于各脏腑组织，以肺、胃及大肠为多见。内燥因津液枯涸，失去滋润濡养作用所致。津液枯涸则阴气化生无源而虚衰，阴虚则阳相对偏亢而生内热，故内燥常伴有虚热证的表现。

5. 火热内生

火热内生，即是"内火"或"内热"，是指由于阳盛有余，或阴虚阳亢，或由于气血郁滞，或由于病邪郁结而产生的火热内扰，功能亢奋的病理状态。

火热内生有虚实之分，其病机主要有如下几方面。

(1) 阳气过盛化火。

人身之阳气在正常的情况下，有温煦脏腑经络等作用，中医学称之为"少火"。但是在病理情况下，阳气过盛，功能亢奋，必然使物质的消耗增加，以致伤阴耗津。此种病理性的阳气过亢则称为"壮火"，中医学又称为"气有余便是火"。

(2)邪郁化火。

邪郁化火包括两方面的内容。一是外感六淫病邪，在疾病过程中，皆可郁滞而从阳化热化火，如寒郁化热、湿郁化火等。二是体内的病理性代谢产物（如痰、瘀血、结石等）和食积、虫积等，亦能郁而化火。邪郁化火的主要机理，实质上是由于这些因素导致气的郁滞，气郁则生热化火。

(3)五志过极化火。

五志过极化火又称为“五志之火”，多指由于情志刺激，影响了脏腑精气阴阳的协调平衡，造成气机郁结或亢逆。气郁日久则可化热，气逆自可化火，因之火热内生。如情志内伤，抑郁不畅，则常能导致肝郁气滞，气郁化火，发为肝火；而大怒伤肝，肝气亢逆化火，亦可发为肝火。

(4)阴虚火旺。

此属虚火。多由于津液亏虚，阴气大伤，阴虚不能制阳，阳气相对亢盛，阳亢化热化火，虚热虚火内生。一般来说，阴虚内热多见全身性的虚热征象，如五心烦热、骨蒸潮热、面部烘热、消瘦、盗汗、咽干口燥、舌红少苔、脉细数无力等。阴虚火旺，多表现为集中于机体某一部位的火热征象，如虚火上炎所致的牙痛、齿衄、咽痛、颧红等。

内生火热，主要有心火、肝火、相火（肾火）及胃火等证，其临床表现随其发病机理和病位的差异而各有不同。

知识链接

血管内皮功能障碍与阴阳失调

血管内皮功能障碍被认为是高血压及其靶器官损伤发生和进展的重要病理生理机制之一，在心脑血管事件链中处于病理始发因素环节。血管内皮在中医经典理论中属于脉的范畴，脉为血之腑，气血运行的通道，气血既是脏腑功能的物质基础，又是脏腑功能活动的产物，阴阳失调必然导致脏腑功能活动失常，引起气血构成的物质成分或生理功能改变，形成气虚、气陷、气滞、气逆、血虚、血瘀、痰浊，甚至化火、动风等诸多临床表现和病理产物。血管内皮损伤的过程中，临床上往往表现为气虚、气滞、血瘀等气血紊乱症状，通过调气、治血、气血并调等调和气血的方法治疗，其本质是调和人体已经紊乱的气血关系，使气得疏、血得养，人体的阴阳得以恢复平衡。中医药通过调和气血治疗高血压的同时，本身也发挥着血管内皮保护作用。

重点小结

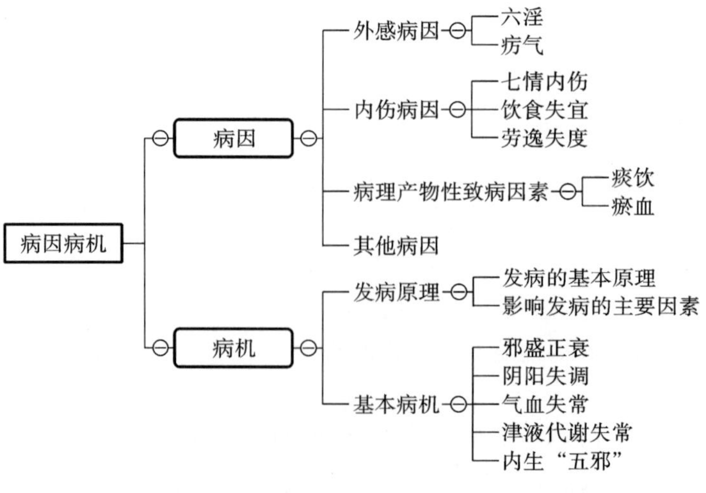

目标测试

一、单项选择题

1. 六淫中最易导致疼痛的邪气是（　　）。

A. 寒邪　B. 火邪　C. 风邪　D. 燥邪　E. 湿邪

2. 疠气最主要的致病特点是（　　）。

A. 发病急　B. 病势重　C. 症状相似　D. 传染性强　E. 老少皆能致病

3. 怒则（　　）。

A. 气缓　B. 气上　C. 气下　D. 气消　E. 气结

4. 以下属于病理产物形成的病因是（　　）。

A. 疠气　B. 六淫　C. 七情　D. 瘀血　E. 劳逸

5. 中医认识发病机理，主要从以下哪个角度来认识？（　　）

A. 正邪相搏　B. 阴阳失调　C. 饮食失调　D. 气血失常　E. 脏腑功能失调

6. 疾病发生的重要条件是（　　）。

A. 正气　B. 邪气　C. 地域因素　D. 饮食习惯　E. 生活和工作环境

7. 病人先有阴虚内热病症，以后又出现畏寒肢冷、大便溏泄，其病机应是（　　）。

A. 阴损及阳　B. 阳损及阴　C. 阴盛格阳　D. 阳盛格阴　E. 阴阳亡失

8. 下列哪一种症状在亡阳时最多见？（　　）

A. 热汗多　B. 身热肢冷　C. 畏寒蜷卧　D. 气喘　E. 脉数疾

9. 形成血虚病机的原因，下列哪项是不确切的？（　　）

A. 失血过多，血脉空虚　B. 脾虚气弱，生化无源　C. 房劳过度而耗伤

D. 久病不愈，慢性消耗　E. 思虑无穷而暗耗

10. 内湿与哪个脏关系最为密切？（　　）

A. 心　B. 肝　C. 肺　D. 肾　E. 脾

二、简答题

1. 中医学的病因包括哪些内容？
2. 体质因素与发病的关系主要体现在哪些方面？
3. 如何理解阴阳失调的基本概念？其病理变化主要表现在哪几方面？
4. 气虚与气陷有何不同？

三、病案分析

病人，张某，男，24 岁，咽喉红肿疼痛，伴发热、面赤，大便干，小便短赤，舌红，苔薄黄，脉滑数。试分析：

1. 引起病人发生疾病的原因可能是六淫中的哪一邪气？
2. 根据邪正盛衰分析该病证的病机特点。

（陈玉萍）

扫码看答案

第八章

诊法

扫码看 PPT

学习目标

1. 掌握望闻问切四诊的概念；望神、望面色、望形体、望姿态、望局部情况、望皮肤、望分泌物与排泄物、望舌的基本内容和临床意义；掌握问诊的基本内容和临床意义。

2. 熟悉闻诊的内容及临床意义；熟悉切脉的部位、正常脉象的内容及常见病脉的临床意义。

3. 了解问诊内容的技巧，望诊的注意事项以及切诊的原理；了解按肌肤、按手足、按脘腹的方法。

案例导入

案例：病人，李某，男，30 岁，2006 年 7 月 28 日就诊。

病史：病人下午在田间劳作时，突感头晕头痛，胸闷难受，恶心欲吐，欲往阴凉处休息时，却感脚软无力，晕倒在地，不省人事，口角流涎，无四肢抽搐，无惊叫。送医院诊治。查体：体温 39.5 ℃，脉搏 103 次/分，面色潮红，呼吸气粗，神志朦胧，呼之能张目，不能对答，舌红而干，脉洪大。

讨论：

1. 请问在采集病历过程中，采用了哪些诊法？

2. 你是根据什么得出此结论的？

第一节　望　　诊

望诊，是通过观察病人的神、色、形、态和局部表现、舌象及分泌物、排出物等异常变化，来收集病情资料，了解病情的诊断方法。

望诊在中医诊法中位列四诊之首，有“望而知之谓之神”之说。能否正确运用望诊，对于病证的诊断至关重要。望诊的内容主要包括，观察人的神、色、形、态、舌象、络脉、皮肤、五官九窍等情况，以及排泄物、分泌物的形、色、质量等。现将望诊分为全身望诊、局部望诊、望舌、望排出物四部分。

望诊时，应注意以下几点。一是光线充足。望诊应尽量在自然柔和的充足光线下进行，注意避开有色光源；如光线不足，也可借助日光灯等进行望诊，必要时需复查。二是诊室温度适宜。在适宜的温度下，病人的气血运行畅通，皮肤、肌肉自然放松，疾病的征象才可能真实地显露出来；如果室温太低，气血运行不畅，皮肤肌肉收缩，则影响望诊资料的真实性。三是充分暴露受检部位。望诊时充分暴露检查部位，细致、完整地进行观察，排除干扰因素对疾病判断的影响。四是四诊合参：疾病诊治过程中，注意望诊与其他诊法结合，全面分析病情，综合进行判断，不可以偏概全。

一、全身望诊

全身望诊，即整体望诊，指医生诊察病情时，整体观察病人的精神、色泽、形体、姿态等表现，以获得对疾病的总体情况。

(一)望神

神是人体生命活动的总称,有广义与狭义之分。广义的神是指生命活动的外在表现;狭义的神是人的意识、思维、精神、情感活动,即心所藏之神。望神是指医生通过观察人体生命活动的整体外在表现和精神状态以判断病情的诊断方法。根据神的旺衰与病情的轻重程度不同,可分为得神、少神、失神、假神和神志异常五种类型。

1. 得神

得神又称"有神",说明脏腑精气充盛,体健神旺,多为身体健康的表现。表现为神志清楚,双目灵活,明亮有神,面色荣润,呼吸平稳,反应灵敏,动作灵活,体态自如,脉象和缓有力等。反映脏腑精气充盛,生命活动正常,或虽有病也提示病轻,脏腑精气未衰。

2. 少神

少神又称"神气不足",介于得神与失神之间,是机体精气不足、神气不旺的表现。表现为精神不振,目光乏神,目珠迟缓,思维迟钝,面色少华,暗淡不荣,肌肉懈软,倦怠乏力,动作迟缓等。提示精气轻度不足,脏腑功能减退。常见于素体虚弱者,或病情较轻,或疾病恢复期。

3. 失神

失神又称"无神",是神衰精亏气损的外在表现。表现为精神萎靡或意识模糊,目光呆滞,面色无华,反应迟钝,言语低微,肌肉瘦削,二便失禁等生命活动衰败之象。提示精气大伤,脏腑功能衰竭。多见于久病重病之人,预后不良。

4. 假神

假神是指久病、重病之人,精气本已极度衰竭,正气将脱,突然出现某些症状短暂"好转"的假象。表现为神志昏迷、精神萎靡,突然精神转佳、精神清楚,或本来目无光彩、瞳神呆滞,突然目光转亮、浮光外露,或面色晦暗无华,突然两颧泛红如妆,或懒言少语、语声低微,突然言语不休,语声洪亮,或无食欲,食量减少,突然欲进饮食,食量增加明显等。提示脏腑精气极度衰竭,阴阳即将离决,为临终前的征兆。古人将其比作"回光返照""残灯复明"。

假神与病情好转的区别在于,假神的出现比较突然,其"好转"与整个病情不相符,只是局部的和暂时的。由无神转为有神,是整个病情的好转,有一个逐渐变化的过程。

5. 神志异常

神志异常也是失神的一种表现,但与精气衰竭的失神有本质上的不同。一般包括烦躁不安,以及癫、狂、痫等。这些都是由特殊的病机和发病规律所决定的,其失神表现并不一定意味着病情的严重性。

烦躁不安,是指心中烦热不安,手足躁扰不宁的症状。烦与躁不同,烦为自觉症状,如烦恼,躁为他觉症状,如躁狂、躁动等。多与心经有火有关。可见于邪热内郁、痰火扰心、阴虚火旺等证。

癫病表现为淡漠寡言,闷闷不乐,精神痴呆,喃喃自语,或哭笑无常,多由痰气郁结,阻蔽神明所致,亦有神不守舍,心脾两虚者。

狂病多表现为疯狂怒骂,打人毁物,妄行不休,少卧不饥,甚则登高而歌,弃衣而走。多因肝郁化火,痰火上扰神明所致。

痫病表现为突然昏倒,口吐涎沫,四肢抽搐,醒后如常。多由肝风挟痰,上窜蒙蔽清窍,或属痰火扰心,引动肝风,或先天遗传,胎气不足,或颅脑外伤,神机受损所致。

(二)望色

望色,又称色诊,是医生通过观察病人面部颜色及光泽的变化来诊察病情的一种方法。颜色就是色调变化,光泽则是明度变化。古人把颜色分为五种,即青、赤、黄、白、黑,称为五色诊。五色诊的部位既有面部,又包括全身,但由于五色的变化在面部表现最明显,因此,常以望面色来阐述五色诊的内容。望面色要注意识别常色与病色。

1. 常色

常色是人在正常生理状态时的面部色泽。常色有主色和客色之分。

(1)主色:人终生不改变的基本肤色、面色。由于民族、禀赋、体质不同,每个人的肤色不完全一致。中国人属于黄色人种,一般肤色都呈微黄色,所以古人以微黄为正色,正常面色多为红黄隐隐、明润含蓄。在此基础上,有些人可有略白、较黑、稍红等差异。

(2)客色:人与自然环境相应,由于生活条件的变动,人的面色、肤色也相应变化,叫作客色。例如,随四时、昼夜、阴晴等天时的变化,面色亦相应改变。再如,年龄、饮食、起居、寒暖、情绪等的变化,也可引起面色变化,也属于客色。

2.病色

病色是指人体在疾病状态时的面部颜色与光泽,可以认为除上述常色之外,其他一切反常的颜色都属病色。其特点为晦暗、暴露。病色有青、赤、黄、白、黑五种,分别提示不同脏腑和不同性质的疾病,称之为五色主病,亦称“五色诊”。现将五色主病分述如下。

(1)青色:主寒证、痛证、瘀血、惊风及肝病。多因经脉瘀滞,气血运行不畅所致。如:面色青黑或苍白淡青,多属阴寒内盛;面色青灰,口唇青紫,多属心血瘀阻,血行不畅;小儿高热,面色青紫,以鼻柱、两眉间及口唇四周明显,是惊风先兆。

(2)赤色:主热证,亦见于戴阳证。多因邪热亢盛,面部脉络扩张,气血充盈所致。满面通红者,多属外感发热或脏腑火热炽盛的实热证;两颧潮红者,多属阴虚阳亢的虚热证;久病、重病面色苍白,却颧颊部嫩红如妆,游移不定者,为戴阳证,是阴寒内盛,阴盛格阳,虚阳上越所致,为真寒假热的危重证。

(3)黄色:主脾虚、湿证。多由脾虚不运,气血不足,面部失荣,或湿邪内蕴所致。面色淡黄憔悴称为萎黄,多属脾胃气虚,营血不能上荣于面部所致;面色发黄而且虚浮,称为黄胖,多属脾虚失运,湿邪内停所致;若面目一身俱黄,小便色黄,为黄疸;若面黄鲜明如橘皮者,属阳黄,乃湿热熏蒸所致,多属肝胆湿热或脾胃湿热;面黄晦暗如烟熏者,属阴黄,乃寒湿郁阻所致;小儿面色青黄,或乍黄乍白,腹大青筋,肌肉瘦削,为疳积,多属脾胃虚弱,气血不足。

(4)白色:主气血不足、寒证、失血。多由气虚血少,或阳虚寒盛,经脉收缩,气血不能上荣于面所致。面色淡白无华,伴舌、唇色淡者,多属气血不足或失血证。面色淡白少华,多为气虚;面色㿠白者,多为阳虚;若㿠白虚浮,则为阳虚水泛。面色苍白者,伴冷汗淋漓,多属阳气暴脱之亡阳证,或见于大失血之人;面色苍白伴剧烈疼痛,多为阴寒内盛,寒邪凝滞,血行不畅所致。

(5)黑色:主肾虚、寒证、水饮、血瘀。多因肾阳虚衰,水饮不化;阴寒内盛,血失温养,经脉拘急或肾精亏虚,面部失荣所致。面黑暗淡或黧黑者,多属肾阳虚。因阳虚火衰,血失温煦,水寒不化,浊阴上泛所致。面黑干焦者,多属肾精亏虚。因肾精耗损,阴虚火旺,虚火灼阴,机体失养所致。眼眶周围色黑者,多属肾虚水饮或寒湿带下。面色黧黑,肌肤甲错者,多为瘀血日久所致。

(三)望形体

望形体既望人体的整体外貌,包括身体的强弱胖瘦、体形特征、躯干四肢、皮肉筋骨等等。人的形体组织内合五脏,故望形体可以测知内脏精气的盛衰。内盛则外强,内衰则外弱。人的形体有壮、弱、肥、瘦之分。

凡形体强壮者,多表现为骨骼粗大,胸廓宽厚、肌肉强健、皮肤润泽,反映脏腑精气充实,虽然有病,但正气尚充,预后多佳。

凡形体衰弱者,多表现为骨骼细小,胸廓狭窄、肌肉消瘦,皮肤干涩,反映脏腑精气不足,体弱易病,若病则预后较差。

肥而食少为形盛气虚,多肤白无华,少气乏力,精神不振。这类病人还常因阳虚水湿不化而聚湿生痰,故有“肥人多湿”之说。

如瘦而食少为脾胃虚弱。形体消瘦,皮肤干燥不荣,并常伴有两颧发红、潮热盗汗、五心烦热等症者,多属阴血不足,内有虚火之证,故又有“瘦人多火”之说。其严重者,消瘦若达到“大肉脱失”的程度,卧床不起,则是脏腑精气衰竭的危象。

(四)望姿态

望姿态又称望态,是观察病人身体的体位变化、动静姿态和异常动作诊察病情的方法。正常的姿态是舒适自然，运动自如，反应灵敏，行住坐卧各随所愿，皆得其中。在疾病中，由于阴阳气血的盛衰，姿态也出现异常变化，不同的疾病产生不同的病态。望姿态，主要是观察病人的动静姿态、异常动作及与疾病有关的体位变化。如病人睑、面、唇、指(趾)不时颤动，在外感病中，多是发痉的预兆，在内伤杂病中，多是血虚阴亏，经脉失养。

四肢抽搐或拘挛，项背强直，角弓反张，属于痉病，常见于肝风内动之热极生风、小儿高热惊厥、温病热入营血、也常见于气血不足而筋脉失养。此外，痫证、破伤风、狂犬病等，亦致动风发痉。战栗常见于疟疾发作，或外感邪正相争欲作战汗之兆。手足软弱无力，行动不灵而无痛，是为痿证。关节肿大或痛，以致肢体行动困难，是为痹证。四肢不用，麻木不仁，或拘挛，或痿软，皆为瘫痪。若卒然昏倒，而呼吸自续，多为厥证。

痛证也有特殊姿态。以手护腹，行则前倾，弯腰屈背，多为腹痛；以手护腰，腰背板直，转动艰难，不得俯仰，多为腰腿痛；行走之际，突然停步，以手护心，不敢行动，多为真心痛。蹙额捧头，多为头痛。

如病人畏缩多衣，必恶寒喜暖，非表寒即里寒；病人常欲揭衣被，则知其恶热喜冷，非表热即里热。伏首畏光，多为目疾；仰首喜光，多为热病，阳证多欲寒，欲得见人；阴证则欲得温，欲闭户独处，恶闻人声。

从坐形来看，坐而喜伏，多为肺虚少气；坐而喜仰，多属肺实气逆；但坐不得卧，卧则气逆，多为咳喘肺胀，或为水饮停于胸腹。但卧不耐坐，坐则神疲或昏眩，多为气血双亏或脱血夺气。坐而不欲起者，多为阳气虚。坐卧不安是烦躁之征，或腹满胀痛之故。

从卧式来看：卧时常向外，身轻能自转侧，为阳证、热证、实证；反之，卧时喜向里，身重不能转侧，多为阴证、寒证，虚证；若病重至不能自己翻身转侧时，多是气血衰败已极，预后不良。蜷卧成团者，多为阳虚畏寒，或有剧痛；反之，仰面伸足而卧，则为阳证热盛而恶热。

二、局部望诊

局部望诊是在全身望诊的基础上，根据病情的需要，重点观察人体局部形态、色泽的变化，以测知相应脏腑病变情况。望诊时，要熟悉所望部位的生理特点及与脏腑经络的内在联系，能够熟练将病理征象与生理特征进行比较，并结合其他诊法，从整体分析病人的病情。

局部望诊的内容，包括望头面、五官、躯体、四肢、皮肤等部位的形态、色泽。

(一)望头面

1. 望头部

望头部主要是观察头之外形、动态及头发的色质变化及脱落情况。头为精明之腑，为元神所居。脑为髓海，髓为精化，精藏于肾，为肾所主，发为肾之华，又为血之余。故望头部的情况，可以了解脑、肾的病变及气血的盛衰。

(1)望头形：小儿头形过大或过小，伴有智力低下者，多因先天不足，肾精亏虚。头形过大，可因脑积水引起。

望小儿头部，尤须诊察囟门。囟门是婴幼儿颅骨接合不紧所形成的骨间隙，有前囟、后囟之分。前囟呈菱形，在小儿出生后12～18个月闭合；后囟呈三角形，出生后已有闭合或很小，在出生后2～4个月完全闭合。临床上以前囟门作为观察小儿发育与营养状况的主要部位之一。若小儿囟门凹陷，称为囟陷，是津液损伤、脑髓不足之虚证，囟门高突，称自填，多为热邪亢盛，见于脑髓有病；若小儿囟门迟迟不能闭合，称为解颅，是为肾气不足、发育不良的表现。无论大人或小儿，头摇不能自主者，皆为肝风内动之兆。

(2)望发：正常人发多浓密色黑而润泽，是肾气充盛的表现。发稀疏不长，是肾气亏虚。发黄干枯，久病落发，多为精血不足。若突然出现片状脱发，为血虚受风所致。青少年落发，多因肾虚或血热。青年白发，伴有健忘，腰膝酸软者，属肾虚；若无其他病象者，不属病态。小儿发结如穗，常见于疳积。

2. 望面部

面部的神色望诊，已于前述。这里专述面部外形变化。面肿，多见于水肿病。腮肿，腮部一侧或两侧突然肿起，逐渐胀大，并且疼痛拒按，多兼咽喉肿痛或伴耳聋，多属温毒，见于痄腮。面部口眼歪斜，多属中风。面呈惊怖貌，多见于小儿惊风，或狂犬病病人。面呈苦笑貌，见于破伤风病人。

（二）望五官

望五官是对目、鼻、耳、唇、口、齿龈、咽喉等头部器官的望诊。诊察五官的异常变化，可以了解脏腑病变。以下重点论述望目、望鼻、望耳、望口唇、望齿与龈、望咽喉的内容。

1. 望目

望目主要望目的神、色、形、态。

（1）目神：两目神气有无是望神的重点。凡视物清晰，精彩内含，神光充沛者，是为有神，反映脏腑精气未虚，虽病易治；若白睛混浊，黑睛晦滞，目无精彩，浮光暴露者，是为无神，提示脏腑精气亏极，病种难治。

（2）目色：正常人眼睑内及两眦红润，白睛色白，黑睛褐色或棕色，角膜无色透明。如目赤肿痛，多属实热证；如白睛色红，为肺火或外感风热；两眦赤痛，为心火上炎；睑缘赤烂，为脾有湿热；全目赤肿，为肝经风热上攻；如白睛发黄，为黄疸的主要标志；如目眦淡白，多属血虚；目眶周围见黑色，为肾虚水泛之水饮病，或寒湿下注的带下病。

（3）目形：如目胞浮肿，状如卧蚕，为水肿初起的表现，健康人一过性胞睑微肿不属病态，老年人下睑浮肿，多为肾气虚衰；如眼窝凹陷，多因吐泻伤津或气血亏虚所致；若久病重病两眼深凹，视不见人，为脏腑精气衰竭、阴阳竭绝所致危重证候；如眼球突出，兼喘满上气者，属肺胀；若兼颈前肿块，随吞咽动作而上下移动，急躁易怒者，属瘿病；如胞睑红肿，胞睑边缘肿起，起核如麦粒，红肿不甚者，为针眼；胞睑漫肿，焮红如丹者，称为眼丹。

（4）目态：正常人瞳孔呈圆形，双侧等大，直径为 3～4 mm，对光反射灵敏，眼球运动灵活自如。如目睛上视，不能转动，称戴眼反折，多见于惊风、痉厥或精脱神衰之重证；横目斜视是肝风内动的表现；眼睑下垂，称“睑废”，双睑下垂，多为先天性睑废，属先天不足，脾肾双亏，单睑下垂或双睑下垂不一，多为后天性睑废，因脾气虚或外伤后气血不和，脉络失于宣通所致。瞳仁扩大并伴有对光反射消失，多属肾精耗竭，为濒死危象，在极度兴奋、恐惧、愉快或疼痛时，可出现瞳孔散大，不属病态；如瞳孔缩小，多见于川乌、草乌、毒蕈、有机磷农药等中毒或吗啡等药物反应。

2. 望鼻

望鼻主要通过观察鼻的色泽、形态及分泌物判断病情以及病邪的转归。

（1）色泽：健康人鼻色红黄隐隐，明润含蓄，是胃气充足的表现。鼻微黄明润见于新病胃气未伤，或久病胃气来复；鼻头色白，为气血亏虚，失于荣润；鼻头色赤，为肺脾蕴热；鼻头色青，多见于阴寒腹痛者；鼻色微黑，多为肾虚寒水内停之象；鼻头晦暗枯槁，为胃气已衰，属病重。

（2）形态：鼻头或鼻同色红，生有丘疹者，多为酒糟鼻，因胃火熏肺，血壅肺络所致；鼻孔内赘生小肉，撑塞鼻孔，气息难通，称为鼻痔，多由肺经风热凝滞而成；鼻翼煽动，呼吸喘促者，称为“鼻煽”，如久病鼻煽，是肺肾精气虚衰之危证，新病鼻煽，多为肺热。

（3）分泌物：鼻流清涕，多属外感风寒或阳气虚弱；鼻流浊涕，多属外感风热或肺胃蕴热；鼻流腥臭脓涕，为鼻渊，多为肺经风热或肝胆湿热上蒸所致。

3. 望耳

望耳应注意观察耳的色泽、形态及耳内的情况。

（1）耳之色泽：正常人的耳廓微黄而红润，是气血充足的表现。耳轮淡白，多属气血亏虚，或寒邪直中脏腑；耳轮红肿，多为肝胆湿热或少阳相火上攻；耳轮青黑，多见于阴寒内盛或剧痛的病人；耳轮干枯焦黑，多属肾精亏耗，精不上荣，属病重；小儿耳根发凉，耳背、发际处若有玫瑰红色的丘疹，多为麻疹病出疹之兆。耳部色泽总以红润为佳，如见黄、白、青、黑色，都属病象。

（2）耳之形态：正常人耳廓厚大而润泽，是先天肾气充足的表现。若耳廓瘦薄，是先天亏虚，肾气不足；耳轮干枯萎缩，多为肾精或肾阴不足，耳窍失养，是肾气竭绝之危候；耳轮肌肤甲错，见于血瘀日久。

(3)耳内病变:耳道局部红肿疼痛者,为耳疖,多因邪热搏结耳窍;耳道有脓液流出,为脓耳,早中期多为肝胆湿热蕴久上蒸,日久为肾阴亏虚,虚火上炎;耳道赘生小肉团,称为耳痔,是湿热痰火上逆,气血瘀滞耳道所致。

4. 望口唇

望口唇包括观察口唇色泽及形态的变化。

(1)察唇:唇部色诊的临床意义与望面色同,但因唇黏膜薄而透明,故其色泽较面色更为明显。唇以红而鲜润为正常。若唇色深红,属实、属热;唇色淡红多虚、多寒;唇色深红而干焦者,为热极伤津;唇色嫩红为阴虚火旺;唇色淡白,多属气血两虚;唇色青紫者常为阳气虚衰,血行郁滞的表现;嘴唇干裂,是津液已伤,唇失滋润;唇口糜烂,多由脾胃积热,热邪灼伤;唇内溃烂,其色淡红,为虚火上炎;唇边生疮,红肿疼痛,为心脾积热。

(2)望口:望口须注意口之形态。如口闭而难张,为口噤;如口闭不语,兼四肢抽搐,多为痉病或惊风;如兼半身不遂者,为中风入脏之重证;口角或左或右歪斜之状,为中风;口开而不闭,口张而气但出不返者,是肺气欲绝之候。

5. 望齿与龈

望齿与龈主要分为望齿和望龈两部分。

(1)望齿:牙齿洁白润泽而坚固,是肾气旺盛、津液充足的表现。牙齿干燥,为胃中津液已伤;牙齿光燥如石,为胃肠热极,津液大伤;牙齿燥如枯骨,为肾阴枯竭、精不上荣所致,见于温热病的晚期,属病危。病中咬牙龄齿是肝风内动之征;睡中龄齿,多为胃热或虫积,也可见于正常人。牙齿有洞腐臭,多为龋齿,欲称“虫牙”。

(2)望龈:齿龈淡红而润泽,是胃气充足、气血调和的表现。齿龈淡白,多属血虚或失血,龈络失养;齿龈红肿疼痛,多为胃火亢盛,熏灼牙龈。齿龈萎缩,牙根暴露,牙齿松动,称为牙宣,多属肾虚或肾阴不足,虚火灼龈。齿龈出血,为齿衄,可因外力损伤,兼齿龈红肿疼痛者,为胃脾积热、肝经火盛,脉络受损;若不痛不红微肿者,为脾气亏虚,或肾阴虚、虚火上炎,血不循经所致。

6. 望咽喉

望咽喉主要包括观察咽喉的色泽和形态有无异常。

(1)咽喉色泽:正常人咽喉淡红润泽,不痛不肿,呼吸通畅,发音正常,食物下咽顺利无阻。如咽喉红肿而痛,多属肺胃积热;红肿而溃烂,有黄白腐点是热毒深极;若鲜红娇嫩,肿痛不甚者,是阴虚火旺。

(2)咽喉形态:若喉核红肿疼痛,表面有黄白脓点者,为乳蛾,多因肺胃热毒壅盛、邪客喉核,或虚火上炎、气血瘀滞所致;咽喉部红肿高突,疼痛剧烈,吞咽困难,身发寒热者,为喉痈,多因脏腑蕴热,复感外邪,热毒客于咽喉所致;咽部溃烂分散浅表者,为肺胃之热轻浅或虚火上炎;咽部溃烂成片或凹陷者,为肺胃热毒壅盛;咽喉部溃腐日久,周围淡红或苍白者,多属虚证。

(三)望躯体

望躯体的内容包括望颈项部、胸部、腹部和腰背部。

1. 望颈项部

颈项是连接头部和躯干的部分,其前部称为颈,后部称为项,内有气管、食管、脊髓和血脉通过。颈项部的望诊,应注意外形和动态变化。

(1)外形变化:颈前颌下结喉之处,有肿物突起,可随吞咽移动,皮色不变也不疼痛,缠绵难消,且不溃破,为颈瘿,俗称“大脖子”,多因肝郁气滞痰凝,或与地方水土失调、痰气搏结有关。颈侧颌下,肿块如垒,累累如串珠,皮色不变,初觉疼痛,谓之瘰疬。

(2)动态变化:如颈项软弱无力,谓之项软,小儿颈软,多属先天发育不良,肾精亏损或脾胃虚弱所致,久病、重病颈项软弱,头部下垂,目窠深陷,多为脏腑精气衰竭之象,属病危。后项强直,前俯及左右转动困难者，称为项强。如睡醒之后，项强不便，称为落枕。颈项强直、角弓反张，多为肝风内动。

2. 望胸部

隔膜以上，锁骨以下的躯干部谓之胸。望胸部要注意外形变化。

正常人胸廓两侧对称，呈椭扁圆柱形，成人胸廓前后径小于左右径，两者之比约为 1∶1.5，婴幼儿和老年人左右径略大于或等于前后径，呼吸时活动自如。如：小儿胸廓向前向外突起，变成畸形，称为鸡胸，多因先天不足，后天失调，骨骼失于充养；若肋部硬块突起，连如串珠，是佝偻病，因肾精不足，骨质不坚，骨软变形；若胸廓前后径等于或大于左右径，呈圆桶状，为桶状胸；若病人肋间饱胀，咳则引痛，常见于饮停胸胁之悬饮证；若胸廓呈扁平状，前后径小于左右径的一半，为扁平胸，可见于形瘦之人，或肺肾阴虚或气阴两虚的病人。乳房局部红肿，甚至溃破流脓的，是乳痈，多因肝失疏泄，乳汁不畅，乳络壅滞而成。

3. 望腹部

隔膜以下，骨盆以上的躯干是腹部，内藏肝、脾、肾、胆、胃、大肠、小肠、膀胱、胞宫等脏器。望腹部应注意观察其形态变化。

正常人腹部平坦对称，直立时腹部可稍隆起，约与胸平齐，仰卧时则稍凹陷。

如腹皮绷紧，胀大如鼓者，称为膨胀。其中，立、卧位腹部均高起，按之不坚者为气臌。

若立位腹部膨胀，卧位则平坦，摊向身侧的，属水臌。病人腹部凹陷如舟者，称腹凹，多见于久病之人，脾胃元气大亏，或新病吐泻太过、津液大伤的病人。婴幼儿脐中有包块突出，皮色光亮者谓之脐突，又称脐疝。

4. 望腰背部

由项至腰的躯干后部称为背。季肋以下，髂嵴以上的躯干后部谓之腰。望腰背部主要观察腰背部的形态变化。

1)外形

(1)脊柱后突：表现为脊柱过度向后突出，致使后背突起。又称龟背、驼背。多由肾气亏虚、发育不良，或脊椎疾病所致，亦可见于老年人。若久病病人后背弯曲，两肩下垂，为“背曲肩随”，为脏腑精气虚衰之象。

(2)脊柱侧突：表现为脊柱偏离正中线，或左或右弯曲。多因小儿发育期坐姿不良所致，亦可见于先天不足、肾精亏虚的患儿，或一侧胸部有疾病的病人。

(3)缠腰火丹：表现为腰部皮肤鲜红成片，灼热疼痛，伴见水疱簇生，如带状者。多由外感火毒，血热炽盛，或湿热浸淫，发于肌肤。

(4)发背：痈、疽、疮、疖生于脊背部位者，多因火毒凝滞于肌腠。

2)动态

(1)角弓反张：项背强急，腰背反弓，四肢抽搐。多见于惊风、破伤风。

(2)腰部拘急：腰部拘急疼痛，活动受限，转侧不利。多因寒湿内侵，脉络拘急，或跌仆闪挫，局部气滞血瘀所致。

(四)望四肢

四肢，是两下肢和两上肢的总称。望四肢主要是诊察手足、掌腕、指趾、爪甲等部位的形态色泽变化。

(1)望手足：手足拘急，屈伸不利者，多因寒凝经脉。其中：屈而不伸者，是筋脉挛急；伸而不屈者，是关节强直。手足抽搐常见于邪热亢盛，肝风内动之痉病；扬手掷足，是里热亢盛，扰动心神。手足振摇不定，是气血俱虚，肝筋失养，虚风内动的表现。四肢筋脉弛缓，痿软无力，甚则肌肉萎缩，出现功能障碍或功能丧失，多因脾胃不足，肝肾亏损，四肢筋肉失养所致，见于痿证、半身不遂、截瘫。胫肿或跗肿指压留痕，都是水肿之征。膝部肿大，股胫消瘦，形如鹤膝，为鹤膝风，多因寒湿久留、气血亏虚所致。膝部红肿热痛，屈伸不利，由湿热蕴结于关节所致，见于热痹。

(2)望掌腕:掌心皮肤燥裂,疼痛,迭起脱屑,称鹅掌风。

(3)望指趾:手指挛急,不能伸直者,是"鸡爪风"。指趾关节肿大变形,屈伸不便,多系风湿久凝、肝肾亏虚所致。足趾皮肤紫黑,溃流败水,肉色不鲜,味臭痛剧,为脱疽。

(4)望爪甲:甲色深红为气分有热;鲜红为阴液不足,虚热内生;浅淡为气血亏虚,或阳虚失运;发黄为黄疸,多为湿热熏蒸所致;紫黑为血脉瘀阻,血行不畅,失于荣养。按压病人指甲,旋即放松,若按之色白,放之迅速恢复红色,为气血流畅;若按之色白,放之缓慢恢复红色,为气血运行不畅。

(五)望皮肤

望皮肤主要包括皮肤色泽、形态改变。正常人皮肤微黄透红,光滑柔润,富有弹性,是脏腑精气充足、气血津液充沛的表现。

1. 色泽

皮肤突然色红成片,色如涂丹,灼热肿胀,界限清楚,可伴有恶寒发热,称为丹毒,多因血分火毒所致。发于头面者,为抱头火丹;发于小腿足部者,为流火;发于全身、游走无定者,为赤游丹。发于上部者多由风热火毒所致;发于下部者多因湿热化火而成,或由外伤染毒引起。面目、皮肤、爪甲发黄,为黄疸。黄色鲜明如橘色者为阳黄,多因湿热蕴蒸、胆汁外溢所致;黄色晦暗如烟熏者为阴黄,为寒湿阻遏、胆汁外溢所致。

2. 形态

(1)皮肤干枯无华,皱缩无弹性,甚则皲裂,或有脱屑者,多为津液已伤,或营血亏虚,肌肤失养所致。皮肤干枯粗糙,状若鱼鳞,称为肌肤甲错,多属血瘀日久,或血虚津枯,肌肤失养所致。

(2)斑疹:斑和疹均为全身性疾病表现于皮肤的征象,两者虽常并称,但实质有别。斑和疹都是皮肤上的病变,是疾病过程中的一个症状。斑色红,点大成片,平摊于皮肤下,摸不应手。由于病机不同,而有阳斑与阴斑之别。疹形如粟,色红而高起,摸之碍手,由于病因不同可分为麻疹、风疹、隐疹。

(3)白痦:皮肤出现白色小疱疹。特点为晶莹如粟,高出皮肤,根部肤色不变,内含浆液,擦破流水,多发于颈胸部,四肢偶见,面部不发,消退时皮屑脱落,常兼见身热不扬表现。多因外感湿热,郁于肌表,汗出不彻而发,常见于湿温、暑湿病人。

(4)水痘:皮肤出现粉红色斑丘疹,迅即成椭圆形小水疱。特点为晶莹明亮,顶无脐陷,浆液稀薄,肤薄易破,陆续出现,大小不等,可兼见外感表征。多因外感时邪,内蕴湿热所致。水痘是儿童传染病。

(5)湿疹:皮肤初起红斑、瘙痒,迅速形成丘疹、水疱,溃后渗液,出现红赤湿润之糜烂面。多因风、湿、热蕴结肌肤,或病久耗血,血虚生风化燥,肌肤失养所致。

(6)疮疡:发于皮肉筋骨之间的化脓性疾病。主要有痈、疽、疔、疖等。凡发病局部范围较大,红肿热痛,根盘紧束者为痈。若漫肿无头,根脚平塌,肤色不变,不热少痛者为疽。若范围较小,初起如粟,根脚坚硬较深,麻木或发痒,继则顶白而痛者为疔。起于浅表,形小而圆,红肿热痛不甚,容易化脓,脓溃即愈者为疖。

三、望舌

舌诊,又称望舌,是通过观察人体舌质、舌苔变化以了解机体生理功能病理变化的诊察方法,是望诊的重点内容,是中医的特色诊法。舌象由舌质和舌苔两部分的色泽形态所构成,望舌主要是望舌质和望舌苔。

(一)舌与脏腑经络的关系

舌为心之苗,手少阴心经之别系舌本。心主血脉,心血上荣于舌,舌的脉络丰富,故舌质颜色可反映气血运行情况。舌的各项功能正常与否,与心主神志功能密切相关。舌为脾之外候,足太阴脾经连舌本、散舌下。舌苔由胃气熏蒸水谷上承于舌面而生,与脾胃运化功能相应。舌体赖气血充养,故舌象能反映脾胃功能状态及全身气血盛衰。肾藏精,足少阴肾经夹舌本,循喉咙;肝藏血、主筋,足厥阴肝经络舌本，肺系上达咽喉，与舌根相连；足太阳膀胱经入结于舌本，手少阳胆经入系舌本。各脏腑组织通过经络，均可直接或间接联系于舌。所以，脏腑的病变可以通过经络联系而反映于舌，观察舌象有助于诊察脏腑的病变。

（二）舌诊的方法及注意事项

（1）望舌时要求病人把舌伸出口外，充分暴露舌体。口要尽量张开，伸舌要自然放松，毫不用力，舌面应平展舒张，舌尖自然垂向下唇。

（2）望舌应循一定顺序进行，一般先看舌苔，后看舌质，按舌尖、舌边、舌中、舌根的顺序进行。

（3）望舌以充足而柔和的自然光线为好，面向光亮处，使光线直射口内，要避开有色门窗和周围反光较强的有色物体，以免舌苔颜色产生假象。

（4）饮食或药物对舌象的影响较大，常使舌苔形、色发生变化，从而干扰舌诊。如由于咀嚼食物反复摩擦，可使厚苔转薄；刚刚饮水，则使舌面湿润；过冷、过热的饮食以及辛辣等刺激性食物，常使舌色改变。此外，某些食物或药物会使舌苔染色，出现假象，称为“染苔”。这些都是因外界干扰导致的一时性虚假舌质或舌苔，与病人就诊时的病变并无直接联系，不能反映病变的本质。因此，临床上遇到舌的苔质与病情不符，或舌苔突然发生变化时，应注意询问病人近期尤其是就诊前一段时间内的饮食，服药等情况，排除干扰。

（三）正常舌象

正常舌象特征：舌体大小适中，柔软灵活；舌色淡红明润，舌苔均匀、薄白而湿润。简称为“淡红舌，薄白苔”。正常舌象表明脏腑功能正常，气血津液充盈，胃气旺盛。由于受年龄、性别、体质禀赋等因素的影响，正常舌象也可产生相应的生理变异，舌诊时需注意。

（四）舌诊的内容

1. 望舌质

舌质，也称舌体，由舌之肌肉、血脉、经络组成。望舌质主要观察舌的色泽、形质、动态三个部分。

1）舌色

舌色指舌质的颜色，分为淡红、淡白、红、绛、青紫五种。

（1）淡红舌：舌色淡红润泽。见于健康人，为气血调和征象；见于病情轻浅者，如外感表证初起，未伤及气血。

（2）淡白舌：舌色较正常浅淡，白色偏多而红色偏少，为淡白舌；若舌色白，几无血色者，称为枯白舌。淡白舌主气血两虚、阳虚。枯白舌主脱血夺气。

（3）红舌：舌色较正常舌色红，甚至呈鲜红色。可分布于整个舌体，或局限于舌尖、舌边。主热证、阴虚。

（4）绛舌：舌色较红舌颜色加深，或略带暗红色。主里热亢盛、阴虚火旺。

（5）青紫舌：全舌呈均匀青色或紫色，或局部出现青紫色斑点，称青紫舌。若舌色淡而泛现青紫色者，为淡紫舌；舌色红而泛现紫色者，为紫红舌；舌色绛而泛现紫色者，为绛紫舌；舌体局部出现青紫色斑点，大小不等，不高于舌面者，为瘀斑舌、瘀点舌、斑点舌。主气血运行不畅。

2）舌形

舌形是指舌体的形质。病理舌有老嫩、胖瘦、齿痕、点刺、裂纹等异常变化。

（1）老、嫩舌：舌质纹理粗糙或皱缩，舌体质地坚敛，舌色晦暗者，称苍老舌；舌质纹理细腻，舌体浮胖娇嫩，舌色浅淡者，称娇嫩舌。苍老舌主实证，娇嫩舌主虚证。

（2）胖、瘦舌：舌体较正常人大而厚，伸舌满口，为胖大舌。舌体肿大，盈口满嘴，甚者舌肿胀不能回缩口中，为肿胀舌。舌体萎缩，瘦小而薄，称为瘦薄舌。胖大舌多主水湿内停；肿胀舌多主酒毒或心脾热盛；瘦薄舌多主气血两虚、阴虚火旺。

（3）齿痕舌：舌体边缘有牙齿压迫的痕迹，称为齿痕舌或齿印舌。多伴有舌体胖大。主脾虚、水湿内停。

(4)点、刺舌:点是指突起于舌面的红色或紫红色星点。大者为星,为红星舌;小者为点,为红点舌。刺是指舌乳头增大、突起,状如芒刺,抚之棘手,称为芒刺舌。点舌与刺舌并见,称点刺舌,多见于舌尖部。主脏腑热极,或血分热盛。

(5)裂纹舌:舌面上有形状各异的裂纹、裂沟,深浅不一、多少不等,沟裂中无舌苔覆盖。主热盛伤津、阴虚火旺、血虚不润、脾虚湿浸。

3)舌态

舌态指舌的动态。舌体运动灵活,伸缩自如,为正常舌态,提示脏腑功能旺盛,气血充足,经脉通调。常见病理舌态包括舌体痿软、强硬、歪斜、颤动、吐弄、短缩等。

(1)痿软舌:舌体软弱无力,不能随意回旋伸缩。主伤阴、气血俱虚。

(2)强硬舌:舌体失去柔和,屈伸不利,或不能转动,强直板硬。主热入心包,或高热伤津,或风痰阻络。

(3)歪斜舌:伸舌时舌体偏向一侧,一般舌歪在前半部明显。主中风或中风先兆、喑痱。

(4)颤动舌:舌体震颤抖动,不能自主。轻者伸舌颤动,重者不伸舌也颤抖难宁。主肝风内动。

(5)吐弄舌:舌伸口外,不即回缩者,称为吐舌;舌反复吐而即回,或舌反复舐弄口唇四周,伸缩不停,状如蛇舐,称为弄舌。主心脾有热。

(6)短缩舌:舌体卷短紧缩,不能伸长,严重者舌难抵齿。舌短缩常与舌痿软并见。主病情危重。

2.望舌苔

正常的舌苔是由胃气上蒸所生,故胃气的盛衰,可从舌苔的变化上反映出来。病理舌苔的形成:一是胃气夹饮食积滞之浊气上升而生;二是邪气上升而形成。望舌苔,应注意苔质和苔色两方面的变化。

1)苔质

苔质指舌苔的质地、形态。主要观察舌苔的厚薄、润燥、腻腐、剥落、真假等方面的变化。

(1)薄、厚苔:舌苔薄、厚以"见底"或"不见底"为标准。透过舌苔能隐隐见到舌体者,称为薄苔;不能透过舌苔见到舌体者,称为厚苔。舌苔厚薄反映邪正的盛衰与病位的浅深。辨舌苔厚薄,可推测病位深浅。舌苔由薄转厚,提示邪气渐盛,或表邪入里,病情由轻转重,为病势发展的表现;舌苔由厚化薄,提示正气来复,内郁之邪得以消散外达,病情由重转轻,是病势退却的表现。

(2)润、燥苔:舌苔润泽有津,干湿适中,不滑不燥,为润苔,表示津液未伤。舌面水分过多,伸舌欲滴者,扪之湿滑,为滑苔,是有湿有寒的反映,多见于阳虚而痰饮水湿内停之证。舌苔干燥,扪之少津,甚则干裂,为燥苔,多见于热盛伤津、阴液不足,阳虚水不化津,燥气伤肺等证,反映体内津液的盈亏和输布情况。舌苔由润变燥,多为燥邪伤津,或热甚耗津,表示病情加重;舌苔由燥变润,多为燥热渐退,津液渐复,说明病情好转。

(3)腻、腐苔:苔质致密,颗粒细腻,如油腻之状,舌边薄舌中厚,融合成片,紧贴舌面,揩之不去,刮之不脱,称腻苔,多因脾失健运,湿浊内盛,阳气被阴邪所抑制而造成,多见于痰饮、湿浊内停等证。苔质疏松,颗粒粗大,如豆腐渣堆积舌面,舌边、舌中皆厚,根底松浮,揩之易去,称腐苔,多因体内阳热有余,蒸腾胃中腐浊之气上泛而成,常见于痰浊、食积,且有胃肠郁热之证。

(4)剥落苔:舌面本有苔,突然全部或部分脱落,脱落处舌底光滑无苔,为剥落苔。若全部剥脱,不生新苔,光洁如镜,称镜面舌、光滑舌。由于胃阴枯竭、胃气大伤、毫无生发之气所致。无论何色,皆属胃气将绝之危候。若舌苔剥脱不全,剥处光滑,余处斑斑驳驳地残存舌苔,称花剥苔,是胃之气阴两伤所致。舌苔从有到无,是胃的气阴不足、正气渐衰的表现;但舌苔剥落之后,复生薄白之苔,乃邪去正胜、胃气渐复之佳兆。

(5)真、假苔:舌苔紧贴于舌面,刮之难去,或刮之仍留有苔迹,不露舌质,舌苔似从舌体上长出者,称为有根苔,此为真苔。若舌苔不着实,似浮涂于舌面,苔刮易脱,不像从舌体上生长出来的,称为无根苔,此为假苔,反映疾病的轻重及预后。有根苔表示病邪虽盛,但胃气未衰;无根苔表示胃气已衰。

2)苔色

苔色，即舌苔之颜色。一般分为白、黄和灰黑及兼色变化，由于苔色与病邪性质有关。所以观察苔色可以了解疾病的性质。

(1)白苔：舌面上附白色舌苔，称为白苔，为常见苔色。白苔有薄、厚之分。舌上薄薄分布一层白色舌苔，透过舌苔可见到舌质，为薄白苔；舌苔色白，舌边尖较薄，中根部稍厚，舌质被舌苔遮盖不能透出者，为厚白苔。常见于表证、寒证病人或正常人。也可见于热证病人。

(2)黄苔：舌苔呈现黄色，称为黄苔。根据苔黄的深浅程度，有淡黄、深黄和焦黄之分。主热证、里证。淡黄热轻，深黄热重，焦黄热结。外感病，苔由白转黄，为表邪入里化热的征象。

(3)灰黑苔：苔色浅黑称灰苔，苔色深灰称黑苔。灰苔与黑苔只是颜色浅深之差别，故常并称灰黑苔。主阴寒内盛，或里热炽盛。灰黑苔多由白苔或黄苔转化而成，可见于寒湿病中里寒之重证，亦可见于热性病中里热之重证。黑色越深，病情越甚。

四、望排出物

望排出物主要是观察病人的分泌物和排泄物，如痰涎、呕吐物、二便、涕唾、汗、泪、带下等。以下重点介绍痰涎、呕吐物和二便的望诊，审察其色、质、形、量等变化，以了解有关脏腑的病变及邪气性质。一般排出物色泽白，质地清稀，多为寒证、虚证；色泽黄赤，质地黏稠而秽浊，多属热证、实证；如色泽发黑，挟有块状者，多为瘀证。

(一)望痰涎

痰涎是机体水液代谢障碍的病理产物，其形成主要与脾、肺两脏功能失常关系密切，故有“脾为生痰之源，肺为贮痰之器”之说。当然也不仅限于肺、脾二脏，与其他脏腑也有关系。临床上常把痰饮分为有形之痰与无形之痰两类，这里所指的是咳唾而出的有形之痰涎。痰黄黏稠，坚而成块者，属热痰。因热邪煎熬津液所致。痰白而清稀，或有灰黑点者，属寒痰。因寒伤阳气，气不化津、湿聚，而为痰。痰白滑而量多，易咳出者，属湿痰。因脾虚不运，水湿不化，聚而成痰，而滑利易出。痰少而黏，难以咳出者，属燥痰。因燥邪伤肺。痰中带血，或咳吐鲜血者，为热伤肺络。口常流稀涎者，多为脾胃阳虚证。口常流黏涎者，多属脾蕴湿热。

(二)望呕吐物

胃中之物上逆自口而出为呕吐物。胃气以降为顺，或胃气上逆，使胃内容物随之反上出口，则成呕吐。由于致呕的原因不同，故呕吐物的性状及伴随症状亦因之而异。若呕吐物清稀无臭，多是寒呕，多由脾胃虚寒或寒邪犯胃所致。呕吐物酸臭秽浊，多为热呕，因邪热犯胃，胃有实热所致。呕吐痰涎清水，量多，多是痰饮内阻于胃。呕吐未消化的食物，腐酸味臭，多属食积。若呕吐频发频止，呕吐不化食物而少有酸腐，为肝气犯胃所致。若呕吐黄绿苦水，为肝胆郁热或肝胆湿热所致。呕吐鲜血或紫暗有块，夹杂食物残渣，多为胃有积热或肝火犯胃，或素有瘀血所致。

(三)望大便

望大便，主要是察大便的颜色及便质、便量。

大便色黄，呈条状，干湿适中，便后舒适者，是正常大便。大便清稀，完谷不化，或如鸭溏者，多属寒泻。如大便色黄稀清如糜，有恶臭者，属热泻。大便色白，多属脾虚或黄疸。

大便燥结者，多属实热证。大便干结如羊屎，排出困难，或多日不便而不甚痛苦者，为阴血亏虚。大便如黏冻而夹有脓血且兼腹痛、里急后重者，是痢疾。便黑如柏油，是胃络出血。小儿便绿，多为消化不良的征象。大便下血，有两种情况，如先血后便，血色鲜红的，是近血，多见于痔疮出血；若先便后血，血色褐黯的，是远血，多见于胃肠病。

(四)望小便

观察小便要注意颜色、尿质和尿量的变化。

正常小便颜色淡黄，清净不浊，尿后有舒适感。如小便清长量多，伴有形寒肢冷，多属寒证。小便短赤量少，灼热疼痛，多属热证。尿混浊如膏脂或有滑腻之物，多是膏淋；尿有砂石，小便困难而痛，为石淋。尿中带血，为尿血，多属下焦热盛，热伤血络；尿血，伴有排尿困难而灼热刺痛者，是血淋。尿混浊如米泔水，形体日瘦，多为脾肾虚损。

第二节　闻　诊

闻诊包括听声音和嗅气味两个方面的内容，是医生通过听声音和嗅气味获取病情资料以诊察疾病的方法。闻诊是中医特有的诊断方法，也是一种不可缺少的诊察方法，是医者获得客观体征的一个重要途径。

一、听声音

听声音，主要是听病人言语气息的高低、强弱、缓急、清浊等变化以及咳嗽、呕吐、呃逆、嗳气等异常声响，判断病情的寒热虚实。

（一）正常声音

正常声音，是指人在正常生理状态下发出的声音，也称为常声。正常声音具有发声自然、音调和畅、柔和圆润、清晰流畅、应答自如、言意相符等特点，表明人体气血调和，发音器官和脏腑功能正常。

因年龄、性别、禀赋等个体差异，常声具有高低、强弱、清浊等不同。例如男性多声低而沉，女性多声高而清，儿童声音清脆而尖利，老年人声音低沉而浑厚。此外，语声与情志变化密切相关，喜悦时发声欢畅悦耳，愤怒时发声忿厉急疾，悲哀时发声悲惨断续，敬时发声正直严肃，爱时发声温柔和悦。这些因情感表达而发出的声音，均属正常声音，与疾病无关。

（二）病变声音

1. 发声异常

一般语声高亢洪亮，多言而躁动，多属实证、热证。若感受风、寒、湿诸邪，声音常兼重浊。若语声低微无力，少言而沉静，多属虚证、寒证或邪去正伤之证。

（1）音哑和失音：语声低而清楚称音哑，发音不出称失音。音哑病轻，失音病重。新病音哑或失音者，多为实证，因外感风寒或风热袭肺，或痰浊壅滞，以致肺失清肃。久病音哑或失音，多为虚证，因肺肾精气虚衰，或阴虚火旺灼肺，以致津枯肺损，语声难出。若久病重病，突然出现声音嘶哑者，多为脏气将绝之重证。

（2）鼻鼾：熟睡或昏迷时，鼻喉随呼吸发出的声响，是气道不畅的表现。熟睡时鼾声无其他症状者，多由慢性鼻病或睡姿不当所致，多见于中、老年人或肥胖者。昏睡不醒或昏迷，鼾声不绝者，多属热入心包或中风入脏之危候。

（3）呻吟：病痛难忍时所发出的哼哼声音。多因疼痛、胀满不舒所致。新病呻吟，声音高亢有力者，多为实证、剧痛；久病呻吟，声音低微无力者，多属虚证。

（4）惊呼：病人突然发出的惊叫声。其声尖锐、表情惊恐者，多为剧痛或惊恐所致。小儿阵发惊呼，多因高热惊风或受惊吓所致；成人惊呼，除因惊恐外，多为剧痛或精神失常所致。

（5）喷嚏：肺气突然上冲于鼻而爆发的声响。应注意喷嚏的次数及兼证有无。新病喷嚏频发，伴恶寒发热，鼻流清涕者，为表寒证，多因外感风寒、鼻窍不利所致；久病阳虚之人，忽发喷嚏，多为阳气回复，病趋好转之征。常人偶发喷嚏，不属于病态。

（6）太息：病人情绪抑郁，胸闷不畅，不自觉地发出长吁或短叹声的现象，亦称叹息。多因情志不遂，肝气郁结所致。

2. 语言异常

一般来说，沉默寡言者多属虚证、寒证；烦躁多言者，多属实证、热证。语声低微，时断时续者，多属虚证；语声高亢有力者多属实证。

（1）谵语：神志不清，胡言乱语，声高有力，往往伴有身热烦躁的症状。多为实证、热证，多见于急性外感热病等。

（2）郑声：神志昏沉，语言重复，低微无力，时断时续的症状。多为心气大伤，神无所倚所致。多为虚证，多见于久病、重病后期危重阶段。

（3）独语：独自说话，喃喃不休，首尾不续，见人便止的症状。多为心气不足，神失所养，或气郁痰结、蒙蔽心窍所致，常见于郁病、癫病之虚证。

（4）错语：语言颠倒错乱，或言后自知说错、不能自主的症状。多因肝郁气滞，痰浊内阻，心脾两虚所致。

（5）狂言：精神错乱，语无伦次，狂躁妄言，不避亲疏，登高而歌，弃衣而走的症状。狂言多因情志不遂，气郁化火，痰火互结，扰乱神明所致，多为阳证、实证，常见于狂病、伤寒蓄血证。

（6）语言謇涩：神志清楚，思维正常，但舌强不灵，语言不利，吐字不清或吐字困难的症状。语言謇涩简称言謇。因习惯而成者，称口吃，不属病态。病中言謇，可伴有舌强、半身不遂、口眼歪斜等，多因风痰阻络所致，多见于中风先兆或中风后遗症。

3. 呼吸异常与咳嗽

（1）喘：呼吸困难，短促急迫，甚则张口抬肩，难以平卧。喘又称气喘。发病多与肺、肾等脏腑有关，临床有虚实之分。形体壮实，起病急骤，呼吸气粗，声高息涌，胸中胀闷，唯以呼出为快，脉实有力者，称为实喘。多为外邪袭肺、痰热壅肺或痰饮停肺，肺失宣肃，肺气上逆，气道不畅，或水饮凌心所致。形体虚弱，发病徐缓，呼吸短浅，声低气怯，息短不续，动则喘甚，唯以深吸为快，脉虚无力者，称为虚喘。多为肺肾亏虚，摄纳无权，或心阳气虚所致。

（2）哮：呼吸喘促，喉间哮鸣有声，反复发作，缠绵难愈。“哮有宿根”，多因痰饮内宿，复感外邪而发；或久居寒湿之地，或过食酸咸腥冷等诱发。哮与喘常同时出现，称为哮喘。喘以呼吸困难，气息急促为主；哮以呼吸急促，喉间哮鸣音为特征。哮必兼喘，喘未必兼哮。

（3）短气：呼吸短促气急，数而不接续，气短不足以息，似喘而不抬肩，喉中无痰鸣声，他觉症状不明显。短气有虚实之分。虚证气短，常兼声低息微，体弱神疲、头晕乏力等，多为元气虚损，肺气不足或体质衰弱所致；实证气短，常兼呼吸息粗，胸部窒闷、胸腹胀满等，多为痰饮、气滞、胃肠积滞或瘀血内阻所致。

（4）少气：呼吸微弱而声低，气少不足以息，言语无力。少气又称气微。多见于诸虚劳损，因久病体虚或肺肾气虚所致。

（5）咳嗽：肺病中最常见的症状，是肺失肃降、肺气上逆的表现。咳嗽辨证，首当鉴别外感内伤。一般来说，外感咳嗽，起病较急，病程较短，必兼表证，多属实证；内伤咳嗽，起病缓慢，病程较长或反复发作，以虚证居多，咳嗽之辨证，要注意咳声的特点，如咳声紧闷，多属寒湿，咳声清脆多属燥热等。如咳嗽昼甚夜轻者，常为热为燥；夜甚昼轻者，多为肺肾阴亏。若无力作咳，咳声低微者，多属肺气虚。此外，对咳嗽的诊断，需结合痰的色、质、量变化，并参考病史、持续时间及兼夹证等，以辨别病证的虚实寒热。

4. 胃肠异常声音

（1）呕吐：饮食、痰涎、水液等从胃中上逆，经口而出。由胃失和降，胃气上逆所致。有声有物谓之呕，有物无声谓之吐，有声无物谓之干呕，临床统称为呕吐。呕声微弱，吐势徐缓，呕吐物为清水痰涎，多为虚寒证。呕声壮厉，吐势峻猛，呕吐物为黏痰黄水，或苦或酸，多为实热证。呕吐呈喷射状，多为热扰神明或头颅外伤，颅内有瘀血、肿块等所致。呕吐食物酸腐味，多为伤食。朝食暮吐或暮食朝吐，称反胃。餐后呕吐，伴有腹泻，多因饮食不洁或食物中毒所致。怀孕妇女或晕车船出现恶心呕吐，为生理现象。

（2）呃逆：俗称“打饱嗝”，是气从胃中上逆出咽喉时发出的声音。饱食之后，偶有嗳气，可自行缓解，不属病态。嗳气亦当分虚实。虚证嗳气，其声多低弱无力，多因脾胃虚弱所致。实证嗳气，其声多高亢有力，嗳后腹满得减，多为食滞胃脘，肝气犯胃、寒邪客胃而致。

(3)嗳气：胃中气体上出咽喉而发出的长而缓的声音。古称噫，是胃气上逆的表现。嗳气酸腐，兼脘腹胀满而厌食者，多为食滞胃脘，胃气上逆所致。嗳气频发响亮，胸胁胀满，嗳后胀减，与情志变化密切相关者，多为肝气犯胃所致。嗳气低沉间断，无酸腐气味，兼纳呆食少者，多为脾胃气虚，胃失和降，气逆于上所致。多见于老年人或体弱者。嗳气频作，兼脘腹冷痛，得温则减者，多为寒邪客胃，或胃阳亏虚所致。

二、嗅气味

嗅气味是指嗅辨与病体有关的气味。平人气血调畅，脏腑得水谷精微充养，气化代谢正常，故不产生异常气味。病人受邪气侵扰，气血运行失常，脏腑功能失调，秽浊排除不利，故出现体味、口气、分泌物、排出物的气味异常。一般气味酸腐臭秽者，多属实热证；气味偏淡或微有腥臭者，多属虚寒证。因此，嗅气味可以辨别病证的病位、病因及病性。

知识链接

叶天士闻香气治怪病

康熙年间，有个富商的儿子忽然得了一场怪病，表现为不吃不喝，双眼紧闭，睡而不醒。郎中诊后说："公子久卧伤气，大补元气即可苏。"服用参、芪方药，久不见好转。遂请叶天士前来。

叶天士刚至床前，即退出房门说："勿切脉，我了然于胸。"嘱公子移到外间睡，置极陈小便桶立于公子头侧，用瓢舀取小便，从高处倾倒入空桶内，直到把空桶倒满。如此反复进行两三遍。须臾，公子呻吟起来，嘴里喊着要吃饭，接着一下子就起来了。富商问叶天士怎么回事，叶天士说："我刚走进公子房间，一股异香扑鼻而来。到了床边，香气浓烈刺鼻，我受不了就赶紧出来了。想必公子在房间放了大量的香料。过多辛香之品，致使元气耗散，脑中无气，故睡而不醒。而放置了10余天的极陈小便，因臭生酸，酸能收，用前法使大量的酸臭之气从口鼻而入，收复耗散之元气，所以现在公子活蹦乱跳了。"

第三节 问 诊

问诊是医者通过询问病人或家属，了解疾病的发生、发展、治疗过程、现在症状和其他与疾病有关的情况，以诊察疾病的方法。问诊为中医四诊之一，是诊法中不可或缺的重要环节。通过问诊了解既往病史与家族病史、起病原因、发病经过及治疗过程，主要痛苦所在，自觉症状，饮食喜恶等情况，结合望、切、闻三诊，综合分析，作出判断。

一、问诊的重要意义

问诊在疾病的诊察中具有重要意义，是收集临床资料最重要的方法，也是临床诊察疾病的第一步，它可以弥补其他三种诊察方法之不足。通过问诊，可以帮助分析病因，判断病位，区别病性，确定病机，为辨证论治提供可靠依据。尤其是在某些疾病的早期或某些情志致病，病人只有自觉症状，如头痛、失眠等，而无明显症状和体征，问诊就尤为重要。通过询问病史，为诊病提供线索，有较强的针对性，并且病人的主观感觉最真切，某些病理信息目前还不能用仪器测定，只有通过问诊才能获得真实的病情。

二、问诊的方法与注意事项

(1)安静的问诊环境：保持安静适宜的环境，可以减少外界环境对医生和病人的干扰。安静的环境可以保护病人的隐私，也可以让病人得到放松，从而能够通畅有效地与医生进行沟通。必要时应单独询问，作必要的开导和解释，避免病人讳疾忌医的心理。对于神志不清甚至不能自己陈述病情的病人，应向陪诊者询问。

(2)积极的问诊态度：医生态度要和蔼可亲，耐心倾听，以取得病人的信任和合作；应该鼓励病人，帮助病人树立战胜疾病的信心；注意力要集中，抛去其他杂念，认真询问，不可敷衍了事，勿以不良言语、态度和表情去刺激病人。

(3)有效的问诊语言：问诊语言应该通俗易懂，切忌使用医学术语，如纳呆、心悸等，以免导致病人的表述不够准确。必要时启发病人回答，但要避免暗示或套问，让病人真实地反映病情。

三、问诊的主要内容

问诊的主要内容包括：一般情况、主诉、现病史、既往史、个人生活史、家族史等。询问时，应根据门诊、住院、初诊、复诊等不同情况，灵活而有主次地进行。

(一)一般情况

一般情况包括病人的姓名、性别、年龄、婚否、民族、职业、籍贯、工作单位、家庭住址等内容。通过询问一般情况，一方面可以加强医患联系，追访病人，对病人的诊治负责；另一方面，更为主要的是为了获得与疾病有关的资料，帮助诊断。如性别、年龄有男女老幼的差异，所患疾病也有所差异；职业、住址等可能与职业病、地方流行病等有关。

(二)主诉

主诉是病人就诊时陈述其感受最明显或最痛苦的主要症状及其持续的时间。主诉通常是病人就诊的主要原因，也是疾病的主要矛盾。准确的主诉可以帮助医生判断疾病的大致类别，病情的轻重缓急。一般主诉所包含的症状只能是一个或两三个，不能过多。记录主诉时，文字要准确、简洁明了，不能烦琐、笼统、含糊其词；不能使用正式病名作为主诉；不能记录疾病演变过程。如“发热、头痛 3 天，加剧 1 天”等。

(三)现病史

现病史是指从起病到此次就诊时疾病发生、发展、变化的全过程，以及对疾病诊治情况。现病史包括发病情况、病情演变过程、诊治经过和现在症状四个部分。

(1)发病情况：包括发病时间，所处的环境，自觉有无明显的起病原因或诱因，是否有传染病接触史，初起症状及其部位、性质、持续时间及程度等。

(2)病情演变过程：大多数要按疾病发生的时间顺序进行询问，从起病到就诊时病情发展变化的主要情况，症状的性质、部位、程度有无明显变化，其变化有无规律性，影响变化的原因或诱因是否存在，病情演变有无规律性，以及总的趋势等。

(3)诊治经过：询问病人曾做过哪些检查，检查结果怎样；做过何种诊断，诊断是什么；经过哪些治疗，服用了哪些药物，以及剂量、用法、时间、治疗效果，是否出现过不良反应等。

(4)现在症状：要询问这次就诊的全部自觉症状，这是问诊的主要内容，将单列详述。

(四)既往、生活、家族史

(1)既往史：包括既往健康状况，曾患过何种主要疾病(不包括主诉中所陈述的疾病)，其诊治的主要情况，现在是否痊愈，或留有何种后遗症，是否患过传染病。有无药物或其他过敏史。对小儿还应注意询问既往预防接种情况。既往的健康与患病情况常常与现患疾病有一定的联系，可作为诊断现有疾病的参考。

(2)生活史：包括病人的生活习惯、经历、饮食嗜好、劳逸起居、工作情况等。生活经历，应询问出生地、居住地及时间较长的生活地区，尤其是注意有地方病或传染病流行的地区。还应询问精神状况如何，是否受到过较大精神刺激。并问其生活习惯，饮食嗜好，有无烟酒等其他嗜好。妇女应询问月经及生育史。工作劳逸，应询问劳动性质、强度、作息时间是否正常等。

(3)家族病史：询问病人的家人，以及与之来往密切的亲戚、熟人、朋友的健康和患病情况。某些疾病明显与家族遗传有关，必要时应注意询问直系亲属的死亡原因。某些传染病，如肺痨等，与生活密切接触有关。因而询问家族病史，对诊断现患疾病有一定的意义。

四、问现在症

问现在症是指询问病人就诊时的全部自觉症状。现在症是疾病现阶段病理变化的客观反映，是医生诊病、辨证的主要依据。症状是疾病的反映，是临床辨证的主要根据，询问现在症是问诊的主要内容。通过问诊掌握病人的现在症状，可以了解疾病目前的主要矛盾，并围绕主要矛盾进行辨证，从而揭示疾病的本质，对疾病作出确切的判断。因此历代医家十分重视问现在症，一直以来，医家都是参照清代陈修园“十问歌”为顺序，进行问诊，但是也要结合病情实际情况，灵活问诊，不可千篇一律。

知识链接

十问歌

明代张景岳对问诊的内容和临床意义做了精辟的论述，编成“十问篇”，经清代陈修园略加修改而成“十问歌”：“一问寒热二问汗，三问头身四问便，五问饮食六胸腹，七聋八渴俱当辨，九问旧病十问因，再兼服药参机变，妇女尤必问经期，迟速闭崩皆可见，再添片语告儿科，天花麻疹全占验。”十问歌言简意赅，概括了问诊的基本内容，如今临床上仍然适用。

（一）问寒热

问寒热是询问病人有无冷与热的感觉。寒，即怕冷的感觉；热，即发热，病人体温高于正常，或者体温正常，但全身或局部有热的感觉，都称为发热。寒热是辨别病邪性质和机体阴阳盛衰的重要依据，为问诊的重点内容。

问寒热，首先应该询问病人有无怕冷或发热的症状，而后要询问发作的先后关系、发作的时间、寒热的轻重程度、持续时间的长短、寒热出现有无时间或部位特点、寒热消长或缓解的条件及其兼证等。临床上常见的寒热症状有恶寒发热、但寒不热、但热不寒、寒热往来四种类型。

1. 恶寒发热

恶寒发热是指病人恶寒与发热同时出现，它是外感表证的主要症状之一，是外邪与卫阳之气相争的反映。外邪束表，郁遏卫阳，肌表失煦，故恶寒。卫阳失宣，郁而发热。如果感受寒邪，可导致束表遏阳之势加重，恶寒症状显著；感受热邪，助阳而致阳盛，发热症状显著。询问寒热的轻重不同表现，常可推断感受外邪的性质。

如恶寒重，发热轻，多属风寒表实证。发热重，恶寒轻，多属风热表实证。恶寒、发热，并有恶风、自汗、脉浮缓，多属外感表虚证。恶寒发热，兼有头痛、身痛、无汗、脉浮紧是外感表实证。有时根据寒热的轻重程度，亦可推测邪正盛衰。一般来说，邪轻正盛，恶寒发热皆轻；邪盛正实，恶寒发热皆重；邪盛正虚，恶寒重，发热轻。

2. 但寒不热

在通常的情况下，病人只有怕冷的感觉而无发热者，即为但寒不热。可见于外感病初起尚未发热之时，或者寒邪直中脏腑经络，以及内伤虚证等。根据病人怕冷感觉的不同特点，临床又分别称为恶风、恶寒、寒战、畏寒等。

（1）恶风：病人遇风则有怕风的感觉，避风则缓。多为外感风邪所致。

（2）恶寒：病人时时觉冷，虽加衣覆被近火取暖仍不能解其寒。多为外感病初起，卫气不能外达，肌表失其温煦而致。

（3）寒战：病人恶寒的同时伴有战栗，称为寒战，是恶寒之甚。其病机、病性与恶寒同。

（4）畏寒：病人自觉怕冷，但加衣被近火取暖可以缓解，称为畏寒。主要见于里虚寒证。因阳气虚衰，形体失于温煦所致。

3.但热不寒

病人但觉发热而无怕冷的感觉，称为但热不寒。可见于里热证，由于热势轻重、时间长短及其变化规律的不同，临床上常见以下三种类型。

(1)壮热：病人高热(体温超过39 ℃)，持续不退，喜凉恶热，常兼面赤、口渴、大汗出、脉洪大等症。属里实热证，为风寒之邪入里化热或温热之邪内传于里，邪盛正实，交争剧烈，里热炽盛，蒸达于外所致。

(2)潮热：病人定时发热或定时热甚，有一定规律，如潮汐之有定时。包括阳明潮热、阴虚潮热、湿温潮热等。

阳明潮热：此种潮热多见于《伤寒论》中的阳明腑实证，故称阳明潮热。下午3～5时(即申时)热势较高，多伴口渴饮冷、腹胀便秘等，多见于阳明热结证。由于胃肠燥热内结，阳明经气旺于申时，正邪斗争剧烈，故在此时热势加重。

阴虚潮热：此种潮热多见于阴虚证候之中。其特点是午后或夜间发热加重，热势较低，往往仅能自我感觉，体温并不高，多见胸中烦热、手足心发热，故又称"五心烦热"。严重者有热自骨髓向外透发的感觉，则称为"骨蒸潮热"。这是由各种原因致阴液亏少，虚阳偏亢而生内热。

湿温潮热：此种潮热多见于"温病"中的湿温病，故称湿温潮热。其特点是病人虽自觉热甚，但初按肌肤多不甚热，扪之稍久才觉灼手。临床上又称为"身热不扬"，多在午后热势加剧，退后热不净。多见于湿温或暑湿证。

(3)微热：病人发热时间较长，热势较轻微，体温一般不超过38 ℃，又称为"长期低热"。可见于温病后期，内伤气虚、阴虚、小儿夏季热等病证中。此外，小儿夏季食积化火、小儿夏季热也可见微热。

4.寒热往来

病人恶寒与发热交替发作，其寒时自觉寒而不热，其热时自觉热而不寒。界线分明，一日一发或一日数发，可见于少阳病、温病及疟疾。

知识链接

屠呦呦与疟疾

2015年10月5日，中国女科学家屠呦呦因"有关疟疾新疗法的发现"，获得了诺贝尔生理学或医学奖。

疟疾威胁人的生命长达数千年。1967年，中国政府启动全国范围的"523"工程抗击疟疾。屠呦呦作为中国中医科学院研究员，临阵受命作为科研组长带领疟疾研究团队，开始了抗疟药物的研究。在极为艰苦的科研条件下，屠呦呦团队从《肘后备急方》等中医文献中获取灵感，并与中国其他机构合作，经过艰苦卓绝的努力，于1971年10月4日，成功得到了青蒿中性提取物"191号样品"，这种样品对鼠疟、猴疟疟原虫的抑制率为100%。1972年11月8日，获得了抗疟有效单体的提纯物质——一种白色针晶，并将之命名为青蒿素，开创了疟疾治疗的新方法。自此全球数亿人因这种"中国神药"而受益。目前，以青蒿素为基础的复方药物已经成为疟疾的标准治疗药物，世界卫生组织将青蒿素和相关药剂列入其基本药品目录。

(二)问汗

汗为人体津液所化生，经阳气蒸腾气化从腠理外泄于体表而成。正常人在体力劳动、剧烈运动、进食辛辣或过热食物、气候炎热、情绪紧张等情况下也可以出汗，这属于生理现象。发生疾病时，各种因素影响汗的生成与调节，可引起病理性汗出。病理性汗出的有无，与病邪的侵扰和机体正气的亏虚有着密切的关系。因此询问时要关注病人有无出汗，出汗的时间、部位，出汗的量，出汗的特点，主要兼证以及出汗后症状的变化，这对判断病邪的性质、人体阴阳气血的盛衰以及病证的表里等，有重要的指导意义。

1. 无汗

病理性无汗有表证、里证之分。表证无汗者，多属表寒证。因寒性收引，腠理致密，玄府闭塞所致。里证无汗出者，多因津血亏虚，化汗乏源，或阳气虚，无力化汗所致。

2. 有汗

病理性有汗也有表证、里证之分。表证有汗出者，多见于伤风和表热证。由于风性开泄，热性升散，故风邪、热邪袭表，使肌腠疏松而汗出。里证有汗者，多见于里热证。里热炽盛，迫使津液外泄，则汗出量多；亦可见于里虚证，如阳气（卫阳）亏虚，肌表不固，或阴虚内热，热迫津泄。

(1)自汗：白天经常汗出，活动加剧，常伴有神疲乏力、气短懒言或畏寒肢冷等症状，多见于气虚证和阳虚证。

(2)盗汗：经常睡时汗出，醒则汗止。常伴有潮热、颧红、五心烦热、舌红脉细数等症，多见于阴虚证。若气阴两虚，常自汗、盗汗并见。

(3)绝汗：若冷汗淋漓，或汗出如油，伴有呼吸喘促、面色苍白、四肢厥冷、脉微欲绝。此时汗出常称为"绝汗""脱汗"，是久病重病为正气已衰、阴阳离决的危候，预后不良。

(4)战汗：病人先恶寒战栗，表情痛苦，辗转挣扎，继而汗出。这是邪正交争的表现。常见于温病或伤寒邪正剧烈斗争的阶段，是病变发展的转折点。若汗出热退，脉静身凉，提示正胜邪去，病渐转愈，属佳象；若汗出而身热不退，烦躁不安，脉来急疾，提示邪胜正衰，病情恶化。

3. 局部汗出

身体的某一部位汗出，也是体内病变的反映。

(1)头汗：又称但头汗出，指仅头部或头颈部出汗较多。多因上焦邪热或中焦湿热上蒸，逼津外泄所致，或因病危虚阳浮越于上所致，或因进食辛辣、热汤、饮酒，使阳气旺盛，热蒸于头所致。

(2)半身汗：病人仅半侧身体汗出，或左或右，或上或下。汗出常见于健侧，患侧多无汗，多见于痿病、中风及截瘫病人。多因患侧经络闭阻，气血失和所致。

(3)手足心汗：手心、足心出汗较多。多因热邪郁于内或阴虚阳亢，逼津外出而达于四肢所致。

(三)问疼痛

疼痛是临床上最常见的一种自觉症状。患病机体的各个部位皆可发生，涉及多个脏腑或多种病因。问诊时，应问清疼痛产生的原因、性质、部位、时间、喜恶等。

1. 疼痛的原因

引起疼痛的原因很多，有外感，也有内伤，其病机有虚有实。其中因不通则痛者，属实证，不荣则痛者属虚证。

2. 问疼痛的性质

由于导致疼痛的病因、病机不同，故疼痛的性质亦异。因而询问疼痛的性质，可以辨别疼痛的病因与病机，对疾病的诊断具有重要意义。

(1)胀痛：痛且有胀感。多见于气滞证，在身体各部位都可以出现，但以胸胁、胃脘、腹部较为多见。

(2)刺痛：疼痛如针刺。多见于瘀血证。

(3)冷痛：疼痛有冷感而喜暖。多见于寒证。

(4)灼痛：疼痛有灼热感而喜凉。多见于热证。

(5)绞痛：痛势剧烈，如刀绞割。多见于有形实邪（如结石、瘀血等）阻闭气机。

(6)固定痛：疼痛部位固定不移。多见于瘀血证或寒湿痹证。

(7)重痛：疼痛兼有沉重感。多见于湿证，但肝阳上亢亦可导致头重痛。

(8)掣痛：痛处有抽掣感或同时牵引他处而痛，又称引痛、彻痛。多见于筋脉失养，或筋脉闭阻。

(9)隐痛：疼痛不剧烈，隐隐作痛，绵绵不休。多见于虚证。

(10)走窜痛：疼痛部位游走不定，或走窜攻冲作痛。多见于风痹或气滞证。

3. 问疼痛的部位

体表的不同部位，反映了不同的脏腑经络病变，所以询问疼痛的部位，可以判断疾病的位置及相应经络脏腑的变化情况。

(1)头痛：整个头部或头的前后、两侧部位的疼痛，皆称头痛。无论外感内伤皆可引起头痛。外感头痛，起病急，病程短，痛势剧烈，多属实证；内伤头痛，起病缓，病程长，痛势缓，时作时止，多属虚证，但亦有部分属实证（如瘀血、痰饮、食积等），须结合兼证辨别。头部不同部位的疼痛，一般与经络分布有关。病在阳明经，为前额连眉棱骨痛；病在太阳经，为后头连项痛；病在少阳经，为头两侧痛；病在厥阴经，为巅顶痛。

(2)胸痛：胸部正中或偏侧疼痛的自觉症状。多与心肺病变有关。如左胸心前区憋闷作痛，时痛时止者，多见于胸痹；胸痛剧烈，面色青灰，手足青冷者，多见于真心痛；胸痛伴颧赤盗汗，午后潮热者，多见于肺痨；胸痛伴壮热，咳吐脓血腥臭痰者，多见于肺痈。

(3)胁痛：胁的一侧或两侧疼痛。多与肝胆病变有关。

(4)胃脘痛：上腹部、剑突下，胃之所在部位疼痛。多见于胃病，有虚、实之分：因寒、热、气滞、瘀血和食积所致者，多在进食后疼痛加剧，属实证；因胃阴虚或胃阳不足，胃失所养引起者，多在进食后疼痛缓解，属虚证。胃脘痛的性质不同，其致病原因也不同。如胃脘冷痛，痛势较剧，得热痛减，属寒邪犯胃。胃脘灼痛，多食善饥，口臭便秘者，属胃火炽盛。胃脘胀痛，嗳气不舒，属胃腑气滞，多是肝气犯胃所致；胃脘刺痛，固定不移，属瘀血胃痛；胃脘胀痛，嗳腐吞酸，厌食，为食滞胃脘。胃脘隐痛，呕吐清水，属胃阳虚；胃脘灼痛嘈杂，饥不欲食，属胃阴虚。

(5)腹痛：腹部范围较广，可分为大腹、小腹、少腹三部分。脐以上为大腹，属脾胃；脐以下至耻骨毛际以上为小腹，属膀胱、大小肠及胞宫；小腹两侧为少腹，是足厥阴肝经循行的部位。因寒、热、寒湿、湿热、气滞、瘀血、结石、虫积和食积等所致者，多属实证；因气虚、血虚、阳虚、阴虚所致者，多属虚证。根据疼痛的不同部位，可以测知疾病所在脏腑。根据疼痛的不同性质可以确定病因病性的不同。如大腹隐痛、便溏、喜温喜按，属脾胃虚寒。小腹胀痛，小便不利多为癃闭，病在膀胱。小腹刺痛，小便不利，为膀胱蓄血。少腹冷痛，牵引阴部，为寒凝肝脉。绕脐痛，起包块，按之可移者，为虫积腹痛。

(6)背痛：自觉背部疼痛。背部中央为脊骨，脊骨内有髓，督脉贯脊行于正中，足太阳膀胱经分行夹于腰背两侧。脊痛不可俯仰者，多因寒湿阻滞或督脉损伤所致；背痛连项者，多因伤寒导致太阳经经气不利；肩背痛，多因寒湿阻滞，经脉不利所致。

(7)腰痛：腰部两侧，或腰脊正中疼痛。腰为肾之腑，且带脉横行环绕腰腹，故而腰痛多与肾及带脉病变有关。腰部酸软而痛，多见于肾虚；腰部冷痛沉重，阴雨天加剧，多见于寒湿；腰部刺痛，或痛连下肢者，多见于瘀血或腰椎病变；腰部突然剧痛，向少腹部放射，尿血者，多见于尿路结石；腰痛连腹，绕如带状，多见于带脉损伤。

(8)四肢痛：四肢的肌肉、筋脉和关节等部位疼痛。多与风、寒、湿邪侵袭所致痹证有关。亦可因脾胃虚损，水谷精微不能布达于四肢引起。若独见足跟痛或胫膝酸痛，常见于老年人或体弱者，多因肾虚所致。

(9)周身痛：头颈、腰背及四肢等部位皆痛。外感风寒、风湿或湿热疫毒所致周身痛者，往往起病急，多属实证。久病卧床不起而周身痛者，多因气血亏虚，形体失养，多属虚证。

(四)问头身胸腹

问头身胸腹除疼痛以外的其他不适或异常，也是疾病中比较常见的，各有重要的诊断价值，并且只能由病人自己才能感觉到，故应注意询问。主要包括头晕、胸闷、心悸、胁胀、脘痞、腹胀、身重、麻木等。

(五)问耳目

耳目为人体的感觉器官，问耳目主要是询问听觉和视觉的改变，了解耳目局部有无病变。

(1)问耳：病人自觉耳内鸣响，妨碍听觉，为耳鸣。起病突然，耳鸣如潮，按之尤甚者，多属实证，可因肝胆火扰、肝阳上亢等所致。起病缓慢,耳鸣如蝉,按之可减者,多属虚证,可因肾精亏虚、肝血不足所致。听力减退,甚至听觉完全丧失,为耳聋。耳聋有轻、重之分,轻者听而不真,重者不闻外声。

(2)问目:病人自觉视物旋转动荡,如坐舟车,或眼前如有蚊蝇飞动,为目眩。实证多见于肝阳上亢、肝火上炎、肝阳化风及痰蒙清窍等,虚证多见于气虚、血亏、阴精不足等。视物昏暗,模糊不清,为目昏;白昼视力正常,黄昏以后视力明显减退,如雀之目,称为雀盲。

(六)问睡眠

睡眠与人体气血的盈亏以及心肾等脏腑功能活动有着密切的关系。通过询问病人有误失眠或嗜睡、睡眠时间长短、是否容易入睡、睡时是否有梦等,有助于了解机体阴阳气血的盛衰,心神是否健旺安宁等。睡眠失常的表现主要有失眠和嗜睡。

(1)失眠:又称为不寐、不得眠,指病人经常不易入睡,或睡而易醒,难以复睡,或易于惊醒,睡不安宁,甚至彻夜不眠。有虚、实之分,虚证见于营血亏虚,或阴虚火旺,或心胆气虚,导致心神失养;实证见于火邪、痰热内扰心神,或食积胃脘导致心神不安。

(2)嗜睡:亦称多眠,指病人神疲困倦,昏昏欲睡,经常不自主地入睡,睡意很浓。伴头目昏沉、胸闷脘痞、肢体困重者,多属痰湿困脾,清阳不升;饭后嗜睡,伴纳呆腹胀、少气懒言者,多属脾失健运,清阳不升;精神极度疲惫,伴神志朦胧、肢冷脉微者,多属心肾阳虚,神失温养;大病之后,神疲嗜睡,乃正气未复的表现。

(七)问饮食口味

主要包括饮水、食欲、口味等内容。

(1)饮水:口渴多饮,提示津液大伤,如喜冷饮,伴壮热、大汗、舌红苔黄燥、脉洪大者,属热盛伤津;伴尿多、多食消瘦者,属消渴病。渴不多饮,多见于津液轻度损伤或输布障碍。如伴颧红盗汗、五心烦热者,属阴虚证;伴身热不扬、苔黄腻者,属湿热证;口干、漱水不欲咽,兼面色黧黑,或肌肤甲错者,属瘀血证。

(2)食欲:询问病人的食欲与食量情况,可以判断脾胃功能的强弱,疾病的轻重及预后。食欲减退,又称不欲食、纳呆,即病人进食的欲望减退,甚至不想进食,多见于脾胃气虚、湿邪困脾。厌食又称恶食,即厌恶食物,甚至恶闻食臭,多见于伤食。孕妇厌食,多因妊娠后冲脉之气上逆,影响胃之和降,是妊娠反应,属生理现象;孕妇若出现厌食兼严重恶心呕吐,则为妊娠恶阻。消谷善饥,亦称多食易饥,食欲过于旺盛,进食量多,但食后不久即感饥饿,多伴有身体逐渐消瘦,可见于胃火亢盛、胃强脾弱等证,亦可见于消渴病。饥不欲食,是病人感觉饥饿而又不想进食,或进食很少,亦属食欲减退范畴。可见于胃阴不足证。偏嗜异物,如生米、泥土等,多见于小儿虫积。妇女妊娠期间,偏食酸辣等口味,为生理现象。

(3)口味:病人口中的异常味觉。口淡乏味,多因脾胃气虚而致。口甜,多见于脾胃湿热证。口黏腻,多属湿困脾胃。口中泛酸,可见于肝胆蕴热证。若口中酸腐,多见于伤食证。口苦,属热证的表现,可见于火邪为病和肝胆郁热之证。口咸,多属肾病及寒证。

(八)问二便

问二便应注意询问性状、颜色、气味、时间、便量、排便次数、排便时的感觉以及兼有症状等。其中颜色、气味等内容分别在望诊和闻诊中有所叙述,这里主要介绍二便的次数、二便的量、排便时的异常感觉及排便时间等。诊断时问诊应与望诊、闻诊结合,这样才能全面准确。

1. 问大便

健康人一般一日或两日大便一次,为黄色成形软便,排便顺利通畅。其异常情况包括便次以及排便感的异常。

(1)便次异常:主要表现为增多(泄泻)或减少(便秘)两个方面。

泄泻,又称腹泻,指大便次数增多,粪质稀薄不成形,甚至呈水样。多见于外感风寒湿热疫毒、饮食所伤、食物中毒、痨虫或寄生虫积于肠道、肝气郁结、久病脾肾阳气亏虚等。

便秘，即大便秘结，指粪便在肠内滞留过久，排便间隔时间延长，便次减少，通常四至七天或更久排便一次，称为便秘。多见于胃肠热盛、阳虚寒凝、气血阴津亏损、腹内癥块阻结以及肛门病变等。

(2)排便感异常：排便时的各种异常感觉。

肛门灼热，指排便时自觉肛门灼热。多见于湿热泄泻、暑湿泄泻等证。

里急后重，指便前腹痛，便意急迫，便时窘迫不畅。多见于湿热痢疾。

排便不爽，指排便不通畅，有涩滞难尽之感。多见于湿热蕴结大肠、肝郁脾虚、食积等。

滑泄失禁，指久泻不愈，大便不能控制，呈滑出之状，又称“滑泻”。常见于年老体衰、久病正虚、脾虚气陷、督脉损伤等。

肛门下坠，指肛门有重坠向下之感，甚则肛欲脱出。多见于中气下陷证，常于劳累后加重。

2. 问小便

健康人在一般情况下，一昼夜排尿量为1000～2000毫升，排尿次数白天3～5次，夜间0～1次。排尿次数、尿量，可受饮水、气温、出汗、年龄等因素的影响而略有不同。受疾病的影响，若机体的津液营血不足、气化功能失常、水饮停留等，即可使排尿次数、尿量及排尿时的感觉出现异常情况。

(1)尿次异常：排尿次数增多或减少。排尿次数增多，又叫小便频数，由膀胱气化功能失职而致。多见于下焦湿热、下焦虚寒、肾气不固等证。排尿次数减少，可见于癃闭，小便不畅，点滴而出为癃，小便不通，点滴不出为闭，一般多统称为癃闭。实者多为湿热蕴结、肝气郁结或瘀血、结石阻塞尿道而致。虚者多为年老气虚，肾阳虚衰，膀胱气化不利而致。

(2)尿量异常：病变时尿量发生异常变化。尿量增多，多因寒凝气机，水气不化，或肾阳虚衰，阳不化气，水液外泄而量多。可见于虚寒证，肾阳虚证及消渴病中。尿量减少，可因机体津液亏乏，尿液化源不足或尿道阻滞或阳气虚衰，气化无权，水湿不能下入膀胱而泛溢于肌肤而致。可见于实热证、汗吐下证、水肿病及癃闭、淋证等病证之中。

(3)排尿异常：排尿时自觉有异常感觉。小便涩痛，即排尿涩滞不畅，尿道灼热疼痛。多由湿热蕴结膀胱所致，常见于各种淋证。小便余沥不尽，即尿后仍有小便点滴不净。多由肾虚不固所致，常见于老年人及久病体弱者。小便失禁，即神志清楚的病人，小便不能随意控制而自行溢出。多因肾虚不固、脾虚气陷所致。若神昏而小便失禁，多属神志失常。遗尿，俗称尿床，即成年人或3岁以上小儿在睡眠中出现不自主排尿。多见于肾气不固。

(九)问经带

妇女有月经、带下、妊娠等生理特点，发生疾病时，常能引起上述方面的病理改变。因此，对青春期开始之后的女性病人，除了一般的问诊内容外，还应注意询问其经、带等情况。作为妇科或一般疾病的诊断与辨证依据。

1. 问月经

应注意询问月经的周期，经行天数，月经的量、色、质，以及是否有闭经或行经腹痛等表现。

(1)经期：月经的周期，正常者为28～32天。经期异常主要表现为月经先期、月经后期和月经先后不定期。月经先期，即月经周期提前八天以上，多因血热妄行，或气虚不摄而致。月经后期，即月经周期错后八天以上，多因血寒、血虚、血瘀而致。月经先后不定期，即月经超前与错后不定，相差时间多在八天以上者，又称月经紊乱，多因情志不舒，肝气郁结，或者脾肾虚衰，冲任失调，或瘀血内阻等原因所致。

(2)经量：月经的出血量，称为经量，正常平均约为50毫升。经量的异常主要表现为月经过多和月经过少。月经过多，即每次经量超过100毫升，多因血热妄行，瘀血内阻，气虚不摄而致。月经过少，即每次经量少于30毫升，多因寒凝，经血不至，或血虚，经血化源不足，或血瘀，经行不畅而致。

2. 问带下

应注意带下的量、色、质和是否有异味等。带下色白清稀、无臭味，多属虚证、寒证。带下色黄或赤，黏稠臭秽，多属实证、热证。带下色白清稀量多，淋漓不尽，多属寒湿下注。带下色黄，黏稠臭秽，多属湿热下注。

第四节　切　诊

切诊主要包括脉诊和按诊两个部分。切诊是医生用手对病人体表某些部位进行触、摸、按，从而了解病情的一种诊察方法。脉诊是按脉搏；按诊是在病人的肌肤、手足、胸腹及其他部位进行触、摸、按压，以了解疾病的内在脏腑变化或体表反应。

一、脉诊

脉诊即切脉，是医生用手指指腹切按病人一定部位的脉搏，来诊察疾病的一种方法，是中医一种独特的诊断疾病的方法。

（一）脉象形成的原理

脉象是手指感应脉动的形象。心主血脉，心脏在心气与宗气的作用下搏动，并推动血液在脉管内运行，形成脉搏。心与脉相连，脉的搏动是心脏功能的具体体现，脉搏与心脏的搏动频率、节律基本一致。血液循行脉管之中，流布全身，环周不息，除与心主血脉功能有关外，还与其他各脏器的协调配合有关。肺主气，司呼吸，肺朝百脉，能助心行血；脾为后天之本，主运化，为气血生化之源；脾主统血，固摄血液行于脉内而不溢出脉外；肝藏血，能贮藏、调节血量；肝主疏泄，可调畅气血。肾藏精，肾精可以化血，是血液生成的重要物质基础。由此可见，脉象的形成与心、肺、脾、肝、肾等脏腑的功能密切相关。

（二）脉诊的部位

脉诊的部位，在历史上有多种认识，有遍诊法、三部诊法和寸口诊法。

（1）遍诊法：又称“三部九侯法”，出自《素问·三部九候论》：“人有三部，部有三候，以决生死，以处百病，以调虚实，而除邪疾。”切脉遍诊上、中、下三部脉动，上为头部，中为手部，下为足部，每部又分天、地、人三候，三三合而为九，故称为三部九候法。

（2）三部诊法：出自张仲景在《伤寒杂病论》中常用的三部诊法，即诊人迎、寸口、趺阳或太溪三脉。以上两种脉诊的部位，后世已少采用，自晋以来，普遍选用的脉诊部位是寸口。

（3）寸口诊法：寸口又称气口或脉口。位于腕后高骨（桡骨茎突）内侧桡动脉搏动的部位。根据脉动形象的不同，来诊察人体的生理、病理变化。寸口脉分为寸、关、尺三部。通常以桡骨茎突内侧为关部，关前为寸，关后为尺。两手各有寸、关、尺三部，共六部脉。《难经》将寸口的寸、关、尺三部，每部又分浮、中、沉三候，这就是寸口诊法的三部九候，与遍诊法的三部九候名同而实异。

（三）脉诊的方法

（1）时间：脉诊的时间以平旦（清晨）为最佳时间，因为清晨未起床、未进食及活动等，体内外环境对机体的影响较小，能够比较准确地反映机体的生理情况，并能够较容易地发现病理情况。但也不是说其他时间不能脉诊。只是说明脉诊时需要一个安静的环境，病人保持平静，气息调匀，医生心平气和，这样可以减少干扰因素造成的影响，以利于诊察出较为真实的脉象。

（2）体位：要让病人取坐位或正卧位，手臂平放，与心脏近于同一水平，直腕仰掌，并在腕关节背侧垫枕，这样可使气血运行无阻，以反映机体的真正脉象。

（3）指法：医者和病人侧向坐，用左手按诊病人的右手，用右手按诊病人的左手。脉诊时，首先用中指按在掌后高骨内侧关脉位置，接着用食指按在关前的寸脉位置，无名指按在关后尺脉位置。三指呈弓形，指头平齐，以指腹接触脉体。布指疏密合适，要和病人的身高相适应。若身高臂长者，布指宜疏；若身矮臂短者，布指宜密。小儿寸口甚短，故一般多用一指定关法，即用拇指统按寸、关、尺三部脉。布指之后，运用指力的轻重，或结合推寻诊察、辨识脉象，常用的指力有举、按、寻。用轻指力按在皮肤上叫举，又叫浮取或轻取；用重指力按在筋骨间，叫按，又称沉取或重取；指力从轻到重，由重到轻，左右前后推寻，以找寻脉动最为明显的特征，叫寻。

(四)脉诊的注意事项

(1)脉诊时应保持安静的环境，减少环境的干扰。

(2)脉诊时，医患双方都应静心。医生专心脉诊，最好不要讲话，避免分散注意力；病人亦应平心静气，避免运动或情绪激动，必要时可休息片刻，待心绪平稳再进行脉诊。

(3)脉象受到季节气候、地理环境、饮食情况及个人性别、年龄、体格等因素的影响，会有一些变化，属于生理范围，应与病脉相鉴别。

(五)正常脉象

正常脉象即平脉、常脉。表现为三部有脉，一息四五至，不浮不沉，不大不小，从容和缓，柔和有力，节律一致，尺脉沉取有力，并随生理活动、气候和环境的不同而有相应的变化。正常脉象的特点是有胃、有神、有根，说明脏腑功能不衰，气血精气未衰，预后尚可。

正常脉象随人体内外因素(如四时气候、地理环境、性别、年龄、情志、饮食)的影响而有相应的变化。

(六)常见病脉及其临床意义

脉象反映疾病的变化，称为病脉。我国最早的脉学专书《脉经》提出二十四种脉象，《景岳全书》提出十六种，《濒湖脉学》提出二十七种，李士材的《诊家正眼》又增加疾脉，故近代多从二十八脉论述。

1. 浮脉

【脉象特征】轻取即得，重按稍减而不空。

【临床意义】一般多见于表证，也可以见于虚证。

【脉象机理】外邪侵袭，卫阳奋起抵抗，脉气鼓动于外，脉应指而浮，故浮而有力。内伤久病体虚，阳气不能潜藏而浮越于外，亦有见浮脉者，必浮大而无力。

2. 沉脉

【脉象特征】轻取不应，重按始得。

【临床意义】多见于里证。若正气充盛，邪滞于里，则脉沉而有力；若脏腑虚弱，或阳虚气陷，脉气鼓动无力，则脉沉而无力。

【脉象机理】病理性沉脉的形成，一为邪实内郁，正气尚盛，邪正相争于里，致气滞血阻，阳气被遏，不能鼓搏脉气于外，故脉沉而有力，可见于气滞、血瘀、食积、痰饮等病证；二为气血不足，或阳虚气乏，无力升举鼓动，故脉沉而无力，可见于各脏腑的虚证。生理性沉脉可见于形体肥胖之人或冬季气血收敛之时。

3. 迟脉

【脉象特征】脉率慢，一息不足四至(相当于每分钟搏动 60 次以下)。

【临床意义】主寒证，有力为寒积，无力为虚寒。亦可见于实热证。

【脉象机理】阳气被遏，气血凝滞，故脉象迟而有力；阳气虚衰，鼓动无力，故脉象迟而无力。若阳明病肠热与燥屎互结，阻塞肠道，腑气壅滞不通，可见脉迟而有力。生理性迟脉可见于久经锻炼的运动员或常人静息状态下。

4. 数脉

【脉象特征】脉率快，一息五至以上(相当于每分钟搏动 90～120 次)。

【临床意义】多见于热证，有力为实热，无力为虚热。

【脉象机理】热邪亢盛，逼迫气血运行加速，故见脉象数而有力；久病阴虚，虚热内生，脉象细数无力。

生理性数脉可见于儿童(每分钟 110 次左右)和婴儿(每分钟 120 次左右)。正常人在运动和情绪激动时，脉率也加快。

5. 洪脉(附大脉)

【脉象特征】脉体宽大,充实有力,来盛去衰,状若波涛汹涌。

【临床意义】多见于阳明气分热盛证。

【脉象机理】外感热病,阳明气分热盛,邪热充斥内外上下,邪正交争剧烈,气血涌盛,脉管扩大,故脉大而充实有力。生理性洪脉可见于夏季,夏季阳气亢盛,脉象稍显洪大。

【相类脉】大脉:脉体宽大,但无脉来汹涌之势。大脉的特点为脉大而和缓、从容,多见于健康人或者病进。脉大而数实者为邪实;脉大而无力者为正虚。

6. 细脉

【脉象特征】脉细如线,但应指明显。

【临床意义】多见于气血两虚,湿邪为患。

【脉象机理】营血亏虚不能充盈脉道,气虚则无力鼓动血液运行,故脉体细小而软弱无力;湿邪阻遏脉道,气血运行受限,也见细小而缓;若温热病昏谵见细数脉,是热邪深入营血或邪陷心包的证候。生理性细脉可见于冬季,因寒冷外束,脉道收缩,故脉象略见沉细。

7. 微脉

【脉象特征】极细级软,按之欲绝,若有若无。

【临床意义】多见于气血大虚,阳气衰微。

【脉象机理】营血大虚,脉失充盈,则见脉微细;阳气虚衰,鼓动无力,故见脉微而欲绝。久病脉微,是正气将绝;新病脉微,主阳气暴脱。

8. 散脉

【脉象特征】浮散而无根,中取似无,沉取不应,至数不齐。

【临床意义】多见于元气离散,脏腑精气衰败。

【脉象机理】气血衰败,阴阳不敛,元气欲绝,脉气涣散不收,以致脉象浮乱无根,节律紊乱,古人形容为“散似杨花无定踪”。

9. 虚脉

【脉象特征】三部脉举之无力,按之空虚,应指松软。

【临床意义】多见于气血两虚证。

【脉象机理】气不足以运其血,故脉来无力;血不足以充其脉,则脉道空虚。因此,虚脉可提示气、血及脏腑诸虚。

10. 实脉

【脉象特征】三部脉举按均有力。

【临床意义】多见于实证,亦见于常人。

【脉象机理】邪气亢盛而正气不虚,正邪相搏,气血壅盛,脉道坚满,故应指有力。

11. 滑脉

【脉象特征】往来流利,如珠走盘,应指圆滑。

【临床意义】主痰饮、食滞,实热。

【脉象机理】痰饮、食滞壅盛于脉道,鼓动脉气,故脉见应指圆滑流利。生理性滑脉可见于妇女妊娠期,正常人脉滑而冲和,是营卫充实之象,亦属正常脉象。

12. 涩脉

【脉象特征】脉细而迟,往来艰涩不畅,如轻刀刮竹。

【临床意义】主精伤血少,或气滞血瘀、痰食内阻。

【脉象机理】精亏血少,不能充养经脉,脉中气血往来不畅,故脉象涩而无力;若气滞血瘀或痰食胶固,气机受阻,血行壅滞,则脉象涩而有力。

13. 长脉

【脉象特征】脉形长，首尾端直，超过本位，超过寸、关、尺三部。

【临床意义】多见于阳热内盛等有余之证。亦可见于健康人。

【脉象机理】阳热亢盛，痰火内蕴，正气未衰，使脉气盈满长而有力，前、后超过寸、尺。长脉也可见于正常人，其脉象长而和缓有力，是气血充足、运行通畅、精神健旺之象，《素问·脉要精微论》有"长则气治"的说法。

14. 短脉

【脉象特征】首尾俱短，不及三部。

【临床意义】有力为气郁，无力为气损。

【脉象机理】气虚不足，无力鼓动血行，故脉短而无力，所谓"短则气病"，又有因气郁血瘀，或痰滞食积，阻碍脉道，以致脉气不伸而见短脉，则短涩而有力，故短脉不可概作不足而论。

15. 弦脉

【脉象特征】端直而长，如按琴弦，搏指较硬，为紧张度改变之脉。

【临床意义】主肝胆病，诸痛，痰饮，疟疾，亦可见于虚劳、胃气衰败。

【脉象机理】肝主疏泄，调畅气机，以柔和为贵。邪气滞肝，疏泄失常，产气机郁滞，或痰饮内阻，或经络不通而痛，脉气皆因此而紧张，则出现弦脉。若虚劳内伤，中气不足，肝病乘脾，亦见弦脉；若弦细而劲急，如循刀刃，便是胃气全无，病多难治。

生理性弦脉可见于春季，应自然界生发之气，故脉弦而柔和。老年人阴血不足，血脉失于濡养，亦可见弦脉。

16. 紧脉

【脉象特征】脉来紧张，状如牵绳转索。

【临床意义】主寒、痛、宿食。

【脉象机理】寒邪侵袭人体，寒性收饮，阻碍阳气运行，正气与寒邪相搏，导致脉道紧张而拘急，而见紧脉。寒邪在表，脉象浮紧；寒邪在里，脉象沉紧。剧痛、宿食之紧脉，是因寒邪、食积与正气激烈搏斗所引起的。

17. 缓脉

【脉象特征】一息四至，来去缓怠，其脉率稍慢于正常脉而快于迟脉。

【临床意义】主湿病，脾胃虚弱。

【脉象机理】湿性黏滞，气机为湿所困，或脾胃虚弱，气血不足，脉道失于充盈鼓动，故脉象缓怠无力，弛纵不张。患病之人脉象转缓，是正气恢复之征。生理性缓脉指脉来从容不迫，应指均匀，和缓有力，是神气充沛的正常脉象。

18. 芤脉

【脉象特征】浮大中空，如按葱管。

【临床意义】多见于失血，伤阴。

【脉象机理】因突然失血过多，血量骤减，营血不足，无以充脉，或津液大伤，血不得充，血失阴伤则阳气无所附而浮越于外所致。

19. 革脉

【脉象特征】浮而搏指，中空外坚，如按鼓皮。

【临床意义】多见于亡血、失精、半产、漏下。

【脉象机理】由于精血内虚，气无所附而浮越于外，如之阴寒之气收束，因而成外强中空之象。

20. 牢脉

【脉象特征】沉按实大弦长，坚牢不移。

【临床意义】多见于阴寒内实，内实坚积。

【脉象机理】因阴寒内积，阳气沉潜于下所致，牢脉主实有气血之分，癥瘕有形肿块，是实在血分；无形痞结，是实在气分。

21. 弱脉

【脉象特征】极软而沉细。

【临床意义】多见于气血俱虚、阳虚。

【脉象机理】血虚脉道不充，则脉细；气虚则脉搏乏力；阳虚则无力鼓动于脉，则脉道沉软病后正虚，则脉弱为顺，新病邪实，则脉弱为逆。

22. 濡脉

【脉象特征】浮而细软，搏动力弱，不任重按，按之则无。

【临床意义】多见于虚证、湿证。

【脉象机理】阴虚不能敛阳则脉浮软；精血不充则细而无力；湿邪阻压脉道，也见濡脉。

23. 伏脉

【脉象特征】重手推筋按骨始得，甚则伏而不见。

【临床意义】多见于里证，常见于邪闭、厥证、痛极。

【脉象机理】因邪气内伏，脉气不能宣通，脉道潜伏不显而出现伏脉。若阳气衰微欲绝，不能鼓动血脉亦见伏脉。

24. 动脉

【脉象特征】脉形如豆，厥厥动摇，滑数有力。

【临床意义】多见于痛、惊。妇女妊娠反应期可出现动脉，这对临床诊断早孕，有一定价值。

【脉象机理】痛则阴阳不和，气血不通；惊则气血紊乱，脉行躁动不安。故脉道随气血冲动而滑数有力，气为血阻则脉体较短。

25. 促脉

【脉象特征】脉来数而时一止，止无定数。

【临床意义】多见于阳热亢盛，气血、痰饮、宿食停滞。

【脉象机理】阳盛热结，阴不和阳，故脉来急数有为而时见歇止。若真元衰惫，阴血衰少，以致脉气不相接续，则脉促而细小无力，多属虚脱之象。

26. 结脉

【脉象特征】脉来缓，时而一止，止无定数。

【临床意义】多见于阴盛气结，寒痰血瘀，癥瘕积聚。

【脉象机理】阴盛气机郁结，阳气受阻，血行瘀滞，故脉来缓怠，脉气不相顺接，时一止，止后复来，止无定数，常见于寒痰血瘀所致的心脉瘀阻证。久病虚损，气血虚弱，脉气不继，结而无力。

27. 代脉

【脉象特征】脉来时见一止，止有定数，良久方来。

【临床意义】多见于脏气衰微，风证，痛证。

【脉象机理】脏器衰微，气血亏损，元气不足，以致脉气不能衔接而止有定数。

28. 疾脉

【脉象特征】脉来急疾，一息七、八至。

【临床意义】多见于热盛阳极，亦见于亡阴、亡阳。

【脉象机理】伤寒、温病在热极时往往有疾脉，疾而按之亦坚是阳亢无制，真阳垂危症候。生理性疾脉可见剧烈运动后，婴儿脉来一息七至也是平脉，不作疾脉论。

二、按诊

按诊，就是医生用手直接触摸、按压病人体表某些部位，以了解局部的异常变化，从而推断疾病的部位、性质以及病情轻重等情况的一种诊病方法。

(一)按诊的意义

按诊是切诊的重要组成部分,是四诊中不可缺少的一环。按诊能在望、闻、问的基础上进一步探明病变的部位、性质和程度,特别是对脘腹部疾病的诊断有更重要的作用,为辨证治疗提供客观依据。如清代俞根初说:“胸腹为五脏六腑之宫城,阴阳气血之发源。若欲知其脏腑何如,则莫如按胸腹。”

(二)按诊的方法

按诊需要选择好体位,充分暴露被检的部位。根据检查的目的和部位,病人可取坐位或卧位。病人取坐位时,医生需面对病人,用左手轻扶病体,右手触摸按压某一局部,以检查肌肤、手足等部位。按胸腹部时,病人采取仰卧位,去枕放松,两手臂自然放于躯体两侧,两腿自然伸直,医生站于病人右侧,用右手或双手对病人胸腹特定部位进行切按。在切按病人腹内肿块,或者病人腹肌紧张时,可让病人屈起双膝,以使腹肌松弛,便于探查深部情况。按诊的手法有触、摸、按、叩四种。

按诊时,医生需体贴病人,手法轻柔,善于运用手指和腕部的力量,避免突然暴力。注意手掌温度适宜,避免过冷过热的刺激。要边检查边观察病人的表情变化,了解其痛苦所在。

(三)按诊的内容

按诊的应用范围较广。临床上以按肌肤、按手足、按胸腹、按腧穴等为常用,分别叙述如下。

1.按肌肤

按肌肤是为了探明全身肌表的寒热、润燥以及肿胀等情况。

按肌肤不仅能从冷暖以知寒热,更可从热的甚微而分表里虚实。凡阳气盛的身多热,阳气衰的身多寒;凡身热初按甚热,久按热反转轻的,是热在表;若久按其热反甚,热自内向外蒸发者,为热在里;肌肤濡软而喜按者,为虚证,患处硬痛拒按者,为实证。轻按即痛者,病在表浅;重按方痛者,病在深部。皮肤干燥者,尚未出汗或津液不足;湿润者,身已汗出或津液未伤。按压肿胀,可以辨别水肿和气肿。按之凹陷,放手即留手印,不能即起的,为水肿;按之凹陷,举手即起的,为气肿。

2.按手足

按手足主要在探明寒热,以判断病证性质属虚属实,在内在外,及预后。凡疾病初起,手足俱冷的,是阳虚寒盛,属寒证。手足俱热的,多为阳盛热炽,属热证。手足的背部较热的,为外感发热,手足心较热的,为内伤发热。诊手足的寒温可测知阳气的存亡,这对于决定某些阳衰证预后良恶,相当重要。阳虚之证,四肢犹温,是阳气尚存,尚可治疗;若四肢厥冷,其病多凶,预后不良。

3.按胸腹

胸腹各部位的划分如下:隔上为胸、隔下为腹;侧胸部从腑下至十一、十二肋骨的区域为胁;腹部剑突下方位置称为心下;胃脘相当于上腹部;大腹为脐上部位,小腹在脐下,少腹即小腹之两侧。按胸腹就是根据病情的需要,有目的地对胸前区、胁肋部和腹部进行触摸、按压,必要时进行叩击,以了解其局部的病变情况。

胸腹按诊的内容,又可分为按胸胁和按腹部两部分。

(1)按胸胁:前胸高起,按之气喘者,为肺胀证。胸胁按之胀痛者,可能是痰热气结或水饮内停。肝脏位于右胁内,上界在锁骨中线处平第五肋,下界与右肋弓下缘一致,故在肋下一般不能扪及。若扪及肿大之肝脏,或软或硬,多属气滞血瘀,若表面凹凸不平,则要警惕肝癌。右胁胀痛,摸之热感,手不可按者,为肝痈。

(2)按腹部:按腹部主要了解凉热、软硬度,胀满、肿块、压痛等情况,以协助疾病的诊断与辨证。

辨凉热:通过探测腹部的凉热,可以辨别病的寒热虚实。腹壁冷,喜暖手按扶者,属虚寒证;腹壁灼热、喜冷物按放者,属实热证。

辨疼痛:凡腹痛,喜按者属虚,拒按者属实;按之局部灼热,痛不可忍者,为内痈。

辨腹胀:腹部胀满。按之有充实感觉,有压痛,叩之声音重浊的,为实满;腹部膨满。但按之不实,无压痛，叩之作空声的，为气胀，多属虚满。腹部高度胀大，如鼓之状者，称为膨胀。它是一种严重的病证，可分水臌与气臌。以手分置腹之两侧，一手轻拍，另一手可触到波动感。同时，按之如囊裹水，且腹壁有凹痕者，为水臌；以手叩之如鼓，无波动感，按之亦无凹痕者，为气臌。另外，有些高度肥胖的人，亦见腹大如臌，但按之柔软，且无脐突及其他重病征象，当与臌胀鉴别。

辨肿块：肿块的按诊要注意其大小、形态、硬度、压痛等情况。积聚是指腹内的结块，或胀或痛的一种病症。但积和聚不同。痛有定处，按之有形而不移的为积，病属血分；痛无定处，按之无形聚散不定的为聚，病属气分。左小腹作痛，按之累累有硬块者，肠中有宿粪。右小腹作痛，按之疼痛，有包块应手者，为肠痈。

重点小结

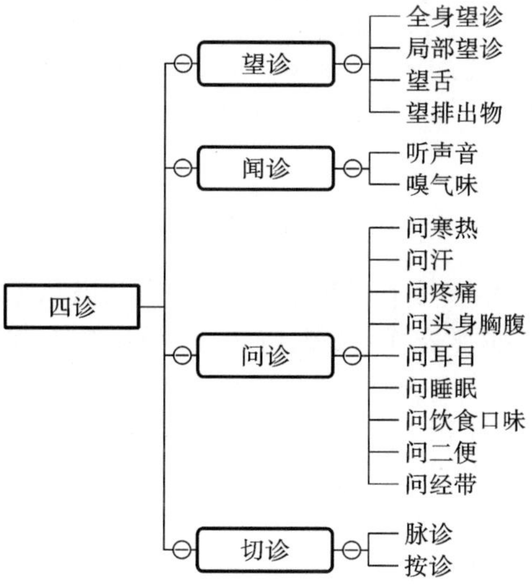

目标测试

一、名词解释

1. 望诊
2. 假神
3. 主诉

二、单项选择题

1. 满面通红者多属于(　　)。
A. 戴阳证　B. 外感发热证　C. 气虚发热证　D. 阴虚发热证　E. 真寒假热证
2. 手足心热，多属于(　　)。
A. 阴虚　B. 阳虚　C. 阳盛　D. 阴盛　E. 以上都不是
3. 青色主(　　)。
A. 寒证、痛证　B. 热证　C. 肾虚证　D. 虚证、湿证　E. 肺燥
4. 观察舌苔辨别病邪的性质主要依据是(　　)。
A. 舌苔的有无　B. 舌苔润燥　C. 舌苔的颜色　D. 舌苔的厚薄　E. 舌苔的有根无根
5. 本已神志不清、不得言语的病人突然神志清醒，语言不休者属(　　)。
A. 神志异常　B. 无神　C. 假神　D. 有神　E. 少神
6. 腹大如鼓，按之如囊裹水者，多为(　　)。
A. 胸痹　B. 心下痞　C. 水臌　D. 结胸　E. 瘕聚

7. 午后热盛，身热不扬是（　　）。

A. 气虚发热　B. 阴虚发热　C. 血虚发热　D. 湿温潮热　E. 微热

8. 夜间睡时汗出，醒时汗止属于（　　）。

A. 战汗　B. 绝汗　C. 盗汗　D. 自汗　E. 但头汗出

9. 前额头痛属（　　）。

A. 太阳经　B. 阳明经　C. 厥阴经　D. 少阴经　E. 少阳经

10. 口干，但欲漱水而不欲咽多见于（　　）。

A. 阳虚　B. 寒盛　C. 湿热　D. 瘀血　E. 消渴

11. 涩脉的脉象特点是（　　）。

A. 来盛去衰　B. 往来流利　C. 厥厥动摇　D. 数而滑利　E. 细而艰涩

12. 气滞引起的疼痛主要为（　　）。

A. 刺痛　B. 冷痛　C. 绞痛　D. 胀痛　E. 灼痛

三、简答题

1. 五色主病的临床意义是什么？

2. 舌苔厚薄的临床意义是什么？

四、病案分析

程某，女，17 岁，学生。2015 年 3 月 1 日初诊。主诉：反复高热寒战、关节游走性疼痛、一过性皮疹 1 年。去年元月下旬以来高热时常发作，体温 40 ℃，伴明显寒战，历时数小时，汗出热退，上下肢关节游走性疼痛，皮肤肿胀色白。面色苍白，咽痛不红，皮肤红斑时隐时现。舌苔白腻而润，脉弦。

根据以上案例，分析一下医生采用了哪些诊法收集病人病情资料？并初步判断一下，病人发病的致病因素是什么？

（李林）

扫码看答案

第九章

辨证

学习目标

扫码看 PPT

1. 掌握八纲辨证（表里、寒热、虚实、阴阳）、脏腑辨证（心与小肠病、肺与大肠病、脾与胃病、肝与胆病、肾与膀胱病、脏腑兼病辨证）、气血津液辨证常见证型的概念及辨证要点。

2. 熟悉八纲辨证、脏腑辨证、气血津液辨证常见证型的临床表现。

3. 了解卫气营血辨证的概念及辨证要点。

第一节　八纲辨证

案例导入

吕某，女，34 岁。病人三天前外出不甚淋雨，回家后即感觉身体发冷，现发热，体温 37 ℃，鼻塞，流清涕，咳嗽，头身疼痛，舌淡苔薄白，脉浮紧。

讨论：

1. 请问按八纲辨证，该病人应为何证？

2. 如何解释发热、头身疼痛病机？

八纲，是指表、里、寒、热、虚、实、阴、阳八个纲领。八纲辨证，是指运用八纲对四诊所收集的病情资料进行分析、归纳，从而辨别疾病现阶段病变部位浅深、疾病性质寒热、邪正斗争盛衰和病证类别阴阳的方法。

尽管疾病的临床表现复杂多样，但基本上都可以用八纲辨证进行归纳、概括。但八纲辨证对疾病本质的认识尚不够具体、全面。如：八纲辨证中里证涵盖的内容广泛，还不能明确病变所在的具体脏腑；寒证与热证不能完全概括湿、燥等邪气所致病证；虚证与实证所涵盖的各种具体证的内容尚未论及等。因此，八纲辨证只是“纲”，八纲辨证的结果比较笼统、抽象，临床不能只满足于对八纲的分辨，而应结合其他辨证方法，对疾病的具体临床表现进行深入的分析，才能对证做出更加准确的判断，为论治提供更加全面、可靠的依据。

一、表里辨证

表、里是辨别病变部位内外、浅深的一对纲领。

表与里是相对的概念，如：皮肤相对于筋骨而言，皮肤为表，筋骨为里；五脏相对于六腑而言，六腑属表，五脏属里；就人体总体而论，身体的皮毛、肌腠在外属表，脏腑、血脉、骨髓在内，属里。但是临床辨证时，一般把外邪侵犯肌表，病位浅者，称为表证；病在脏腑，病位深者，称为里证。

辨别表、里对外感疾病的诊断和治疗具有特别重要的意义。因此，表里辨证是对外感病发展阶段性的基本认识，可以说明病情的轻重浅深及病变趋势，从而把握疾病演变的规律，取得诊疗的主动性。

（一）表证

指六淫、疠气等外邪经皮毛、口鼻入侵肌体，正气抗邪于肌表，以恶寒发热为主要表现的证。

【临床表现】新起见恶寒(或恶风)发热，头身疼痛，鼻塞流涕，咽喉痒痛，咳嗽，舌淡红，苔薄白，脉浮。

【证候分析】外邪袭表，正气抗邪于表，温煦失职，故恶寒发热；外邪束表，经气不利，不通则痛，故头身疼痛；肺主皮毛，开窍于鼻，邪气从皮毛、口鼻而入，内应于肺，故鼻塞流涕、咽喉痒痛；肺气失宣，故咳嗽；邪在肌表，尚未入里，舌象没有明显变化，故舌淡红，苔薄白；正邪相争于表，脉气鼓动于外，故脉浮。

表证见于外感疾病初期阶段，具有起病急、病位浅、病情轻、病程短的特点。

(二)里证

病变部位在里，脏腑、气血、骨髓等受病，以脏腑受损或功能失调为主要表现的证，称为里证。

【临床表现】里证涉及的范围极为广泛，其表现多种多样，概而言之，凡不是表证(及半表半里证)的证候，一般都属于里证的范畴。里证以脏腑功能失调症状为主要表现。

【证候分析】里证的形成原因有三个方面：一是外邪袭表不解，内传入里；二是外邪直接入里，侵犯脏腑等部位；三是情志、饮食、劳倦等因素，直接损伤脏腑气血，或致脏腑气血紊乱而出现各种证。

里证多见于外感病的中、后期阶段或内伤疾病。不同的里证，临床表现不同，故很难用几个症状或体征全面概括，但其基本特征一般是病情较重、病位较深、病程较长。

(三)表证与里证的鉴别

表证与里证的辨别，主要以审察寒热症状特点、脏腑症状是否突出及舌象、脉象等的变化为鉴别要点。

(1)寒热特点：外感病中，恶寒发热同时并见属表证；但热不寒或但寒不热者属里证；寒热往来者属半表半里证。

(2)兼证表现：表证以头身疼痛、鼻塞、喷嚏等为常见症状，脏腑症状表现不明显；里证则以脏腑症状如咳喘、心悸、脘腹疼痛、呕吐等表现为主症；半表半里证则有胸胁苦满等特有表现。

(3)舌脉变化：表证及半表半里证舌象变化不明显，里证舌象多有变化；表证脉象多见浮脉，里证脉象多见沉脉或其他多种脉象；半表半里证多见弦脉。

二、寒热辨证

寒、热是辨别疾病性质的一对纲领。

病邪有阴邪阳邪之分，阳邪致病导致机体阳气偏盛而阴液受损，或阴液亏损而阳气偏亢，均可表现为热证；阴邪致病导致机体阴气偏盛而阳气受损，或是阳气虚衰而阴寒内盛，均可表现为寒证。

寒象和热象与寒证、热证既有联系又有区别。例如恶寒、发热只是疾病的表象，而寒证、热证则是对疾病本质认识所做的判断。一般情况下，疾病的本质和表现的征象多是相符的，热证见热象，寒证见寒象。但某些特殊情况下，出现寒象或热象时，疾病的本质不一定就是寒证或热证。因此，寒热辨证，不能孤立地根据个别寒热症状作出判断，而是应该在综合四诊资料的基础上进行分析、辨识。

(一)寒证

寒证是指感受寒邪，或阳虚阴盛，导致机体功能活动受抑制而表现出的具有“冷、凉”等症状特点的证候。由于阴盛或阳虚都可表现为寒证，故寒证有实寒证与虚寒证之分。

【临床表现】恶寒(或畏寒)喜暖，肢冷蜷卧，局部冷痛，口淡不渴，痰、涎、涕清稀，小便清长，大便稀溏，面色白，舌淡苔白而润，脉紧或迟等。

【证候分析】寒邪遏制，阳气被郁，故见恶寒；阳虚阴寒内盛，形体失于温煦，可见畏寒喜暖，肢冷蜷卧；寒邪凝滞或阳虚不温，均可见局部冷痛；寒不消水，津液未伤，故口淡不渴；阳不化津，水液代谢失司，故痰、涎、涕、小便等分泌物、排泄物澄澈清冷；外寒阻滞阳气或阳气不足，气血不能运行于头面，则见面白，舌淡；血脉受寒则脉道收缩而拘急，故见脉紧，阳虚推动缓慢故脉迟。

(二)热证

热证是指感受热邪，或脏腑阳气亢盛，或阴虚阳亢，导致机体功能活动亢进而表现出“热、温”等症状特点的证。由于阳盛或阴虚都可表现为热证，故热证有实热证、虚热证之分。

【临床表现】发热，恶热喜冷，口渴欲饮，面赤，烦躁不宁，痰、涕黄稠，小便短黄，大便干结，舌红，少津，苔黄燥，脉数等。

【证候分析】阳热偏盛，津液被耗，或阴液亏虚而阳气偏亢，故见发热、恶热、面赤、烦躁不宁、舌红、苔黄、脉数等热象；热盛耗伤阴津，故见口渴欲饮、痰涕黄稠、小便短黄、大便干结、舌红少津、苔燥等症状。

(三)寒证、热证的鉴别

寒证与热证，是机体阴阳盛衰的反映，是疾病性质的主要体现。寒证的临床表现以“冷、白、稀、润、静”等为特点，热证的临床表现以“热、红(黄)、稠、干、动”等为特点。临床上在鉴别寒证与热证时，应对疾病的全部表现进行综合观察，尤其应将寒热的喜恶、口渴与否、面色的赤白、四肢的温凉、二便的质地、舌象、脉象等作为鉴别要点(表 9-1)。

表 9-1 寒证、热证鉴别要点

鉴别要点	寒证	热证
寒热喜恶	恶寒喜温	恶热喜凉
四肢	冷	热
口渴	不渴	渴喜冷饮
面色	白	红
大便	稀溏	干结
小便	清长	短黄
舌象	舌淡苔白润	舌红苔黄燥
脉象	紧或迟	数

三、虚实辨证

虚、实是辨别邪正盛衰的一对纲领。

实主要指邪气盛实，虚主要指正气不足，虚与实主要反映病变过程中人体正气的强弱和致病邪气的盛衰。邪正斗争是疾病过程中的主要矛盾，分析疾病过程中邪正的虚实关系，是辨证的基本要求。通过虚实辨证，可以了解病体的邪正盛衰，为治疗提供依据。

(一)虚证

虚证是指人体阴阳、气血、津液、精髓等亏虚，以“不足、松弛、衰退”为主要特征的证候。其基本病理为正气亏虚、邪气不著。

【临床表现】机体正气虚弱有气、血、阴、阳、津液、精、髓等亏虚的不同，临床上有时几种亏虚同时并见，而其形成机理也各异，因此临床表现也不同，很难用几个症状全面概括。但临床上常见阳气的亏损，激发推动温煦失司，或阳虚则阴盛；或阴血或阴精亏虚不养，或阴虚阳亢。其症状包含精神萎靡，神疲乏力，面色淡白或萎黄，心悸气短，形寒肢冷，自汗，大便滑脱，小便失禁，舌淡胖嫩，脉虚沉迟；或为五心烦热，消瘦颧红，口咽干燥，盗汗潮热，舌红少苔，脉虚细数。

【证候分析】机体失去阳气的激发推动、温煦和固摄，可表现为面色淡白、神疲乏力、心悸气短、大便滑脱、小便失禁。阳虚则阴寒盛，故舌胖嫩、脉虚沉迟。阴虚不能制阳，故见手足心热、心烦心悸、面色萎黄或颧红、潮热盗汗，阴虚失于濡润，故舌红干少苔、脉细数。

(二)实证

实证是指人体感受外邪，或疾病过程中阴阳气血失调，体内病理产物蓄积，临床表现以“亢盛、有余、停聚”为特征的证候。实证特点是以邪气充盛、停聚为主，但正气尚未虚衰，有充分的抗邪能力，故邪正斗争一般较为剧烈，而表现出亢盛、有余、停聚的特征。

实证的形成机理主要可概括为两个方面：一是风寒暑湿燥火、疫疠以及虫毒等邪气侵犯人体，正气奋起抗邪，故病势较为亢奋、急迫，以寒热显著、疼痛剧烈、呕泻咳喘明显、二便不通、脉实等症为突出表现；二是内脏机能失调，气化障碍，导致气机阻滞，形成痰、饮、水、湿、脓、瘀血、宿食等有形病理产物壅聚停积于体内为突出表现。

【临床表现】致病因素多样，病位广泛，脏腑阴阳失调病变复杂，因此实证的临床表现也极其多样。常见的主要症状包括，恶寒发热或但热不寒，或但寒不热，胸闷烦躁，甚则神昏谵语，呼吸气粗，痰涎壅盛，腹胀痛拒按，大便秘结，或下利，里急后重，小便不利，或淋漓涩痛，舌质苍老或胖嫩，舌苔厚腻或黄燥，脉实有力。

【证候分析】邪气侵袭，若外邪袭表，则恶寒发热；正邪抗争，若阳热过盛则但热不寒；若阴寒过盛则但寒不热；实邪扰心，或蒙蔽心神，故烦躁甚至神昏谵语；邪阻于肺，肺宣降失常则胸闷、喘息气粗；痰盛者见痰声辘辘；实邪积于肠胃，腑气不通，见腹胀满痛拒按，大便秘结；湿热下攻，可见下利、里急后重；水湿内停，气化不行，所以小便不利；湿热下注膀胱，致小便淋漓涩痛；湿浊蒸腾，故舌苔多见厚腻。火热邪盛，则舌质苍老，舌苔黄燥；阴寒邪盛，气化不行，水湿内停，则舌质胖嫩。邪正相争，搏击于血脉，故脉实有力。

（三）虚实证鉴别要点

虚证与实证主要从病程、体质、症状、舌脉等方面加以鉴别（表 9-2）。

表 9-2　虚证与实证鉴别要点

鉴别要点	虚证	实证
病程	较久	较短
体质	多虚弱	多壮实
精神	萎靡	兴奋
息声	声息低微	声高气粗
疼痛	喜按，按之痛减	拒按，按之则痛
胀满	按之不痛，胀满时减	按之疼痛，胀满不减
寒热	畏寒，添衣近火得温则减	恶寒，添衣近火得温不减
舌象	舌质嫩，苔少或无苔	舌质老，苔厚腻
脉象	无力	有力

四、阴阳辨证

阴阳是辨别病证类别的两个纲领，是八纲辨证的总纲。

（一）阴证

凡符合“阴”的一般属性的证候，称为阴证。多因阴邪致病，病情变化较慢，症状表现以内在、向下、抑制、沉静、衰退、晦暗等为主要特征。

【临床表现】不同的疾病，所表现的阴证证候不尽相同，各有侧重。一般常见症状为面色苍白或暗淡，精神萎靡，身重踡卧，畏寒肢冷，倦怠无力，语声低怯，纳差，口淡不渴，大便溏泄气腥，小便清长，舌淡胖嫩，脉沉迟或弱或细。

【证候分析】精神萎靡、神疲乏力、语声低怯，是气虚的表现；畏寒肢冷、口淡不渴、小便清长、大便溏泄气腥，是里寒证的症状；舌淡胖嫩，脉沉迟、微弱、细，均为虚寒之舌脉。

（二）阳证

凡符合“阳”的一般属性的证候，称为阳证。多因阳邪致病，病情变化较快，症状表现以外在、向上、兴奋、躁动、亢进、明亮等为主要特征。

【临床表现】不同的疾病，所表现的阳证证候也不尽相同，常见的有发热，面红，神烦，躁动不宁，语粗声高或骂詈无常，呼吸气粗，喘促痰鸣，口干渴饮，大便秘结或有奇臭，小便短赤，舌质红绛，苔黄，脉象浮数、洪大、滑实。

【证候分析】发热、面赤、神烦躁动、肌肤灼热、口干渴饮、小便短赤，为热证的表现；语高声粗、呼吸气粗、喘促痰鸣、大便秘结等，是实证的表现；舌质红绛，苔黄，脉象洪大、浮数、滑实、均为实热之征。

（三）阴阳证鉴别要点

阴证与阳证的鉴别，可体现在表里、寒热、虚实证候的鉴别中，也可从四诊收集的临床表现来分析把握（表 9-3）。

表 9-3　阴证与阳证的鉴别要点

四诊	阴证	阳证
望诊	面色苍白或暗淡，身重踡卧倦怠无力，萎靡不振，舌质淡而胖嫩，舌苔润滑	面色潮红或通红，身热喜凉，狂躁不安，口唇燥裂，或苔黄
闻诊	语声低微，静而少动，呼吸怯弱，气短	语声壮厉，烦而多言，呼吸气粗，喘促痰鸣，狂言叫骂
问诊	大便气腥臭，饮食减少，口中无味，不烦不渴，或喜热饮，小便清长	大便或硬或秘，或有奇臭，恶食，口干，烦渴引饮，小便短赤
切诊	腹痛喜按，身寒足冷，脉象沉微细涩，迟弱无力	腹痛拒按，身热足暖，脉象浮洪数大滑实而有力

五、八纲证候之间的关系

寒热病性、邪正斗争不能离开表里病位而存在，也没有离开寒热、虚实等病性的表证或里证，也就是说病理本质的各个方面是相互联系、相互依存的。因此在八纲辨证中，证与证之间存在相兼、错杂、转化的关系。临床辨证时，不仅要注意八纲基本证候的识别，还应把握八纲证候之间的相互联系，只有综合分析，才能对证候有比较全面、系统的认识。八纲证候之间的相互联系，主要归纳为证候相兼、证候错杂、证候真假、证候转化四个方面。

（一）证候相兼

广义的证候相兼，是指多种证的同时存在。本处所指为狭义的证候相兼，即在疾病某一阶段，出现不相对立的两纲或两纲以上的证同时存在的情况。

根据证的相兼的概念，除了对立两纲（表与里、寒与热、虚与实）之外的其他任意三纲均可组成相兼证。经排列组合可形成表实寒证、表实热证、表虚寒证、表虚热证、里实寒证、里实热证、里虚寒证、里虚热证八类证。但临床实际上很少见表虚寒证与表虚热证。相兼证的临床表现一般多是相关纲领证临床表现的叠加。如表实寒证与表实热证，既同属于表证范畴，又分别属于寒证与热证，分别以恶寒重发热轻、无汗、脉浮紧及发热重恶寒轻、口微渴、汗出、脉浮数等为辨证要点；里实寒证与里实热证既同属于里实证范畴，又分别属于寒证与热证，分别以形寒肢冷、面白、口不渴、痰稀、尿清、冷痛拒按、苔白、脉沉或紧及壮热、面赤、口渴、大便干结、小便短黄、舌红苔黄、脉滑数或洪数为辨证要点。

（二）证候错杂

证候错杂是指在疾病的某一阶段，同时存在八纲中对立两纲的证。

八纲的错杂关系，从表与里、寒与热、虚与实的角度，分别可概括为表里同病、寒热错杂、虚实夹杂，而这三种类型又可交互错杂，形成如表实寒里虚热、表实寒里实热等，因此临床辨证应对其进行综合考察。

1. 表里同病

表里同病是指在同一病人身上，既有表证，又有里证的情况。其形成机理可概括为以下三种情况：一是表证未解，又内传于里，如伤寒论中的太阳病未解，又内传阳明形成的太阳阳明并病；二是发病即同时出现表证和里证的表现，如素体阳气亢盛之人，感受热邪，出现发热重，恶寒轻，同时小便黄，大便干的表里同病；三是先有内伤病未愈，又复感外邪，如久病之人，内有气血不足，抗病力低下，又感外邪形成表里同病。

证的错杂，不仅病位上表里同时出现，病性上还可出现寒热或虚实错杂，可见表里俱寒，表里俱热，表里俱虚，表里俱实，表寒里热，表热里寒，表虚里实，表实里虚等病变证候。

此外，由于里证病位广泛，涉及脏腑气血阴阳，因此其病变也非常复杂，故虽为里证，因脏腑病位之别，可表现为寒热虚实证候的错杂，临床上应仔细分辨。

2. 寒热错杂

寒热错杂是指同一病人身上既有寒证，又有热证。其形成机理：一是先有热证，复感寒邪，或先有寒证，复感热邪；二是先有外感寒证，寒邪入里郁而化热，虽已入里，但表寒未解；三是机体阴阳失调而致寒热错杂。

临床上除了寒热与表里错杂的表寒里热、表热里寒之外，还可见到上寒下热和上热下寒之证。

3. 虚实夹杂

虚实夹杂是指在同一病人身上既有虚证，又有实证的情况。其形成机理：一是先有虚证，后因无力抗邪，以致病邪停聚，或复感外邪，又出现实证；二是先有实证，因病邪太过亢盛，伤及人体正气，又见虚证。

虚实夹杂之证，除了与病位的表虚里实、表实里虚的夹杂之外，还可见上实下虚、上虚下实之证。

辨清虚实夹杂的意义，旨在通过辨证分析，弄清虚实多少，轻重缓急，为临床确立治疗原则提供依据。若虚多实少，则以补为主，若实多虚少，则以攻为主，若虚实并重，则攻补兼施。

（三）证候转化

疾病在发展变化过程中，八纲中相互对立的证候，在一定条件下可以相互转化，称为证候转化。证候转化的结果，有两种可能：一是病位由浅及深，病情由轻变重，病情向加重方向转化；二是病位由深转浅，病势由重转轻，疾病向痊愈方向转化。

八纲中证候转化有表里出入、寒热转化和虚实转化三种情况。

1. 表里出入

表里出入是指疾病由表入里或由里出表的病理变化。一般情况下，病邪由表入里，提示病情转重，由里出表提示病情减轻。

（1）由表入里：证候由表证转化为里证，表证已消失的证候。如六淫等外邪袭表，初期表现为恶寒发热、头身疼痛、无汗、苔薄白、脉浮紧等症，后因失治误治，表邪不从外解，内传入里，出现高热、口渴、舌红苔黄、脉洪大等症，表明表邪已经入里化热，原来的表实寒证已转化为里实热证。

（2）由里出表：病邪由里向外透达时所表现的证候。表明邪有出路，病情有向愈的趋势。如麻疹患儿，因热毒内闭，疹出不畅，则见发热、咳喘、烦躁等症，如治疗及时，采用发汗透疹解表之法，继而出现汗出热退、疹透出，病情减轻，即是里邪由里外透的表现。温病学中的邪入营分，出现神昏谵语，斑疹隐现时，在清营药物中加入一些金银花、连翘等成分，即是利用药力将进入营分之邪热透出气分，通过清气分邪热而达到治疗疾病的目的，这是临床上成功运用里邪透表，使病邪从表而解，达到治疗疾病的典型案例。

2. 寒热转化

寒热转化是指疾病的发展变化过程中，寒证或热证在一定条件下相互转化，形成相反的证。寒证转化为热证，是因人体正气尚强，阳气较为旺盛，寒邪从阳化热；热证转化为寒证，多由于正气不支，阳气耗伤并处于衰败状态，提示正不胜邪，阳气衰惫。

（1）寒证化热：原为寒证，在疾病的发展变化过程中，疾病性质出现变化而转化为热证，而寒证表现不复存在的证候。

寒证化热的形成机理多因病人素体阳盛，或过食辛热食物，或治疗不当，过服温燥药物；或失治，外感寒邪未能及时发散，而机体的阳气偏盛，寒邪从阳化热所致。如太阳伤寒证开始出现恶寒重、发热轻、苔薄白、脉浮紧之表寒证，因失治、误治而出现壮热、不恶寒、反恶热、心烦、口渴、舌红苔黄、脉数之里热证，这就是由寒证转化为热证的证候。

(2)热证转寒：原为热证，在疾病发展变化过程中，疾病性质出现变化而转化为寒证，原有热证征象不复存在的证候。

形成机理：素体阳气不足；失治、误治，损伤阳气；大病久病，损伤阳气；正不胜邪，机能衰退或衰败。如高热病人，由于大汗不止，阳气随汗外泄，或吐泻过度，阳气随津液脱失，而出现体温骤降、四肢厥冷、面色苍白、脉微欲绝的虚寒证的突发变化。

3. 虚实转化

指在疾病发展变化过程中，由于邪正双方力量对比变化，致使虚证与实证相互转化，形成与原病证性质相反的证候。

临床上一般以实证转为虚证多见，虚证转为实证的相对少见，多表现为本虚标实，虚实夹杂之证。

(1)实证转虚：在疾病发展变化中，原为实证，由于邪正斗争力量发生变化而转化为虚证，原来实证征象消失的证候。

形成机理：病邪亢盛，伤及正气，或失治误治，或护理不当，或病情迁延日久伤及正气而转为虚证。如高热、口渴、汗出、脉大之实热证，因治疗不当，日久不愈，导致津气耗损，而见肌肉消瘦、面色枯白、不欲饮食、虚羸少气、舌上少苔或光净无苔、脉细无力等，为实证转虚。

(2)虚证转实：正气不足，脏腑功能减退，组织失却濡润充养，或气机运化无力，以致气血阻滞，病理产物蓄积，邪实上升为矛盾主要方面，而表现以实为主的证。如心阳虚日久，温煦失职，推动无力，则可使血行迟缓而成瘀，在原有心悸、气短、脉弱等心气虚证的基础上，出现心胸绞痛、唇舌紫暗、脉涩等症，则是心血瘀阻证，此时血瘀之实的表现较心气之虚的表现显得更为突出；脾肾阳虚，不能温运气化水液，以致水湿泛滥，出现水肿等症，都是因虚致实。

总之，所谓虚证转实，并非正气来复，而是在虚证的基础上，转化为临床表现以邪气亢盛为主的证候。是因虚致实，本虚标实之证。

第二节 脏腑辨证

案例导入

谭某，男，58岁。病人自述患高血压10余年，一直依赖西药降压，但血压控制不是很理想，近日症状加重，现眩晕，耳鸣，头目胀痛，性情急躁易怒，口苦，失眠多梦，遇心情不舒症状有所加重，舌红苔黄，脉弦数。

讨论：

1. 请问该病人该辨为何证？

2. 如何解释该病人出现的眩晕、耳鸣的病机。

一、心与小肠病辨证

心的主要生理功能是主血脉，具有推动血液在脉道中运行不息的作用；心主神志，主宰人体精神、意识思维活动，为五脏六腑之大主。小肠的主要生理功能是受盛化物、泌别清浊，为“受盛之官”。

心的病变主要反映在心脏本身及其主血脉、主神志功能的异常。临床上以心悸、怔忡、失眠、多梦、神志异常或舌痛、舌疮、脉结或代等为常见症状。小肠病变主要反映在受盛化物、泌别清浊的功能失常上：临床上以肠鸣、泄泻、腹痛、小便赤涩等为常见症状。

心病的证候有虚有实。虚证多由久病伤正、思虑劳神太过、脏气虚弱等，导致心气虚、心阳虚、心阳暴脱、心血虚、心阴虚等证；实证多由寒凝、火扰、痰阻、气滞、血瘀等导致心脉痹阻、心火亢盛、痰蒙心窍、痰火扰心等证。

小肠病变主要表现为泌别清浊功能失常，出现小肠实热证。

（一）心气虚证

心气虚证是指心气不足、鼓动无力，表现为以心悸等为主症的虚弱证候。本证多由久病体虚，或禀赋不足，或年高脏器衰弱等原因所致。

【临床表现】心悸，胸闷，气短，精神疲倦，或有自汗，活动时诸症加重，面白无华，舌淡，脉虚。

【证候分析】心气虚鼓动无力，气血不能正常运行，因而心悸、胸闷、气短；气虚卫外不固，故自汗；动则耗气，故活动时诸症加重；舌为心窍，其华在面，气虚无力推动血行，血不上荣，故面白无华，舌淡，脉虚。

【辨证要点】以心悸、胸闷与气虚症状并见为辨证要点。

（二）心阳虚证

心阳虚证是指心阳虚衰，温运失司，鼓动无力，虚寒内生所表现的虚寒证候，本证多由心气虚进一步发展，或由其他脏腑病证损伤心阳所致。

【临床表现】心悸，怔忡，心胸憋闷或痛，气短，自汗，畏寒肢冷，神疲乏力，面白或面唇青紫，舌质淡胖或紫暗，苔白滑，脉弱或结或代。

【证候分析】心阳虚，鼓动温运无力，心动失常，故轻则见心悸、重则怔忡；心阳不振，胸中阳气痹阻，心脉不通，故见心胸憋闷或痛；阳气虚弱，气虚无力推动血行，故见气短、体倦乏力；阳虚失其固摄，则自汗；阳虚温煦失职，故畏寒肢冷；温运无力，血行不畅，故见面白或面唇青紫、脉弱或结或代；舌淡胖或紫暗，苔白滑，为阳虚寒盛，水湿不化之征。

【辨证要点】以心悸、怔忡、心胸憋闷与阳虚症状并见为辨证要点。

（三）心阳暴脱证

心阳暴脱证是指心阳衰极，阳气欲脱所表现的危重证候。多为心阳虚证进一步发展的结果，亦可由寒邪暴伤心阳或痰瘀阻塞心窍所致。

【临床表现】在心阳虚证的基础上，突然冷汗淋漓，四肢厥冷，面色苍白，呼吸微弱，或心悸，心胸剧痛，神志模糊或昏迷，唇舌青紫，脉微欲绝。

【证候分析】心阳衰亡，不能外固，故冷汗淋漓；温煦失职，故手足厥冷；宗气外泄，不能助肺司呼吸，故呼吸微弱；阳气外脱，脉道失充，故面色苍白；阳衰寒凝，血运不畅，瘀阻心脉，故心胸剧痛、口唇青紫；阳气虚衰，心失温养，神散不收，故神志模糊，甚则昏迷；脉微欲绝，为阳气外脱之征。

【辨证要点】以面色苍白、冷汗淋漓、四肢厥冷、脉微欲绝为辨证要点。

（四）心血虚证

心血虚证是指心血亏虚不能濡养心脏及心神所表现的虚弱证候，多因劳神过度暗耗心血，或失血过多，或久病伤及营血，或脾气亏虚，或肾精亏损，生血之源不足所致。

【临床表现】心悸，头晕眼花，失眠多梦，面色淡白或萎黄，唇、舌色淡，脉细无力。

【证候分析】心血不足，心失所养，故心悸、失眠多梦；血虚不能上荣于头、面，故头晕眼花，面色淡白或萎黄，唇、舌色淡；血虚脉道失充，故脉细无力。

【辨证要点】以心悸、失眠、多梦与血虚症状并见为辨证要点。

（五）心阴虚证

心阴虚证是指心阴亏损，心与心神失养，虚热内扰所表现的虚热证侯，多因思虑劳神太过，暗耗心阴；或因温热火邪，灼伤心阴；或因肝肾等脏阴亏，累及于心所致。

【临床表现】心悸，心烦，失眠多梦，口燥咽干，形体消瘦，或见手足心热，潮热盗汗，两颧潮红，舌红少津，脉细数。

【证候分析】心阴不足，心失濡养，心动失常，故心悸；心神失养，虚火扰神，故心烦不宁、失眠多梦；阴虚失润，机体失充，故口燥咽干、形体消瘦；手足心热，潮热盗汗，两颧潮红，舌红少津，脉细数等，均为阴虚内热之征。

【辨证要点】以心悸、心烦、失眠与阴虚症状并见为辨证要点。

（六）心脉痹阻证

心脉痹阻证是指由于瘀血、痰浊、阴寒、气滞等因素阻痹心脉，以心悸，怔忡、胸闷、心痛为主要表现的一类证候，多因正气先虚，心阳不振，有形之邪痹阻心脉所致，其性质多属本虚标实。由于痹阻的原因不同，临床又有瘀阻心脉证，痰阻心脉证，寒凝心脉证、气滞心脉证之分。

【临床表现】心悸、怔忡，心胸憋闷疼痛，痛引肩背内臂，时作时止。或以刺痛为主，舌质晦暗或有青紫点，脉细涩或结代。或以心胸憋闷为主，体胖痰多、身重困倦、舌苔白腻、脉沉滑或沉涩。或以遇寒痛剧，得温痛减为主，畏寒肢冷，舌淡苔白，脉沉迟或沉紧。或以胀痛为主，与情志变化有关，善太息，舌淡红，脉弦。

【证候分析】心阳不振，失于温运，心动失常，故心悸、怔忡；阳气不宣，血行无力，心脉阻滞不通，故心胸憋闷疼痛；手少阴心经之脉横出腋下，循肩背、内臂后缘，故痛引肩背内臂。瘀血痹阻心脉的疼痛，以刺痛为特点，伴见舌暗或有青紫斑点、脉细涩或结或代等症状；痰浊痹阻心脉的疼痛，以闷痛为特点，多伴体胖痰多、身重困倦、苔白腻、脉沉滑或沉涩等痰浊内盛的症状。阴寒凝滞心脉的疼痛，以痛势剧烈、突然发作、遇寒加剧、得温痛减为特点，伴见畏寒肢冷、舌淡苔白、脉沉迟或沉紧等寒邪内盛的症状。气滞心脉的疼痛，以胀痛为特点，其发作往往与精神因素有关，常伴见胁胀、善太息、脉弦等气机郁滞的症状。

【辨证要点】以心悸、怔忡、心胸憋闷疼痛为辨证要点。

（七）心火亢盛证

心火亢盛证是指火热内炽，心火上炎，或心热下移于小肠所表现的实热证候。多因情志抑郁，气郁化火，或火热之邪内侵，或过食辛辣刺激、温补之品，久蕴化火，内炽于心所致。

【临床表现】发热，口渴，心烦、失眠，便秘，尿黄，面红，舌尖红绛，苔黄，脉数有力。或见口舌生疮，溃烂疼痛，或见小便短赤，灼热涩痛，或见吐血，或见狂躁谵语，神志不清。

【证候分析】心火炽盛，内扰心神，故发热、心烦、失眠；火邪伤津，故口渴，便秘，尿黄；火热炎上，故面赤、舌尖红绛；气血运行加速，故脉数有力。若以口舌生疮、赤烂疼痛为主，常称为心火上炎证；若兼小便赤涩灼痛，常称为心热下移小肠证；若吐血，常为心火迫血妄行证。

【辨证要点】以发热、心烦、失眠、吐血、口舌生疮、小便短赤、灼热涩痛等实火表现为辨证要点。

（八）痰蒙心窍证

痰蒙心窍证是指痰浊蒙蔽心窍，表现为以神志异常为主症的证候，又称痰蒙心神证或痰蒙心包证，多因湿浊酿痰，阻遏气机，或情志不遂，气郁生痰，或痰浊内盛，夹肝风内扰，导致痰浊蒙蔽心窍所致。

【临床表现】神情痴呆，意识模糊，甚至昏不知人，或精神抑郁，表情淡漠，喃喃独语，举止失常，或突然昏仆，不省人事，口吐涎沫，喉有痰声，并见面色晦暗，胸闷，呕恶，舌苔白腻，脉滑。

【证候分析】痰浊上蒙心神，神明失司，故神情痴呆、意识模糊，甚至昏不知人；情志不遂，肝失疏泄，气郁痰凝，痰气互结，蒙蔽神明，故精神抑郁、表情淡漠或神志错乱、喃喃独语、举止失常；痰浊内盛，引动肝风，肝风夹痰，痹阻心神，故突然昏仆、不省人事、口吐涎沫、喉中痰鸣；痰浊内阻，清阳不升，浊气上泛，气血不畅，故面色晦暗；痰阻胸阳，胃失和降，故胸闷、恶心呕吐。舌苔白腻，脉滑，为痰浊内盛之征。

【辨证要点】以精神抑郁、神志错乱、痴呆、昏迷等与痰浊内盛症状并见为辨证要点。

（九）痰火扰心证

痰火扰心证是指火热痰浊交结，扰乱心神，表现为以神志异常为主症的证候，又称痰火扰神证，多因精神刺激，思虑动怒，气郁化火，炼液为痰，痰火内盛，或外感温热、湿热之邪，热邪煎熬，灼津为痰，痰火内扰所致。

【临床表现】发热，面红目赤，呼吸气粗，咳吐黄痰，喉间痰鸣，心烦，失眠，甚至神昏谵语，或狂躁妄动，打人毁物，不避亲疏，胡言乱语，哭笑无常，舌质红，苔黄腻，脉滑数。

【证候分析】本证可见于外感热病，又可见于内伤杂病。外感热病中：邪热内蕴，里热蒸腾上炎，故发热、面红目赤、呼吸气粗；痰火内盛，故吐痰黄稠，或喉间痰鸣；痰火扰乱心神，故烦躁不宁、神昏谵语。内伤杂病中：精神刺激，痰火内盛，心神被扰，轻则心烦失眠，重则神志狂乱而见胡言乱语，哭笑无常，狂躁妄动，打人毁物；舌质红，苔黄腻，脉滑数，为痰火内盛之征。

【辨证要点】以神志异常和痰火内盛症状并见为辨证要点。

（十）瘀阻脑络证

瘀阻脑络证是指瘀血犯头，阻滞脑络，以头痛、头晕及血瘀症状为主要表现的证候，多因头部外伤，瘀血停积于脑内，或久病入络，瘀血内停，阻塞脑络所致。

【临床表现】头晕、头痛经久不愈，痛如锥刺，痛处固定，或健忘、失眠、心悸，或头部外伤后昏不知人，面色晦暗，舌质紫暗或有瘀斑瘀点，脉细涩。

【证候分析】瘀血阻滞脑络，“不通则痛”，故头痛持续，痛如锥刺，痛处固定；脑络不通，气血不得正常输布，脑失所养，故头晕时作；瘀血不去，新血不生，心神失养，故健忘、失眠、心悸；若外伤严重，脑神受损，则昏不知人；面色晦暗，舌质紫暗或有瘀斑瘀点，脉细涩等，为瘀血内阻之征。

【辨证要点】以头痛、头晕等与血瘀症状并见为辨证要点。

（十一）小肠实热证

小肠实热证是指小肠里热炽盛所表现的实热证候。本证多由心火炽盛，心热移于小肠，或感受湿热病邪，或过食温热香燥之品，火热积聚于小肠所致。

【临床表现】心烦口渴，口舌生疮，小便赤涩、灼热疼痛，或尿血，舌尖红，苔黄，脉数。

【证候分析】心火炽盛，热扰心神，故心烦；热邪灼伤津液，故口渴；心火上炎，故口舌生疮；心与小肠相表里，若心热下移小肠，则见小便赤涩，灼热疼痛；热伤血络，故尿血。舌尖红，苔黄，脉数，为心火炽盛之征。

【辨证要点】以小便赤涩、灼热疼痛等与心火亢盛症状并见为辨证要点。

二、肺与大肠病辨证

肺居胸中，上连气道、喉咙，开窍于鼻，肺在体和皮，其华在毛。其经脉起于中焦，下络大肠，与大肠互为表里。

肺的主要生理功能是主气、司呼吸，主宣发肃降、通调水道，朝百脉，主治节。大肠的主要生理功能是主传导，排泄糟粕，主津。

肺的病变，主要反映在肺系，呼吸功能失常，水液代谢输布失常，以及卫外不固等方面。临床表现以咳喘、咳痰、胸闷、咽喉痒痛、声音变异、鼻塞流涕，或水肿等为常见症状，其中尤以咳喘为多见。大肠病变，主要是传导功能失常。临床表现以泄泻、便秘，以及下利脓血、腹痛腹胀等为常见症状。

肺病的证候有虚、实两类。虚证多因久病咳喘，或他脏病变累及于肺，导致肺气虚、肺阴虚。实证多因风、寒、燥、热等外邪侵袭或痰饮停聚于肺所致，临床常见风寒犯肺、风热犯肺、燥邪犯肺、肺热炽盛、寒痰阻肺、痰热壅肺、饮停胸胁等证候。

大肠病变主要有大肠湿热、肠热腑实、肠燥津亏、大肠虚寒等证候。

（一）肺气虚证

肺气虚证是指肺的功能减弱，其主气、司呼吸，卫外功能失职所表现的虚弱证候，多因久病咳喘，耗伤肺气，或因脾虚失运，生化不足，肺失充养所致。

【临床表现】咳嗽无力，气短而喘，动则尤甚，咳痰清稀，声低懒言，或有自汗、畏风，易于感冒，神疲体倦，面色淡白，舌淡苔白，脉弱。

【证候分析】肺主气，司呼吸，肺气亏虚，呼吸功能减弱，宣降无权，故咳嗽无力，气短而喘；动则耗气，肺气更虚，故咳喘加重；肺虚津液不布，聚而为痰，随气上逆，故吐痰清稀；肺气虚，不能宣发卫气于肌表，腠理失密，卫表不固，故自汗、畏风，且易受外邪侵袭而反复感冒；面色淡白，神疲体倦，舌淡苔白，脉弱，均为气虚之征。

【辨证要点】以咳喘无力、吐痰清稀与气虚症状并见为辨证要点。

（二）肺阴虚证

肺阴虚证是指肺阴不足，失于清肃，虚热内扰所表现的虚热证候。若虚热内扰之症不明显，又可称津伤肺燥证，多因燥热伤肺，或痨虫蚀肺，或汗出伤津，或素嗜烟酒、辛辣燥热之品，或久病咳喘，年老体弱，渐致肺阴亏虚所致。

【临床表现】干咳无痰，或痰少而黏、不易咳出，或痰中带血，声音嘶哑，口燥咽干，形体消瘦，五心烦热，潮热盗汗，两颧潮红，舌红少苔，脉细数。

【证候分析】肺阴不足或虚火灼肺，肺失清肃，肺气上逆，故干咳无痰，或痰少而黏，难以咳出，甚则虚火灼伤肺络，络伤血溢，故痰中带血；肺阴不足，咽喉失润，故声音嘶哑；阴虚阳亢，虚热内生，故午后潮热、五心烦热、盗汗；虚火上炎，故两颧潮红；阴虚失于滋润，故口燥咽干、形体消瘦；舌红少苔，脉细数，为阴虚内热之征。

【辨证要点】以干咳、痰少而黏与阴虚内热症状并见为辨证要点。

（三）风寒犯肺证

风寒犯肺证是指风寒侵袭肺系，肺卫失宣所表现的证候。

【临床表现】咳嗽，咳痰色白而清稀，或气喘，微有恶寒发热，鼻塞，流清涕，喉痒，或见身痛无汗，舌苔薄白，脉浮紧。

【证候分析】风寒犯肺，肺气被束，失于宣降故为咳嗽、气喘；肺津不布，聚成痰饮，随肺气上逆，故咳痰色白而清稀；鼻为肺窍，肺气失宣，鼻咽不利，故鼻塞、流清涕、喉痒；风寒袭表，卫阳被遏，不能温煦肌表，故微恶风寒；卫阳抗邪，阳气郁于肌表，故发热；风寒犯表，凝滞经络，"不通则痛"，故头身疼痛；寒性收引，腠理闭塞，故无汗；舌苔薄白，脉浮紧，为感受风寒之征。

【辨证要点】以咳嗽、痰白清稀与风寒表证症状并见为辨证要点。

（四）风热犯肺证

风热犯肺证是指风热邪气侵袭肺系，肺卫受病所表现的证候。

【临床表现】咳嗽，痰稠而黄，或气喘，鼻塞，流浊涕，咽喉肿痛，发热，微恶风寒，口微渴，舌尖红，苔薄黄，脉浮数。

【证候分析】风热袭肺，肺失清肃，肺气上逆，故咳嗽；风热熏蒸，灼津为痰，故痰稠而黄；肺气失宣，鼻窍不利，津液为热邪所灼，故鼻塞、流浊涕；风热上扰，咽喉不利，故咽喉肿痛；风热袭表，卫气抗邪，阳气浮郁于表，故发热；卫气被遏，肌表失于温煦，故微恶风寒；热伤津液，故口微渴；舌尖红，苔薄黄，脉浮数，为风热袭表犯肺之征。

【辨证要点】以咳嗽、痰稠而黄与风热表证症状并见为辨证要点。

（五）燥邪犯肺证

燥邪犯肺证是指外感燥邪，津液耗伤，肺表失润所表现的证候，简称肺燥证，初秋感燥，燥与热合，多病温燥；深秋感燥，燥与寒合，多病凉燥。

【临床表现】干咳少痰，或痰黏难咳，甚至胸痛，痰中带血，或见鼻衄，口、唇、鼻、皮肤干燥，尿少，大便干结，舌苔薄而干燥少津，或微有发热恶寒，无汗或少汗，脉浮数或浮紧。

【证候分析】肺喜润恶燥，燥邪犯肺，肺津耗损，肺失滋润，清肃失职，故干咳少痰，或痰少而黏、难以咳出；咳甚损伤血络，故胸痛、咳血、鼻衄；燥邪伤津，清窍、皮肤失于滋润，故口、唇、鼻、咽、皮肤干燥，苔薄而干燥少津；肠道失润，故大便干燥；津伤液亏，故小便短少；燥袭卫表，卫气失和，故微有发热恶寒。夏末秋初，燥与热合，多为温燥，腠理开泄，故汗出、脉浮数。秋末冬初，若燥与寒合，多为凉燥，寒主收引，腠理闭塞，故无汗、脉浮紧。

【辨证要点】以干咳痰少，鼻、咽、口、舌干燥为辨证要点。

（六）肺热炽盛证

肺热炽盛证是指热邪炽盛，壅滞于肺，肺失清肃所表现的证候。

【临床表现】咳嗽，气喘，胸痛，气息灼热，咽喉红肿疼痛，发热，口渴，小便短黄，大便秘结，舌红苔黄，脉数。

【证候分析】热邪壅肺，肺失清肃，气逆于上，故见咳嗽、气喘；热灼肺络，肺气不利，故见胸痛，气息灼热；肺热上熏于咽喉，气血壅滞，故咽喉红肿疼痛；邪热蒸腾，向外升散，故发热；热盛伤津，故口渴，大便秘结，小便短黄。舌红苔黄，脉数，为里实热盛之象。

【辨证要点】以咳嗽、气喘、胸痛与里实热症状并见为辨证要点。

（七）寒痰阻肺证

寒痰阻肺证是指寒痰交阻于肺，肺失宣降所表现的证候。

【临床表现】咳嗽，气喘，痰多色白清稀，或喉中痰鸣，胸闷，形寒肢冷，舌淡，苔白腻或白滑，脉濡缓或滑。

【证候分析】寒痰阻肺，肺失宣降，肺气上逆，故咳嗽、气喘、痰白清稀而量多；痰气搏结，上涌气道，故喉中痰鸣；寒痰凝滞于肺，肺气不利，故胸闷；阴寒凝滞，阳气被郁而不能外达，肌肤失于温煦，故形寒肢冷。舌淡，苔白腻或白滑，脉濡缓或滑，为寒饮痰浊内盛之征。

【辨证要点】以咳嗽气喘与寒痰症状并见为辨证要点。

（八）痰热壅肺证

痰热壅肺证是指痰热互结，壅滞于肺，肺失清肃所表现的证候。

【临床表现】咳嗽，气喘息粗，胸闷，或喉中痰鸣，咯痰黄稠量多，或咳吐脓血腥臭痰，胸痛，发热，口渴，小便短赤，大便秘结，舌红苔黄腻，脉滑数。

【证候分析】痰热壅肺，肺失清肃，肺气上逆，故咳嗽、气喘息粗；肺热内郁，胸中气机不利，故胸闷、胸痛；痰热交结，随肺气上逆，故痰黄稠量多，或喉中痰鸣；若痰热壅滞肺络，腐蚀血肉，则见咳吐脓血腥臭痰；里热蒸腾，故发热；热邪灼伤津液，故口渴、大便秘结、小便短赤；舌红苔黄腻，脉滑数为痰热内蕴之象。

【辨证要点】以咳嗽、气喘息粗与痰热并见为辨证要点。

（九）饮停胸胁证

饮停胸胁证是指水饮停于胸胁，阻碍气机所表现的证候，亦称“悬饮”。

【临床表现】胸廓饱满，胸胁部胀闷或痛，呼吸、咳嗽或转侧时牵引作痛，或伴头晕目眩，舌苔白滑，脉沉弦。

【证候分析】饮停胸胁，气机受阻，升降失司，经脉不利，故胸胁部饱胀疼痛；水饮停于胸腔，上迫于肺，肺失宣降，胸胁气机不利，故咳唾痛，甚至身体转侧时牵引作痛；饮邪遏阻，清阳不升，故头晕目眩；水饮内停，故苔白滑，脉沉弦。

【辨证要点】以胸廓饱满、胸胁部胀闷或痛与饮停症状并见为辨证要点。

（十）大肠湿热证

大肠湿热证是指湿热壅阻肠道气机，大肠传导失职所表现的证候。

【临床表现】腹痛，腹泻，肛门灼热，或暴注下泻，色黄味臭；下利赤白脓血，里急后重，口渴，小便短赤，或伴恶寒发热，或但热不寒；舌红苔黄腻，脉滑数或濡数。

【证候分析】湿热之邪侵犯肠道，阻碍气机，气滞不通，故腹痛；湿热内迫肠道，大肠传导失职，故见腹泻、肛门灼热；湿热内蕴，热迫津液随湿浊下注，可见大便次数增多，泻如黄水；湿热熏灼肠道，脉络损伤，血腐成脓，见下利脓血；湿热蒸迫肠道，肠道气机阻滞，故见里急后重；水液从大便排出，故见小便短赤；热盛伤津，见口渴；若属外感，表邪未解，则见恶寒发热；舌红苔黄腻，脉滑数或濡数为湿热内蕴之象。

【辨证要点】以腹痛、腹泻、里急后重与湿热症状并见为辨证要点。

(十一)肠燥津亏证

肠燥津亏证是指津液亏损，肠失濡润，传导失职所表现的证候。

【临床表现】大便干燥，状如羊屎，数日一行，腹胀作痛，或见左少腹包块，口干，或口臭，或头晕，舌红少津，苔黄燥，脉细涩。

【证候分析】阴津不足，肠道失濡，传导失职，则大便干结难解，状如羊屎；燥屎结聚，气机阻滞，则腹胀作痛，或左下腹触及包块；腑气不通，秽浊之气上逆，则口气秽臭，甚至上扰清阳而见头晕；阴津亏损，濡润失职，故口干；舌红少津，脉细涩，为阴津亏损之象。

【辨证要点】以大便燥结难下与津亏症状并见为辨证要点。

三、脾与胃病辨证

脾与胃同居中焦，通过经脉相互络属而互为表里。脾在体合肉，主四肢，开窍于口，其华在唇。脾主运化、消化水谷并转输精微和水液，脾主升清，上输精微并升举内脏，脾喜燥恶湿；胃主受纳、腐熟水谷，胃主通降、以降为和，胃喜润恶燥。脾胃阴阳相合，燥湿相济，升降相因，纳运相助，共同完成饮食物的消化吸收及精微的输布过程，脾胃是“气血生化之源”“后天之本”。

脾病主要病理为运化、升清、统血功能的失常，其常见的症状有腹胀、便溏、食欲不振、浮肿、内脏下垂、慢性出血等。胃病主要病理为受纳、和降、腐熟功能障碍，其常见的症状有胃脘胀满或疼痛、嗳气、恶心、呕吐、呃逆等。

脾病和胃病常见证型均有虚、实之分。脾病虚证多见脾气虚证、脾虚气陷证、脾阳虚证、脾不统血证；脾病实证有湿热蕴脾证、寒湿困脾证。胃病虚证多见胃气虚证、胃阴虚证；胃病实证有寒滞胃脘证、胃热炽盛证、食滞胃脘证。

(一)脾气虚证

脾气虚证是指脾气不足，运化失职，以纳少、腹胀、便溏及气虚症状为主要表现的证。

【临床表现】纳少或不欲食，腹胀，食后胀甚，便溏，神疲乏力，少气懒言，肢体倦怠，或浮肿，或消瘦，或肥胖，面色萎黄，舌淡苔白，脉缓或弱。

【证候分析】脾气虚运化无力，水谷不化，故不欲食或纳少、腹胀、便溏；食后脾气愈困，则腹胀愈甚；气虚推动乏力，则神疲乏力、少气懒言；脾失健运，气血生化不足，肢体、肌肉、颜面失养，故肢体倦怠、消瘦、面色萎黄、舌淡；脾虚运化水液失职，水湿不运，泛溢肌肤，故浮肿；脉缓或弱为脾气虚弱之征。

【辨证要点】以纳少、腹胀、便溏与气虚症状并见为辨证要点。

(二)脾虚气陷证

脾虚气陷证是指脾气虚弱，升举无力而反下陷，以眩晕、泄泻、脘腹重坠、内脏下垂及气虚症状为主要表现的证。脾虚气陷证又名中气下陷证。

【临床表现】眩晕，久泄，脘腹重坠作胀，食后益甚，或小便混浊如米泔，或便意频数，肛门重坠，甚至内脏下垂，或脱肛、子宫下垂，神疲乏力，气短懒言，面白无华，纳少，舌淡苔白，脉缓或弱。

【证候分析】脾气虚，升清失职，不能将水谷精微吸收并上输头目，头目失养，则见眩晕；水谷精微不能上升而下陷及脾虚水湿不化，清浊混杂，下注于肠道，则泄泻；精微不得输布，下注膀胱，故小便混浊如米泔；脾主升举，脾气亏虚，升举无力，气坠于下，故脘腹重坠作胀；餐后气被食困，故食后益甚；中气下陷，内脏失于托举，则便意频数，肛门重坠，甚至脱肛，或见胃、肾、子宫等脏器下垂；脾气虚弱，健运失职，则纳少；脾气虚，气血生化乏源，气虚推动乏力，血虚充养不足，则神疲乏力、气短懒言、面白无华、舌淡、脉缓或弱。

【辨证要点】以眩晕、泄泻、脘腹重坠、内脏下垂与气虚症状并见为辨证要点。

(三)脾阳虚证

脾阳虚证是指脾阳虚衰,失于温运,阴寒内生,以纳少、腹胀、腹痛、便溏及阳虚症状为主要表现的证。

【临床表现】腹痛绵绵,喜温喜按,纳少,腹胀,大便清稀或完谷不化,畏寒肢冷,或肢体浮肿,或白带清稀量多,或小便短少,舌质淡胖或有齿痕,舌苔白滑,脉沉迟无力。

【证候分析】脾阳亏虚,虚寒内生,寒凝气滞,故腹痛绵绵,喜温喜按;脾阳虚衰,运化失权,则纳少、腹胀、大便清稀,甚至完谷不化;脾阳亏虚,温煦失职,则见畏寒肢冷;脾阳不足,水液不运,泛溢肌肤,则肢体浮肿、小便短少;水湿下注,带脉不固,则带下清稀,色白量多;舌质淡胖,边有齿痕,苔白滑,脉沉迟无力,为脾阳虚衰,阴寒内生,水湿内停所致。

【辨证要点】以腹胀、腹痛、大便清稀与阳虚症状并见为辨证要点。

(四)脾不统血证

脾不统血证是指脾气虚弱,统血失常,血溢脉外,以各种出血及脾气虚症状为主要表现的证。

【临床表现】各种出血,如呕血、便血、尿血、肌衄、鼻衄、齿衄,妇女月经过多、崩漏等,伴见食少,便溏,神疲乏力,气短懒言,面色萎黄,舌淡苔白,脉细弱。

【证候分析】脾气虚统血失职,故见各种慢性出血;血液溢出胃肠,则见呕血或便血;溢出膀胱,则见尿血;溢出肌肤,则见肌衄;溢出于鼻、齿龈,则见鼻衄、齿衄;脾虚冲任不固,故妇女月经过多,甚至崩漏;脾气虚弱,运化失职,则食少、便溏;气虚推动乏力,则神疲乏力、气短懒言;脾气亏虚,气血生化不足,加之反复出血,营血愈虚,面、舌、脉失于充养,故面色萎黄、舌淡苔白、脉细弱。

【辨证要点】以出血与脾气虚症状并见为辨证要点。

(五)湿热蕴脾证

湿热蕴脾证是指湿热内蕴,脾失健运,以腹胀、纳呆、便溏及湿热症状为主要表现的证。

【临床表现】脘腹胀闷,纳呆,恶心欲呕,口苦口黏,渴不多饮,便溏不爽,小便短黄,肢体困重,或身热不扬,汗出热不解,或见面目发黄,色鲜明,或皮肤瘙痒,舌质红,苔黄腻,脉濡数。

【证候分析】湿热蕴结脾胃,气机阻滞,升降失常,则脘腹胀闷、纳呆、恶心欲呕;湿热蕴脾,上蒸于口,则口苦口黏、渴不多饮;湿热下注大肠,肠道气机不畅,则便溏不爽;湿热下注膀胱,则小便短黄;脾主肌肉,湿热困脾,留滞肌肉,阻碍经气,故肢体困重;湿遏热伏,热邪难以散发,则身热不扬、汗出热不解;湿热蕴结脾胃,熏蒸肝胆,肝失疏泄,胆汁不循常道而泛溢肌肤,则见面目发黄、色鲜明;湿热泛溢肌肤,则皮肤瘙痒;舌质红,苔黄腻,脉濡数,为湿热内蕴之征。

【辨证要点】以腹胀、纳呆、便溏与湿热症状并见为辨证要点。

(六)寒湿困脾证

寒湿困脾证是指寒湿内盛,困阻脾阳,运化失职,以脘腹痞闷、纳呆、便溏身重与寒湿症状为主要表现的证。

【临床表现】脘腹痞闷,腹痛便溏,口腻纳呆,泛恶欲呕,头身困重,面色晦黄,或身目发黄,黄色晦暗如烟熏,或妇女白带量多,或肢体浮肿,小便短少,舌淡胖,苔白腻,脉濡缓或沉细。

【证候分析】寒湿内盛,脾阳受困,运化失职,故轻则脘腹痞闷,重则腹胀腹痛;脾失健运,水谷不化,故纳呆;水湿下注,则便溏;寒湿内盛,湿邪上泛,则口中黏腻;脾失健运,影响胃气和降,胃气上逆,故泛恶欲呕;湿性重浊,湿邪困脾,遏郁清阳,则头身困重;湿邪困脾,气血失畅,则面色晦黄;寒湿困脾,中焦气滞,肝失疏泄,胆汁外溢,故身目发黄、黄色晦暗如烟熏;寒湿下注,带脉不固,妇女可见白带量多;水湿不化,泛溢肌肤,则肢体浮肿,小便短少;舌体胖大,苔白腻,脉濡缓或沉细,均为寒湿内盛之象。

【辨证要点】以脘腹痞闷、纳呆、腹胀、便溏、身重与寒湿症状并见为辨证要点。

(七)胃气虚证

胃气虚证是指胃气虚弱,胃失和降,以纳少、胃脘痞满、隐痛及气虚症状为主要表现的证。

【临床表现】纳少，胃脘痞满，隐痛喜按，嗳气，面色萎黄，神疲乏力，少气懒言，舌质淡，苔薄白，脉弱。

【证候分析】胃气虚弱，失于和降，故胃脘痞满，甚则隐痛；按之胃气暂得以通畅，故喜按；胃气虚弱，受纳、腐熟功能减退，则纳少；胃气虚弱，失于和降，胃气上逆，故嗳气；胃虚日久，气血乏源，血虚不能上荣于面，则面色萎黄；气虚推动无力，则神疲乏力、少气懒言、舌质淡、脉弱。

【辨证要点】以胃脘痞满、隐痛喜按、纳少与气虚症状并见为辨证要点。

(八)胃阴虚证

胃阴虚证是指胃阴亏虚，胃失濡润，和降，以胃脘部隐隐灼痛、饥不欲食及阴虚症状为主要表现的证。

【临床表现】胃脘隐隐灼痛，嘈杂不舒，饥不欲食，干呕，呃逆，口燥咽干，大便干结，小便短少，舌红少苔，脉细数。

【证候分析】胃阴不足，虚热内生，胃失濡润，气失和降，则胃脘隐隐灼痛，嘈杂不舒；胃中虚热扰动则饥，然胃虚失于和降，故不欲食；胃失和降，胃气上逆，可见干呕、呃逆；胃阴亏虚，阴津不能上滋，则口燥咽干；不能下润，则大便干结；阴津亏虚，尿液化源不足，故小便短少；舌红少苔，脉细数，为阴虚内热之征。

【辨证要点】以胃脘隐隐灼痛、饥不欲食与阴虚症状并见为辨证要点。

(九)食滞胃脘证

食滞胃脘证是指饮食停滞胃脘，以胃脘胀满疼痛、拒按、嗳腐吞酸、泻下臭秽及气滞症状为主要表现的证。

【临床表现】胃脘胀满疼痛、拒按，厌恶食物，嗳腐吞酸，或呕吐酸馊食物，吐后胀痛得减，或腹胀腹痛，泻下不爽，肠鸣，矢气臭如败卵，大便酸腐臭秽，舌苔厚腻，脉滑。

【证候分析】食积胃脘，胃失和降，气机不畅，故胃脘胀满疼痛、拒按；食积于内，腐熟不及，故厌恶食物；胃失和降，胃气上逆，胃气夹积食、浊气上逆，则嗳腐吞酸，或呕吐酸馊食物；吐后胃气暂得通畅，故胀痛得减；若积食下移肠道，阻塞气机，则腹胀腹痛、泻下不爽、肠鸣、矢气多而臭如败卵；腐败食物下注，则泻下之物酸腐臭秽；胃中腐浊之气上蒸，则舌苔厚腻；脉滑，为食积之象。

【辨证要点】以胃脘胀满疼痛、嗳腐吞酸，或呕吐酸馊食物，或泻下酸腐臭秽与气滞症状并见为辨证要点。

四、肝与胆病辨证

肝位于右胁，胆附于肝，肝胆互为表里。肝开窍于目，在体合筋，其华在爪。足厥阴肝经绕阴器，循少腹，布胁肋，络胆，系目，交巅顶。肝主疏泄，调畅气机，促进脾胃运化，疏泄胆汁，调节情志，有助于女子调经、男子排精；肝主藏血，具有贮藏血液和调节血量的功能。胆能贮藏和排泄胆汁，并主决断。

肝病的主要病理为疏泄与藏血功能失常，常见症状有胸胁、少腹胀痛或窜痛，情志抑郁或易怒，头晕胀痛，肢体震颤，手足抽搐，以及目部症状，月经不调，阴部症状等。胆病的主要病理为贮藏和排泄胆汁功能失常，常见症状有胆怯易惊、惊悸不宁、口苦、黄疸等。

肝病常见证型可有虚、实和虚实夹杂之分。实证多见肝郁气滞证、肝火炽盛证、肝经湿热证、寒滞肝脉证；虚证多见肝血虚证、肝阴虚证；虚实夹杂证多见肝阳上亢证、肝风内动证。胆病的常见证型有胆郁痰扰证。

(一)肝血虚证

肝血虚证是指肝血不足，机体失养，以眩晕、视力减退、肢体麻木及血虚症状为主要表现的证。

【临床表现】头晕目眩，视力减退，或夜盲，爪甲不荣，肢体麻木，失眠多梦，妇女月经量少、色淡，甚则闭经，面唇淡白，舌淡，脉细。

【证候分析】肝血不足，头目失养，故头晕目眩，视力减退或夜盲；爪甲失养，则干枯脆薄；筋脉失养，则肢体麻木；肝血不足，神魂不安，故失眠多梦；肝血不足，不能充盈冲任之脉，所以月经量少，色淡，甚则闭经；血虚不能上荣于面、唇、舌，则见面、唇、舌淡白；血虚不能充盈脉道，则脉细。

【辨证要点】以眩晕、视力减退、肢体麻木与血虚症状并见为辨证要点。

（二）肝阴虚证

肝阴虚证是指肝阴不足，虚热内生，以眩晕、目涩、胁痛及虚热症状为主要表现的证。

【临床表现】头晕眼花，两目干涩，视物不清，胁肋隐隐灼痛，口燥咽干，五心烦热，两颧潮红，潮热盗汗，舌红少苔，脉弦细数。

【证候分析】肝阴不足，头目失养，故头晕眼花、两目干涩、视物不清；阴虚内热，则肝络失养，虚火内灼，故胁肋隐隐灼痛；阴津亏虚，口咽失润，故口燥咽干；阴虚不能制阳，虚热内蒸，故五心烦热、午后潮热；阴虚内热，虚热内蒸，迫津外泄，故见盗汗；虚火上炎，故两颧潮红；舌红少苔，脉弦细数，为肝阴不足，虚热内生之象。

【辨证要点】以眩晕、目涩、胁肋隐痛与阴虚症状并见为辨证要点。

（三）肝郁气滞证

肝郁气滞证是指肝失疏泄，气机郁滞，以情志抑郁，胸胁、少腹胀痛及气滞症状为主要表现的证。

【临床表现】胸胁、少腹胀满疼痛，走窜不定，情志抑郁，善太息，妇女可见乳房胀痛、月经不调、痛经、闭经，苔薄白，脉弦。

【证候分析】肝失疏泄，经气不利，故胸胁、少腹胀满疼痛；肝气不疏，情志失调，则情志抑郁，善太息；肝失疏泄，气血失和，冲任失调，故月经不调、痛经或闭经；肝气失疏，脉气紧张，故见弦脉。肝主疏泄，调畅气机，有助于水和血的运行。

【辨证要点】以情志抑郁，胸胁、少腹胀痛，脉弦与气滞症状并见为辨证要点。

（四）肝火炽盛证

肝火炽盛证是指火热炽盛，内扰于肝，气火上逆，以头痛、胁痛、烦躁、耳鸣及实热症状为主要表现的证。

【临床表现】头目胀痛，眩晕，面红目赤，口苦口干，急躁易怒，失眠多梦，耳鸣耳聋，或耳痛流脓，或胁肋灼痛，或吐血、衄血，大便秘结，小便短黄，舌红苔黄，脉弦数。

【证候分析】肝火炽盛，气火循经上逆于头面，故头目胀痛、眩晕、面红目赤、口苦口干；肝火内灼，故胁肋灼痛；火热内扰，神魂不安，则急躁易怒、失眠多梦；肝胆气火上冲于耳，故见耳鸣耳聋，甚则耳痛流脓；火热炽盛，迫血妄行，则见吐血、衄血；火热灼津，故小便短黄、大便秘结。舌红苔黄，脉弦数，为肝火炽盛之征。

【辨证要点】以头目胀痛、胁痛、烦躁、耳鸣等与实热症状并见为辨证要点。

（五）肝阳上亢证

肝阳上亢证是指肝肾阴亏，阴不制阳，阳亢于上，以眩晕耳鸣、头目胀痛，头重脚轻、腰膝酸软等上盛下虚症状为主要表现的证。

【临床表现】眩晕耳鸣，头目胀痛，面红目赤，急躁易怒，失眠多梦，腰膝酸软，头重脚轻，舌红少津，脉弦或弦细数。

【证候分析】肝阳上亢，气血上冲，故头目胀痛，眩晕耳鸣，面红目赤；肝肾亏虚，肝阳亢盛，肝失柔和，故急躁易怒；阳热内扰，神魂不安，故失眠多梦；肝肾阴亏，腰膝失养，则腰膝酸软；肝肾阴亏于下，肝阳亢逆于上，上盛下虚，故头重脚轻；舌红少津，脉弦或弦细数，为肝肾阴亏，肝阳上亢之象。

【辨证要点】以头目胀痛、眩晕耳鸣、急躁易怒，头重脚轻、腰膝酸软等上盛下虚症状并见为辨证要点。

（六）肝风内动证

肝风内动证是指因阳亢、火热、阴虚、血亏等所致，出现以眩晕、麻木、抽搐、震颤等以“动摇”症状为主要表现的一类证。肝风内动证属内风证。根据病因病机、临床表现的不同，临床常见的有肝阳化风、热极生风、阴虚动风、血虚生风四证。

(1)肝阳化风证：阴虚阳亢，肝阳升发无制，引动肝风，以眩晕头痛、肢麻震颤、歪僻不遂为主要表现的证。

【临床表现】眩晕欲仆，头摇而痛，言语謇涩，手足震颤，肢体麻木，步履不正；或猝然昏倒，不省人事，口眼歪斜，半身不遂，喉中痰鸣，舌红苔腻，脉弦。

【证候分析】阴虚阳亢，肝阳亢逆化风，气血随风阳上逆，故眩晕欲仆、头摇而痛、步履不正；肝肾阴亏，筋脉失养而挛急，故肢体麻木、手足震颤；肝风夹痰，阻滞络脉，经气不利，则口眼歪斜、半身不遂、舌强语謇；风阳暴升，气血逆乱，肝风夹痰，上蒙清窍，则突然昏倒、喉中痰鸣、舌强不语。舌红苔腻，脉弦有力，为肝风夹痰之征。

【辨证要点】以眩晕欲仆、肢麻震颤、口眼歪斜、半身不遂为辨证要点。

(2)热极生风证：邪热亢盛，燔灼筋脉，引动肝风，以高热、神昏、抽搐与实热症状为主要表现的证。

【临床表现】高热神昏，躁动谵语，颈项强直，四肢抽搐，角弓反张，牙关紧闭，舌质红绛，苔黄燥，脉弦数。

【证候分析】阳热炽盛，蒸腾内外，故高热不退；热扰神明，心神不安，故躁动不安；热入心包，热闭神志，则神昏谵语：邪热内炽，燔灼肝经，筋脉挛急，故现抽搐项强、角弓反张等风动症状；舌质红绛，苔黄燥，脉弦数，为肝经热盛之象。

【辨证要点】以高热、神昏、抽搐与实热症状并见为辨证要点。

(3)阴虚动风证：肝阴亏虚，筋脉失养，虚风内动，以手足震颤或蠕动及虚热症状为主要表现的证。

【临床表现】手足震颤或蠕动，眩晕耳鸣，两目干涩，视物模糊，五心烦热，潮热盗汗，舌红少苔，脉弦细数。

【证候分析】肝阴亏虚，筋脉失养，虚风内动而拘挛，故见手足颤动或蠕动；阴虚头目失养，故眩晕耳鸣、两目干涩、视物模糊；阴虚则生内热，故见潮热盗汗、五心烦热。舌红少苔，脉弦细数，属肝阴不足，虚热内生之征。

【辨证要点】以手足震颤或蠕动与阴虚症状并见为辨证要点。

(4)血虚生风证：血液亏虚，筋脉失养，虚风内动，以手足颤动、肢体麻木及血虚症状为主要表现的证。

【临床表现】手足震颤，头晕眼花，夜盲，失眠多梦，肢体麻木，肌肉颤动，皮肤瘙痒，爪甲不荣，面唇淡白，舌淡苔白，脉细或弱。

【证候分析】血虚不能养筋，筋脉挛急，故见手足震颤，肌肉颤动；肝血亏少，头目失养，故见头晕眼花、夜盲；肝血不足，则神魂不安，故失眠多梦；肝血亏少，筋脉、爪甲、面唇失养，故肢体麻木，爪甲不荣，面唇淡白；舌淡白，脉细，为血虚之象。

【辨证要点】以手足颤动、肢体麻木与血虚症状并见为辨证要点。

(七)胆郁痰扰证

胆郁痰扰证是指痰热内扰，胆气不宁，以胆怯易惊、心烦失眠及痰热症状为主要表现的证。

【临床表现】惊悸失眠，胆怯易惊，烦躁不安，处事犹豫不决，口苦呕恶，胸胁闷胀，眩晕耳鸣，舌红苔黄腻，脉弦数。

【证候分析】痰热内扰，胆气不宁，失于决断，故惊悸失眠、胆怯易惊、烦躁不安、处事犹豫不决；胆热犯胃，气逆于上，则口苦呕恶；胆失疏泄，气机不利，则胸胁闷胀；痰阻清阳，火扰清窍，故眩晕耳鸣；舌红苔黄腻，脉弦数，为痰热内盛之征。

【辨证要点】以惊悸失眠、胆怯易惊与痰热症状并见为辨证要点。

五、肾与膀胱病辨证

肾位于人体腰部，左右各一，其经脉与膀胱相互络属，故两者互为表里。肾藏精，为先天之本，主生长发育和生殖，主水，主纳气，主骨生髓充脑，在体为骨，开窍于耳及二阴，其华在发。膀胱者，州都之官，具有贮尿、排尿的功能。

肾为水火之宅，藏元阴元阳，为人体生长发育之根，脏腑功能活动之本，一有不足，则诸脏皆病，故肾多虚证。膀胱病多为贮尿排尿之功能失常，多见实证。

肾的病变主要反映在生长发育、生殖功能、水液代谢的异常方面，临床上常见症状有腰膝酸软而痛，耳鸣耳聋，发白早脱，齿牙动摇，阳痿遗精，男子精少不育，女子经少、经闭不孕，以及水肿、呼多吸少、二便异常等。膀胱的病变主要反映为排尿异常及尿液的改变，临床上常见尿频、尿急、尿痛、尿闭，以及遗尿、小便失禁等症。

肾病常见证候有肾阳虚证、肾阴虚证、肾精不足证、肾虚水泛证、肾气不固证、肾不纳气证。膀胱病常见证候有膀胱湿热证。

（一）肾阳虚证

肾阳虚证是指肾阳虚衰，温煦失职，气化失司，虚寒内生所表现的一类证候。多由素体阳虚，或年高肾亏，或久病伤肾，以及房劳过度等因素引起。

【临床表现】腰膝酸软而痛，畏寒肢冷，尤以下肢为甚，精神萎靡，面色白或黧黑，舌淡胖苔白滑，脉沉细无力。或男子阳痿、早泄、滑精，女子宫寒不孕；或久泻不止，完谷不化，五更泄泻；或小便频数清长，夜尿频多。

【证候分析】腰为肾之腑，肾主骨，肾阳虚衰，腰膝失于温养，则腰膝酸软疼痛；不能温煦肌肤，故畏寒肢冷。阳虚，阴寒盛于下，故下肢尤甚。阳虚不能温养脏腑，脏腑功能减退，气血生化不足，神失所养，故精神萎靡，面色㿠白。肾阳极虚，阴寒内盛，则肾脏本色外露，则见面色黧黑。舌淡胖苔白滑，脉沉细无力，均为阳虚阴寒内盛之象。肾主生殖，肾阳虚，命门火衰，生殖功能减退，故男子阳痿、早泄、滑精，女子宫寒不孕。肾阳虚，火不暖土，脾失健运，故久泻不止，完谷不化或五更泄泻。肾阳不足，气化失司，肾气不固则小便频数清长，夜尿频多。

【辨证要点】以腰膝酸软冷痛、生殖功能下降、夜尿频多伴虚寒见症为辨证要点。

（二）肾阴虚证

肾阴虚证，是指肾阴不足，失于濡养，阴不制阳，虚热内生所表现的证候。本证多由久病伤肾，或禀赋不足，或房事太过，或过服温燥，耗伤肾阴所致。

【临床表现】腰膝酸痛，眩晕耳鸣，失眠多梦，男子遗精、早泄，女子经少经闭，或崩漏，口干咽燥，五心烦热，潮热盗汗，或形体消瘦，骨蒸发热，两颧潮红，溲黄便干，舌红少津，脉细数。

【证候分析】肾阴不足，髓海亏虚，骨骼失养，故腰膝酸痛、眩晕耳鸣；肾水亏虚，水火失济则心火偏亢，上扰心神，而见失眠多梦；阴虚相火妄动，扰动精室，故遗精、早泄；月经物质基础为血液，阴亏则经血来源不足，所以经量减少，甚至闭经；阴虚则阳亢，虚热迫血可致崩漏；肾阴亏虚，虚热内生，故见五心烦热、潮热盗汗，或形体消瘦，骨蒸发热，两颧潮红。溲黄便干，舌红少津，脉细数为阴虚内热之象。

【辨证要点】以腰膝酸痛、眩晕耳鸣、男子遗精、女子经少或闭经并见阴虚内热之象为辨证要点。

（三）肾精不足证

肾精不足证，是指肾精亏损，导致以生长发育迟缓、生殖功能低下、早衰为主要表现的证候。多因先天禀赋不足，或后天失养，或房劳过度，或久病伤肾所致。

【临床表现】男子精少不育，女子经闭不孕，性功能减退。小儿发育迟缓，身材矮小，智力低下，动作迟钝，囟门迟闭，骨骼痿软。成人早衰，发脱齿摇，耳鸣耳聋，健忘恍惚，足痿无力，舌淡，脉细弱。

【证候分析】肾主生殖，肾精不足，则生殖功能低下，男子精少不育，女子经闭不孕。肾为先天之本，精不足则无以化气生血，充肌长骨，故小儿发育迟缓，身材矮小，囟门迟闭，骨骼痿软；精亏无以充髓实脑，致智力低下，动作迟钝。肾之华在发，精不足，则发不长、易脱发；齿为骨之余，失精气之充养，故齿牙动摇，耳为肾窍，脑为髓海，精少髓亏，脑窍空虚，故见耳鸣耳聋、健忘恍惚。精损则筋骨失养，故足痿无力。舌淡，脉细弱，为肾精不足之象。

【辨证要点】以生长发育迟缓，生殖功能减退以及成人早衰为辨证要点。

（四）肾气不固证

肾气不固证，是指肾气亏虚，固摄无权所表现的证候。多因年高肾气亏虚，或先天禀赋不足，肾气不充，或房事过度，或久病伤肾所致。

【临床表现】腰膝酸软，神疲乏力，耳鸣，小便频数而清，或夜尿频多，或尿后余沥不尽，或遗尿，或小便失禁。男子滑精早泄，女子月经淋漓不尽，或白带清稀量多，或胎动易滑，舌淡苔白，脉弱。

【证候分析】肾气亏虚，腰膝、耳窍失养，故腰膝酸软、耳鸣。肾气虚，固摄失职，膀胱失约，故小便频数而清长，或夜尿频多，甚则遗尿失禁；排尿功能无力，尿液不能全部排出，故尿后余沥不尽；肾气不足，封藏失职，则精关不固，精易外泄，故男子可见滑精、早泄，女子带脉失约，则见带下清稀量多。肾气虚冲任失约，故月经淋漓不尽；肾虚胎元不固，每易造成滑胎。舌淡苔白，脉弱，为肾气虚衰之象。

【辨证要点】以腰膝酸软、小便、精液、经带、胎气不固与肾气虚症状并见为辨证要点。

（五）膀胱湿热证

膀胱湿热证，是湿热蕴结膀胱所表现的证候。多由感受湿热，或饮食不节，湿热内生，下注膀胱所致。

【临床表现】小便频数而急迫，小腹胀痛，排尿艰涩，尿道灼痛，尿黄赤混浊或尿血，或有砂石，可伴见发热、腰酸胀痛，舌红苔黄腻，脉滑数。

【证候分析】湿热蕴结膀胱，气化不利，热迫尿道，故小便频数而急迫，排尿艰涩，尿道灼痛。湿热内蕴，膀胱气化失司，故尿液黄赤混浊，小腹痛胀迫急。湿热伤及阴络则尿血。湿热久郁不解，煎熬尿中杂质而成砂石。湿蕴郁蒸，热淫肌表，可见发热，波及小腹、腰部，经气受阻，则见小腹、腰部胀痛。舌红苔黄腻，脉滑数为湿热内蕴之象。

【辨证要点】以小便频数、急、灼痛，尿黄，伴湿热症状为辨证要点。

六、脏腑兼病辨证

人体的脏与脏、脏与腑、腑与腑之间是一个密切联系的整体，在生理上既分工又合作，共同完成各种生理功能，以维持生命活动的正常运行；在发生病变时，它们之间又相互影响，或脏病及脏，或脏病及腑，或腑病及脏，或腑病及腑。凡两个或两个以上脏腑相继或同时发病者，称为脏腑兼病。

脏腑兼病，并不等于两个或两个以上脏腑证候的简单相加，而是在病理上存在着一定的内在联系和相互影响的规律，在临床辨证时，应当注意辨析发病脏腑之间有无先后、主次、因果、生克等关系，只有这样才能准确把握病机，做出恰当的辨证论治。

（一）心肾不交证

心肾不交证，是指心肾水火既济失调所表现的证候。多由思虑过度，或情志抑郁，五志化火，耗伤心肾之阴，或虚劳久病、房事不节等致肾阴亏耗，阴虚阳亢，上扰心神所致。

【临床表现】心烦不寐，心悸多梦，健忘，头晕耳鸣，腰酸遗精，五心烦热，咽干口燥，或伴见腰部下肢酸困发冷，舌红少苔，脉细数。

【证候分析】心火下降于肾，以温肾水；肾水上济于心，以制心火，心肾相交，则水火既济。若肾阴不足，心阴失济，则心阳偏亢，或心火独炽，下伤肾水，致肾阴亏于下，火炽于上，水火不济，心火上扰心神，故心烦不寐、心悸多梦；肾阴亏虚，骨髓不充，脑髓失养，则头晕耳鸣、健忘。腰者肾之腑也，膝乃筋之腑，肾阴虚时腰膝失养，则腰膝酸软；阴虚阳亢，扰动精室，故遗精。五心烦热，咽干口燥，舌红少苔，脉细数，为阴虚火旺之征。心火亢于上，火不归元，肾水失于温煦而下凝，则腰足酸困发冷。

【辨证要点】以心悸失眠，腰膝酸软伴见阴虚症状为辨证要点。

（二）心肾阳虚证

心肾阳虚证，是指心肾两脏阳气虚衰，阴寒内盛所表现的证候。多由心阳虚衰，病久及肾，或因肾阳亏虚，气化失职，水气上犯凌心所致。

【临床表现】畏寒肢冷，心悸怔忡，小便不利，肢体浮肿，神疲乏力，或唇甲青紫，舌淡暗或青紫，苔白滑，脉沉微细。

【证候分析】肾阳为一身阳气之根本，能化气胜水，心阳为气血运行、津液流注的动力，故心肾阳虚常表现为阴寒内盛、全身功能极度降低、血行瘀滞、水气内停等病变。阳气衰微，心失濡养，故心悸怔忡；不能温煦肌肤，则畏寒肢冷；肾阳虚，膀胱气化失司，则见小便不利；水液停聚，泛溢肌肤，故肢体浮肿。阳虚运血无力，血行瘀滞，可见口唇爪甲青紫。舌淡暗或青紫，苔白滑，脉沉微细，为心肾阳气衰微，阴寒内盛，血行瘀滞，水气内盛之征。

【辨证要点】以心悸怔忡、肢体浮肿、尿少，伴见虚寒症状为辨证要点。

（三）心肺气虚证

心肺气虚证，是指心肺两脏气虚所表现的证候。多由久病咳喘，耗伤肺之气，累及于心或禀赋不足、年高体弱等因素引起。

【临床表现】心悸咳喘，胸闷气短，动则尤甚，痰液清稀，头晕神疲，自汗声怯，面色淡白，舌淡苔白，脉沉弱或结代。

【证候分析】肺主呼吸，心主血脉，赖宗气的推动作用以协调两脏的功能。肺气虚，宗气生成不足，可使心气亦虚。反之，心气先虚，宗气耗散，亦能致肺气不足。心气不足，鼓动无力，则见心悸。肺气虚弱，肃降无权，气机上逆，为咳喘。气虚则气短乏力，动则耗气，故喘息亦甚。肺气虚，呼吸功能减弱，则胸闷不舒；不能输布津液，水液停聚为痰，故痰液清稀。气虚全身功能活动减弱，血行无力，肌肤脑髓供养不足，则面色淡白、头晕神疲；肺气虚，卫外不固则自汗；宗气不足故声怯。气虚则血弱，不能上荣舌体，见舌淡苔白。血脉气血运行无力或心脉之气不续，则脉见沉弱或结代。

【辨证要点】以咳喘、心悸伴见气虚症状为辨证要点。

（四）心脾两虚证

心脾两虚证，是指心血不足，脾气虚弱所表现的证候。多由病久失调，或思虑过度，或饮食不节，损伤脾胃，或慢性出血而致。

【临床表现】心悸怔忡，失眠多梦，眩晕健忘，食欲不振，腹胀便溏，神倦乏力，面色萎黄，或皮下出血，妇女月经量少色淡，或淋漓不尽，舌质淡嫩，脉细弱。

【证候分析】脾为后天之本，气血生化之源，又具统血功能。脾气虚弱，生血不足，或统摄无权，血溢脉外，均可导致心血亏虚。血为气之母，血充则气足，血虚则气弱。心血不足，无以化气，则脾气亦虚。故两者在病理上常可相互影响，成为心脾两虚证。心血不足，心失所养，则心悸怔忡；心神不宁，故失眠多梦，头目失养，则眩晕健忘；肌肤失荣，故面色萎黄无华。脾气虚运化失职，故食欲不振、腹胀便溏；气虚功能活动减退，故神倦乏力；脾虚不能统摄血液，可见皮下出血，妇女经量减少、色淡质稀，或淋漓不尽。舌质淡嫩，脉细弱，为气血不足之征。

【辨证要点】以心悸失眠、腹胀便溏、神疲食少、慢性出血伴见气血亏虚症状为辨证要点。

（五）心肝血虚证

心肝血虚证，是指心肝两脏血液亏虚所表现的证候。多由思虑过度暗耗阴血，或久病亏损，或失血过多，或脾虚化源不足所致。

【临床表现】心悸失眠，健忘多梦，头晕目眩，面白无华，两目干涩，视物模糊，爪甲不荣，或肢体麻木，震颤拘挛，或妇女月经量少，色淡，甚则经闭。舌淡苔白，脉细。

【证候分析】心主血，肝藏血，若心血不足，则肝无所藏，肝血不足，则心血不能充盈，因而形成心肝血虚证。心血虚，心失所养，则心悸失眠、健忘多梦；血虚头面失养，则头晕目眩、面白无华；肝血不足，目失滋养，可致两目干涩、视物模糊；筋脉爪甲失血濡养，可见爪甲不荣、肢体麻木、震颤拘挛；妇女以血为本，肝血不足，月经来源匮乏，则经量减少、色淡质稀，甚至经闭。舌淡苔白，脉细为血虚之征。

【辨证要点】以心悸失眠、健忘多梦、头晕目眩、肢麻，伴见血虚症状为辨证要点。

（六）肝火犯肺证

肝火犯肺证，是指肝经气火上逆犯肺所表现的证候。多由郁怒伤肝，气郁化火或肝经热邪上逆犯肺所致。

【临床表现】胸胁灼痛，急躁易怒，头胀头晕，面红目赤，烦热口苦，咳嗽阵作，痰黏量少色黄，甚则咳血，舌红苔薄黄，脉弦数。

【证候分析】肝性升发，肺主肃降，升降相配，则气机调节平衡。若肝气升发太过，气火上逆，循经犯肺，即成肝火犯肺证。肝经气火内郁，热壅气滞，则胸胁灼痛。肝性失柔，故急躁易怒；肝火上炎，可见头胀头晕。气火内郁，则胸中烦热；热蒸胆气上溢，故觉口苦；肝经气火循经犯肺，肺失清肃，气机上逆，则咳嗽阵作；津为火灼，炼液为痰，故痰黏量少色黄；火灼肺络，络伤血溢，则为咳血。舌红苔薄黄，脉弦数，为肝经实火内炽之征。

【辨证要点】以胸胁灼痛、急躁易怒、咳痰黄或咳血，伴见实火内炽之象为辨证要点。

（七）肝脾不调证

肝脾不调证，是指肝失疏泄，脾失健运所表现的证候。多由情志不遂，郁怒伤肝，肝木乘脾或饮食不节，劳倦伤脾，脾失健运而反侮于肝所致。

【临床表现】胸胁胀满窜痛，善太息，情志抑郁或急躁易怒，纳呆腹胀，便溏不爽，肠鸣矢气，或腹痛欲泻，泻后痛减，舌苔白，脉弦。

【证候分析】肝主疏泄，有助于脾的运化功能，脾主健运，有助肝气的疏泄，故在发生病变时，可相互影响，形成肝脾不调证。肝失疏泄，经气郁滞，故胸胁胀满窜痛，太息则气郁得达，胀闷得舒，故善太息；气机郁结不畅，故精神抑郁；若气郁化火，则急躁易怒；肝气横逆犯脾，脾运失健，气机郁滞，故纳呆腹胀；气滞湿阻，则便溏不爽，肠鸣矢气；腹中气滞则腹痛，排便后气滞得畅，故泻后疼痛得以缓解。舌苔白，脉弦为肝脾不和之征。

【辨证要点】以胸胁胀满窜痛，腹胀便溏，情志抑郁为辨证要点。

（八）肝胃不和证

肝胃不和证，是指肝失疏泄，胃失和降所表现的证候。多由情志不遂，肝气郁结，横逆犯胃所致。

【临床表现】胸胁胃脘胀满疼痛，嗳气呃逆，嘈杂吞酸，情志抑郁，善太息，或烦躁易怒，纳食减少，舌淡红，苔薄白或微黄，脉弦或带数。

【证候分析】肝主疏泄，胃主受纳，肝气条达促进胃气和降。当肝气或胃气失调，常可演变为肝胃不和证。肝气郁滞，疏泄失职，横逆犯胃，胃失和降，则胸胁胃脘胀满疼痛；胃失和降，气机上逆，故嗳气呃逆；肝胃气火内郁，可见嘈杂吞酸；若气郁化火，则烦躁易怒。舌淡红，苔薄白或微黄，脉弦或带数，为气郁化火之象。

【辨证要点】以胁肋胃脘胀痛，嗳气呃逆，吞酸嘈杂，情志抑郁为辨证要点。

（九）肝肾阴虚证

肝肾阴虚证，是指肝肾两脏阴液亏虚，阴不制阳，虚热内生所表现的证候。多由久病失调，房事不节，情志内伤等引起。

【临床表现】腰膝酸软，耳鸣健忘，头晕目眩，失眠多梦，咽干口燥，胁痛，五心烦热，颧红盗汗，男子遗精，女子经少，舌红少苔，脉细数。

【证候分析】肝肾阴液相互资生，肝阴充足，则下藏于肾，肾阴旺盛，则上滋肝木，故有"肝肾同源"之说。在病理上，两者往往相互影响，表现为盛则同盛，衰则同衰，形成肝肾阴虚证。肾阴亏虚，腰膝失养，则腰膝酸软；肾虚耳窍失养，则耳鸣；肾阴不足，水不涵木，肝阳上亢，则头晕目眩；阴不制阳，虚热内扰心神，故失眠多梦；津不上润，则口燥咽干；肝阴不足，肝脉失养，致胁部隐隐作痛；阴虚生内热，热蒸于里，故五心烦热；火炎于上，则两颧发红；内迫营阴，使夜间盗汗；扰动精室，故多见梦遗。冲任隶属肝肾，肝肾阴伤，则冲任空虚，而经量减少。舌红少苔，脉细数，为阴虚内热之征。

【辨证要点】以腰膝酸软、眩晕耳鸣、胁痛伴见阴虚内热证为辨证要点。

（十）脾肾阳虚证

脾肾阳虚证，是指脾肾两脏阳气亏虚所表现的证候。多由久病、久泻或水邪久停，导致脾肾两脏阳虚而成。

【临床表现】腰膝或下腹冷痛，畏寒肢冷，面色白，久泻久痢，或五更泄泻，下利清谷，或小便不利，面浮肢肿，甚则腹胀如鼓。舌淡胖，苔白滑，脉沉迟无力。

【证候分析】肾为先天之本，脾为后天之本，在生理上脾肾阳气相互资生、相互促进，脾主运化，布精微，化水湿，有赖肾阳之温煦；肾主水，为五脏阴阳的根本，须靠脾阳的协助和脾精的供养，若肾阳不足，不能温养脾阳，则脾阳亦不足或脾阳久虚，日渐损及肾阳，则肾阳亦不足，无论脾阳虚衰或肾阳不足，在一定条件下，均能发展为脾肾阳虚证。脾阳虚不能运化水谷，气血生化不足，故面色白。阳虚无以温煦形体，故畏寒肢冷。阳虚阴寒内盛，经脉凝滞，故少腹腰膝冷痛。脾肾阳虚，水谷不得腐熟运化，故久泻久痢，下利清谷，五更泄泻。阳虚无以运化水湿，溢于肌肤，则面浮肢肿；停于腹内则腹胀如鼓；水湿内聚，气化不行，则小便不利。舌淡胖，苔白滑，脉沉迟无力属阳虚水寒内停之象。

【辨证要点】以腰膝、下腹冷痛、久泻久痢、全身水肿，伴见虚寒之象为辨证要点。

（十一）脾肺气虚证

脾肺气虚证，是指脾肺两脏气虚所表现的虚弱证候。多由久病咳喘，肺虚及脾所致，或因饮食劳倦伤脾，脾虚及肺所致。

【临床表现】食欲不振，腹胀便溏，久咳不止，气短而喘，痰多稀白，声低懒言，倦怠乏力，面白无华，甚则面浮肢肿。舌淡苔白滑，脉细弱。

【证候分析】脾为生气之源，肺为主气之枢。久咳肺虚，肺失宣降，气不布津，水聚湿生，脾气受困，故脾因之失健。或饮食不节，损伤脾气，湿浊内生，脾不散精，肺亦因之虚损。久咳不止，肺气受损，故咳嗽气短而喘；气虚水津不布，聚湿生痰，则痰多稀白。脾运失健，则食欲不振，腹胀不舒；湿浊下注，故便溏。声低懒言，疲倦乏力，为气虚之象。肌肤失养，则面白无华，水湿泛滥，可致面浮肢肿。舌淡苔白，脉细弱，为气虚之征。

【辨证要点】以纳少、腹胀便溏、咳喘伴见气虚症状为辨证要点。

（十二）肺肾阴虚证

肺肾阴虚证，是指肺肾两脏阴液不足所表现的证候。多由久咳肺阴受损，肺虚及肾或肾阴亏虚，肾虚及肺所致。

【临床表现】咳嗽痰少，或痰中带血甚至咳血，口燥咽干，声音嘶哑，形体消瘦，腰膝酸软，颧红盗汗，骨蒸潮热，男子遗精，女子月经不调，舌红少苔，脉细数。

【证候分析】肺肾阴液互相滋养，肺津敷布以滋肾，肾精上滋以养肺，称为“金水相生”，在病理变化上，无论病起何脏，其发展均可形成肺肾阴虚证。阴虚肺燥，清肃失职，故咳嗽痰少；热灼肺络，络损血溢，故痰中带血甚至咳血；津不上承，则口干咽燥。喉为肺系，肾脉循喉，肺肾阴亏喉失滋养兼虚火熏灼会厌，则声音嘶哑；肌肉失养，则形体日渐消瘦；虚火上浮则颧红，虚热迫津外泄则盗汗，阴虚生内热，故骨蒸潮热；腰为肾之腑，肾阴亏虚，失其濡养，则腰膝酸软。热扰精室，肾失封藏，则遗精；肾水不足，阴血亏虚则致经少；火灼阴络受伤则见崩中，皆为月经不调。舌红少苔，脉细数为阴虚内热之象。

【辨证要点】本证以干咳少痰、腰膝酸软、遗精，伴见阴虚证为辨证要点。

第三节　气血津液辨证

案例导入

骆某，男，5 岁。病人汗多 1 年，平素体质较差，经常感冒，现白天静止时经常出汗，活动后愈甚，饮食欠佳，偶有腹痛，大便不成形，舌淡苔薄，脉细。

讨论：

1. 请问该病人该辨为何证？

2. 该病人日常应如何调摄？

气血津液辨证是运用气血津液的理论分析气、血、津液的病变，辨别其反映的不同证候的一种辨证方法。

由于气、血、津液是脏腑功能活动的物质基础，生理上，气、血、津液的生成、运行有赖于脏腑的功能活动，在病理上，脏腑发生病变可影响气、血、津液的变化，而气、血、津液的变化，也会影响脏腑的功能活动。所以，气、血、津液在生理上、病理上均与脏腑密切相关，因此学习气血津液辨证应与脏腑辨证中各脏腑功能失调所致的气血津液盈亏的相关内容互相参照。

一、气病辨证

气病以气的功能减退、气机失调为基本病机，气病辨证临床常见证型主要包括气虚证、气陷证、气不固证、气脱证、气滞证、气逆证、气闭证等。

（一）气虚证

气虚证指机体元气不足导致气的功能活动减退所致的虚弱证候。

【临床表现】神疲乏力，少气懒言，声音低微，气短，或头晕目眩，自汗，易感冒，动则诸症加重，舌质淡嫩，脉虚无力。

【证候分析】元气亏虚，脏腑功能减退，故神疲乏力、少气懒言、声低、气短；气虚清阳不升，不能上荣头目，故头晕目眩；卫气虚弱，不能固护肌肤则自汗、易感冒；“劳则气耗”，所以活动后诸症加重；气虚无力鼓动血脉，血不上荣则舌质淡嫩，运血无力则脉虚无力。

【辨证要点】以神疲乏力、少气懒言、舌淡脉虚、动则诸症加剧为辨证要点。

（二）气陷证

气陷证指气虚升举无力而下陷，以自觉气坠，或内脏下垂为主要表现的证。

【临床表现】脘腹部坠胀感，久泻久痢，脱肛，子宫脱垂或内脏下垂，常伴气虚证的一般见症。

【证候分析】气虚不能升举，以致腹内脏器下垂、脘腹部坠胀感、久泻久痢、脱肛、子宫脱垂。本证多由气虚发展而来，故多伴有气虚表现。

【辨证要点】以脘腹部坠胀、内脏下垂与气虚症状并见为辨证要点。

（三）气不固证

气不固证指气虚不能固摄精、血、津液等所致的虚弱证候。

【临床表现】自汗不止；或流涎不止；或遗尿，余沥不尽，小便失禁；或大便滑脱失禁；或各种出血、妇女月经过多或崩漏、滑胎，小产；或男子遗精，滑精，早泄；常伴有气虚证的一般见症。

【证候分析】气虚固摄失职，津液外泄，故自汗、流涎不止；气不摄血则可导致妇女月经过多、崩漏及各种慢性出血；气虚不能固摄二便，则可见遗尿、余沥不止、小便失禁，或大便滑脱失禁；气不摄精则见男子遗精、滑精、早泄；气虚胎元不固，可导致妇女滑胎、小产等症。

【辨证要点】以自汗、二便失摄，或出血，津液、精液、胎元等不固与气虚症状并见为辨证要点。

（四）气脱证

气脱证指元气亏虚已极，气欲外脱的危急证候，气脱是在气虚、气陷、气虚不固证基础上发展而来的。

【临床表现】呼吸微弱而不规则，汗出不止，口开目合，全身瘫软，神志昏聩，面色苍白，口唇青紫，二便失禁，舌苔白润，脉微欲绝。

【证候分析】本证多由气虚证、气不固证进一步发展而来，也可以在大汗、大吐、大泻或大失血、出血、中风等情况下，出现“气随津脱”“气随血脱”，或于长期饥饿、极度疲劳、暴邪骤袭等状况下发生。

气息微弱欲绝、汗出不止，为肺气外脱之征；面白、口唇青紫，脉微欲绝、神志昏聩，为心气外越之象；二便失禁为肾气欲脱的表现；全身瘫软、口开、手撒，为脾气外泄之征。

【辨证要点】以呼吸微弱、汗出不止、脉微欲绝与气虚症状并见为辨证要点。

(五)气滞证

气滞证指人体局部或全身气机阻滞，运行不畅所致的证候。

【临床表现】以局部或全身胀满、痞闷、胀痛等自觉症状为主症，且症状时轻时重，部位不固定，随不良情绪诱发加重，脉象多弦，舌象无明显变化。

【证候分析】气机阻滞，不通则痛，故胀满、痞闷、胀痛，且走窜不定，按之无形；随着病变部位不同而分属于不同的脏腑经络，如脘腹胀满疼痛为胃肠气滞，胁肋胀闷疼痛多属肝郁气滞，胸部闷痛以心肺病变居多，四肢关节窜痛多见于经络病等。气从上道而出或气从下道而出，气道通顺，故嗳气、矢气则胀痛缓解。当情志不畅时，肝失疏泄，气机阻滞，气滞症状明显加重。脉弦为气机不利，脉气不舒之象。

【辨证要点】以胀闷、胀痛、窜痛、脉弦为辨证要点。

(六)气逆证

气逆证指人体气机升降失常，应降反升或升发太过所致的证候。

【临床表现】咳嗽，喘息，咳痰；呃逆，嗳气，恶心，呕吐，反胃；头痛眩晕，昏厥，面红目赤，出血，或妇女倒经，妊娠恶阻。

【证候分析】邪气犯肺，肺气上逆，故见咳喘、咳痰；胃气上逆，为呃逆、嗳气、恶心、呕吐；肝气上逆，故头痛眩晕、面红目赤，甚至昏厥、出血；冲任脉气上逆，则见妇女倒经、妊娠恶阻。

【辨证要点】以咳喘、呕呃、头痛眩晕等为辨证要点。

(七)气闭证

气闭证指脏腑及其官窍因气机闭塞不通所致的危急证候。

【临床表现】突发昏厥，喘息窒息，或脏器剧痛，或二便闭塞，舌暗苔厚，脉沉实或涩。

【证候分析】有形实邪，阻塞心窍，蒙蔽神明，故突然昏厥；肺气阻塞，故喘息窒息；砂石、蛔虫、痰浊、瘀血等阻塞脉道、管腔，导致气机闭塞，气血不通，则突发脏器剧痛，或见二便不通；舌暗苔厚、脉沉实或涩为实邪内阻之象。

【辨证要点】以突发神昏晕厥，或脏器剧痛，或二便闭塞为辨证要点。

二、血病辨证

血病辨证是以血的生理功能为依据，分析、判断导致血病的病因、病机及证型的一种辨证方法。血病主要包括血液不足和血行失常两方面的病理变化，有血虚证、血瘀证、血热证、血寒证四种证型。

(一)血虚证

血虚证指血液亏虚，不能濡养脏腑、经络、组织而表现的全身虚弱证候。

【临床表现】面色淡白或萎黄，眼睑、唇甲色淡，头晕眼花，心悸怔忡，失眠多梦，手足发麻，妇女月经量少色淡、延期，甚至闭经，舌淡苔白，脉细无力。

【证候分析】血虚，面、舌、爪甲、头目失其濡养，故面色、眼睑、唇甲色淡，头晕眼花；血虚心失所养，则见心悸怔忡、失眠多梦；血虚筋脉、肌肤失养，则手足麻木、皮肤干涩；血海空虚，冲任失充，故妇女月经量少、色淡、延期，甚至闭经；血虚而脉道失充，故脉细无力。

【辨证要点】以面、唇、睑、舌色淡白，脉细为辨证要点。

(二)血瘀证

血瘀证指瘀血内阻，以疼痛、肿块、出血、瘀血等为主要表现的证。

【临床表现】疼痛如针刺刀割，痛处固定不移，拒按，常在夜间加剧；肿块在腹内者，坚硬按之不移，称为癥积；肿块在体表者，呈青紫包块；面色黧黑，口、唇、爪甲青紫，肌肤甲错，皮下有紫暗斑点，或丝状红缕，腹部青筋突出；出血颜色紫暗或夹有血块，或大便色黑如柏油状，或妇女痛经血色紫暗，或为血崩、漏下。舌质紫暗，或见紫斑、紫点，脉多细涩。

【证候分析】瘀血内停，络脉不通，气机受阻，不通则痛，故疼痛是血瘀证的突出症状。有形瘀血停积于局部，气血不得通达，故刺痛、固定不移、拒按；夜间血行缓慢，瘀阻加重则夜间疼痛增剧；积瘀不散而凝结，则可形成肿块，故外见肿块色青紫，内部肿块触之坚硬不移；瘀血阻塞脉络，血液不能循经运行而溢出脉外，故出血；所出之血停聚未行，则色呈紫暗，或已凝结而为血块；血块又堵塞脉络，成为再次出血的原因，故由瘀血引发的出血，其特点是反复不止，色紫暗或夹有血块；瘀血阻络，血行瘀滞，血色变紫、变黑，则可见面色黧黑，口唇、舌体、指甲青紫色暗等症；瘀久不消，血液亏少，营血不能濡润滋养肌肤，则肌肤甲错；瘀血内阻，冲任不通，则为经闭；丝状红缕，腹部青筋突出。

【辨证要点】以疼痛、肿块、出血，肤色、舌色青紫等为辨证要点。

（三）血热证

血热证指邪热炽盛，侵入血分而迫血妄行所致的血分实热证候。

【临床表现】咳血、吐血、衄血、斑疹、尿血、便血、妇女月经提前、月经量多或崩漏等，且血色鲜红，量多，舌绛，脉滑数；或局部疮疡红、肿、热、痛，舌质红绛，脉象滑数。

【证候分析】热入血分，迫血妄行，故见各种急性出血；热为阳邪，故出血色红，量多，舌绛，脉数；火邪壅阻肌肤，腐败血肉，故见疮疡红、肿、热、痛；若热陷心营，扰乱心神，则见烦躁、谵语，甚至狂乱。

【辨证要点】以出血与实热症状并见为辨证要点。

（四）血寒证

血寒证指寒邪凝滞血脉，血液运行不畅所致的证候。

【临床表现】手足冷痛，肤色紫暗，喜暖畏寒，得温痛减，或少腹疼痛，形寒肢冷，妇女月经后期，经色紫暗，夹有血块，甚至闭经，舌质淡暗或淡紫，苔白，脉沉迟而涩。

【证候分析】因寒为阴邪，寒瘀内阻，阳气不得畅达，则见形寒肢冷、手足或少腹冷痛，肤色紫暗；血得温则行，得寒则凝，故喜暖畏寒、得温痛减；妇女因寒凝胞宫，经血运行不畅，引起经期推迟、经暗有块、闭经；舌质淡暗或淡紫、苔白、脉沉迟而涩，均为寒邪阻滞血脉，气血运行不畅之征。

【辨证要点】以患处冷痛拘急、唇舌紫暗与实寒症状并见为辨证要点。

三、气血同病辨证

气和血在生理上相互依存、相互滋生、相互为用，在病理上，两者常相互影响，或同时发病，或互为因果，从而表现为气血同病。

气血同病常见证候有气滞血瘀证、气虚血瘀证、气血两虚证、气不摄血证和气随血脱证。

（一）气滞血瘀证

气滞血瘀证是指气机郁滞而致血行瘀阻所出现的证候。本证的形成，常由情志不遂，或外邪侵袭，或闪挫外伤，导致气血郁阻而引起。本证有缓急之分，一般来说，由外伤或感受外邪引起者，发病较急；由情志不遂，忧怒内伤所致者，发病较缓。

【临床表现】症状所在部位不一，临床以肝经部位居多。胸胁胀闷，走窜疼痛，性情急躁，胁下痞块，刺痛拒按，妇女可见经闭和痛经，经色紫暗，夹有血块，或伴乳房胀痛等症，舌质紫或有紫斑，脉弦涩。

【证候分析】肝主疏泄，具有条达气机、调节情志的功能，情志不遂，或外邪侵袭，外伤闪挫伤肝脉，导致疏泄失职，肝气郁结而致胸胁胀闷走窜疼痛；肝失条达之性，则性情急躁易怒；肝郁日久不解，脉络失和，血行不畅，终致瘀血内停，渐成胁下痞块；气滞与血瘀为病，互为因果，始由气滞导致血瘀，终因瘀阻而反碍气机，故疼痛愈甚，如针刺刀割，部位不移而拒按；足厥阴肝经经气不舒，见乳房胀痛；瘀血阻滞胞脉，血行不畅，则痛经、经色紫暗夹有血块；经血不畅，继发闭经；舌质紫或有紫斑、脉弦涩，均为气滞血瘀之征。

【辨证要点】以气滞证与血瘀证症状并见为辨证要点。

(二)气虚血瘀证

气虚血瘀证是指气虚运血无力，血行瘀滞所表现的证候。气虚血瘀证的形成，常由病久气虚，或高年脏气日衰，运血无力，渐致血行瘀滞所引起。气虚与血瘀是互为因果的，如气虚运血无力，则血行缓慢而瘀滞；血瘀阻络，必致营血日损，久延不愈，气失所藏，则随之而消散。故气虚血瘀证一般多见于慢性病，尤以老年人发病率高。

【临床表现】面色淡白或晦滞，身倦乏力，少气懒言，胸胁疼痛如刺，痛处固定不移，拒按，舌质淡暗或有紫斑，脉沉涩。

【证候分析】面色淡白、身倦乏力、少气懒言，为气虚之征；气虚运血无力，血行缓慢，终致瘀阻络脉，则面色晦滞；血行瘀阻，不通则痛，故疼痛如刺、拒按不移，临床上以心、肝病变为多见，故疼痛出现在胸胁部位；气虚舌淡，血瘀紫暗，沉脉主里，涩脉主瘀，是为气虚血瘀证的常见舌脉。

【辨证要点】以气虚和血瘀证的症状并见为辨证要点。

(三)气血两虚证

气血两虚证是指气虚与血虚同时存在所表现的证候。气血两虚证的形成，常由久病不愈，气虚不能生血，血虚无以化气所致。

【临床表现】头晕目眩，少气懒言，乏力自汗，面色淡白或萎黄，口唇、眼睑、爪甲颜色淡白，心悸失眠，形体消瘦，舌淡而嫩，脉细弱。

【证候分析】气血不足，脑窍失养，故见头晕目眩；气虚，脏腑功能减退，则见少气懒言、乏力；气虚，卫外不固，则见自汗；气血两虚，不能上荣于面，则见面色淡白或萎黄，口唇、眼睑色淡白，舌淡嫩；血虚，血不养心，神不守舍，则心悸失眠；血虚不能滋养形体、爪甲，故见形体消瘦、爪甲淡白。舌淡、脉细弱为气血两虚之征象。

【辨证要点】以气虚与血虚证并见为辨证要点。

(四)气不摄血证

气不摄血证是指气虚不能统摄血液而见出血的证候。气不摄血证的形成，常由久病气虚，或慢性失血，气随血耗，转而气虚不能摄血所致。

【临床表现】吐血，衄血，便血，尿血，崩漏，皮下瘀斑，月经过多或崩漏，气短，倦怠乏力，面色白而无华，舌淡，脉细弱。

【证候分析】血行脉中而不溢出脉外，全赖气的统摄作用，方能循其常道，而环周不息。若气虚统摄无权则血液离经而外溢，则可形成多种出血症状。血溢于上，则见鼻衄、齿衄；溢于胃肠，则为吐血、便血；血溢于肌肤，则见皮下瘀斑；脾虚统摄无权，冲任不固，渐成月经过多或崩漏；气虚则气短、倦怠乏力；气虚失血，血虚则面白无华。舌淡、脉细弱为气血不足之象。

【辨证要点】以出血证与气虚证并见为辨证要点。

(五)气随血脱证

气随血脱证是指由于大出血而引起的气随之暴脱的证候。气随血脱证的形成，常由肝、胃、肺等脏器有宿疾而脉道突然破裂，或外伤，或由妇女崩中、分娩等引起。

【临床表现】大出血时突然面色苍白，四肢厥冷，大汗淋漓，气息微弱，甚至晕厥，舌淡，脉微细欲绝，或浮大而散。

【证候分析】气血有相互依存的关系，血为气之母，大量出血，气无所附，故气亦随血而外脱。气脱阳亡，不能上荣于面，则面色苍白；不能温煦四肢，则手足厥冷；津随气泄，则大汗淋漓；气脱不能接续，则气息微弱；神随气散，神无所主，则为晕厥；血失气脱，正气大伤，舌体失养，则见舌淡、脉道失充而微细欲绝；若阳气浮越外亡，脉见浮大而散，证情更为险恶。内出血，亦能突然出现气脱阳亡之证，应予特别注意。

【辨证要点】以大量出血，随即出现气脱之证为诊断依据。

四、津液辨证

津液是人体正常水液的总称，有滋养脏腑、润滑关节、充盈骨髓、濡养肌肤等作用。其生成与输布，主要与脾的运化、肺的通调、肾的气化功能有密切关系。津液病变多由肺、脾、肾三脏的功能失调而形成，一般可概括为津液不足和水液停聚两个方面。

（一）津液不足证

津液不足证是指体内津液亏少，脏腑、组织、官窍失去津液滋润、濡养，所表现的相应部位出现干燥现象的病证。多由津液生成不足与丧失过多而致。

【临床表现】口燥咽干，唇燥而裂，皮肤干枯无泽，小便短少而黄，大便干结，舌红少津，脉细数或细小。

【证候分析】机体内及脏腑，外至肌肤，均有赖于津液的濡养。津液亏耗，上不能滋润口咽，则口燥咽干、唇燥而裂；外不能濡养肌肤，则肌肤干燥枯槁；下不能化生小便，濡润大肠，则便干难解、尿少；津液不足，血液的化生亦减少，津血亏虚致生内热，故舌红少津、脉见细数或细小。

热病后津液不足，往往兼见内热，应辨别是余热未尽，还是纯属虚热。若余热未尽，常伴见心烦不寐、口渴溲黄、舌红苔黄、脉数等症；若为虚热，常见潮热、颧红、五心烦热、舌红少津、脉细数等症。两者应有区别。

【辨证要点】以口渴、尿少、便干，口、鼻、唇、舌、皮肤干燥等为辨证要点。

（二）痰证

痰证是指痰浊停聚或流窜脏腑、组织，临床上以痰多、胸闷、呕恶、眩晕、体胖、包块等为主要表现的证。

【临床表现】咳嗽痰多，胸闷，纳呆恶心，呕吐痰涎，头晕目眩，形体肥胖，或神昏而喉间痰鸣，或神志错乱而出现癫、狂、痴、痫，或肢体麻木、半身不遂，或身体某些部位出现包块等，舌苔腻，脉滑。

【证候分析】痰证临床变化多端，所以古人有“诸般怪证皆属于痰”之说。在辨证上除需掌握不同病变部位的特有症状之外，还要找出生痰之因，辨清寒热虚实，才能阐明痰证的本质。痰阻于肺，宣降失常，肺气上逆，则咳嗽、气喘、咯痰；气为痰阻，肺气不利则胸闷不舒；痰滞于胃，胃失和降则脘痞纳呆；胃气上逆则恶心呕吐，痰涎随之升越；由于胃气为痰所遏，清阳不得上升，所以头晕目眩；痰迷于心，心神受蒙，可见神昏，癫证、狂证亦与痰迷心窍有关，但癫证多痰浊，狂证多痰火，病变性质有所不同；喉中痰声，为痰随气逆之故；痰停经络，气血运行不利，可见肢体麻木、半身不遂；痰结皮下肌肉，局部气血不畅，凝结成块，则见包块；痰证舌苔多腻，白腻为痰湿，黄腻为痰火，滑脉为有痰之征。

【辨证要点】以咳吐痰多、胸闷，或呕恶、眩晕、体胖、局部包块、苔腻、脉滑等为辨证要点。

（三）饮证

饮证是指饮邪停聚于腔隙或胃肠，临床上以胸闷脘痞、呕吐清水、咳吐清稀痰涎等为主要表现的证。

【临床表现】咳嗽气喘，胸闷，痰液清稀，色白量多，喉中痰鸣，倚息不得卧，甚至心悸，下肢浮肿，或脘痞腹胀，水声辘辘，泛吐清水，食欲减退；或胸胁胀闷作痛，咳喘引痛，舌苔白滑，脉弦。

【证候分析】本饮证以饮停于肺、胃肠、胸胁的病变为主，其他饮证，可参阅“水肿”和“脏腑辨证”中有关内容。饮停于肺，肺气上逆则咳嗽、气喘、胸闷；饮为阴邪，质地稀薄，故痰液清稀、色白量多；饮阻气道，肺气逆而不降，故喉中痰鸣、倚息不得卧。本证往往反复发作，日久不愈，导致心阳受损，水饮凌心而见心悸；脾胃阳虚，可见下肢浮肿；饮停胃肠，气机不畅，故脘痞腹胀；水在胃肠，胃中有振水音，肠间有辘辘水鸣声；由于水饮内停，腐熟功能失常，胃气逆而向上，故见泛吐清水、食欲减退；饮停胸胁，胸胁为气机升降之道，气道受阻，络脉不利，故胸胁胀闷作痛；饮邪内阻于肺，肺气上逆，可见咳嗽气喘，并有牵引疼痛感；饮为阴邪，故苔见白滑；弦脉主饮，为水饮常见之脉象。

【辨证要点】以胸闷脘痞，呕吐清水或咳吐清稀痰涎，肋间饱满，苔白滑为辨证要点。

(四)水停证

水停证是指体内水液停聚,以肢体浮肿、小便不利,或腹大胀满、舌质淡胖等为主要表现的证。

【临床表现】头面、肢体,甚至全身浮肿,按之凹陷不起,或为腹水而见腹部膨隆、叩之音浊,小便短少不利,周身困重,舌淡胖,苔白滑,脉濡或缓。

【证候分析】水为有形之邪,水液输布失常而泛溢肌肤,故水肿;水液停聚腹腔而为腹水;膀胱气化失司,故见小便不利;水湿困脾,湿渍肢体,则周身困重;舌胖,苔白,脉濡或缓,是水湿内停之征。

本证临床上又有阳水、阴水之分。水肿性质属实者,称为阳水;水肿性质属虚者,称为阴水。阳水多发病急,来势猛,眼睑、头面先肿,上半身肿甚;阴水多发病缓,来势徐,水肿先起于足部,腰以下肿甚。

【辨证要点】以肢体浮肿、小便不利、腹胀如鼓、周身困重、舌胖苔滑等为辨证要点。

第四节　卫气营血辨证

卫气营血辨证是一种诊治外感温热病的辨证方法。它是清代叶天士在《温热论》中所创,将外感温热病进程中的病机、证候,概括为卫分、气分、营分、血分四个层次和阶段,用以说明外感温热病的病位浅深、病势轻重及其传变规律。

卫气营血辨证就其病位及病变发展趋势而言,卫分证病位在肺与体表,病情轻浅;气分证主里,病在胸、膈、肠、胆等脏腑,病情较重;营分证为邪热陷入心营,病在心与心包络,病情深重;血分证为邪热深入心、肝、肾等脏,已经耗血、动血,病情更为严重。

一、卫分证

卫分证是指温热病邪侵袭肌表,卫气功能失常,肺失宣降所致的证候,常见于外感温热病的初期阶段,以发热、微恶风寒为特点。

【临床表现】发热,微恶风寒,无汗或少汗,舌边尖红,苔薄黄,脉浮数,或兼头痛,咽喉肿痛,咳嗽,口微渴等。

【证候分析】温热病邪侵袭卫表,卫气被郁,故发热、微恶风寒;温热属阳邪,故发热重而恶寒轻;卫气郁遏,腠理开阖失司,故无汗或少汗;温热邪气循经上扰清窍,则见头痛;肺主皮毛,邪犯肺经,肺失宣肃则咳嗽;风热之邪上灼咽喉,气血壅滞,则见咽喉肿痛;热伤津液,则见口干微渴;舌边尖红、苔薄黄、脉浮数等为温热邪气在卫表的征象。

【辨证要点】以发热、微恶风寒、舌边尖红、脉浮数等为辨证要点。

二、气分证

气分证是指温热病邪内传脏腑,正盛邪实,正邪剧争,阳热亢盛所表现的证候。多为温热邪气由卫表及里,或温邪直入气分所致。

【临床表现】壮热,不恶寒反恶热,口渴,汗出,心烦,尿赤,舌红,苔黄,脉数有力。或兼咳喘,胸痛,咳吐黄稠痰;或兼心烦懊恼,坐卧不安;或兼壮热、胃脘灼痛、大渴喜冷饮,大汗出、苔黄燥、脉洪大;或兼潮热,腹胀痛拒按;或时有谵语、狂乱,大便秘结或下秽臭稀水;或见口苦,胁痛,心烦,干呕,脉弦数。

【证候分析】邪热入里,正邪剧争,阳热亢盛,故壮热不恶寒反恶热;邪热蒸腾迫津外出,则见汗出;热甚伤津,则口渴、尿赤、苔黄;热扰心神,则心烦;热甚血涌,则舌红、脉数有力。

若邪热壅肺,肺失宣肃,肺气上逆,则见咳喘、胸痛、咳吐黄稠痰;若热扰胸膈,心神不宁,则心烦懊恼、坐卧不安;若热迫大肠,腑气不通,则见潮热、腹胀痛拒按;邪热与肠中燥屎相结而邪热愈炽,上扰心神,则时有谵语、狂乱;燥屎结于肠中,邪热迫津从旁而下,则下利稀水、秽臭不堪;实热内结,故苔黄而干燥或焦黑起刺、脉沉实;若热郁胆经,枢机不利,胆气上逆,则口苦、胁痛、干呕、脉弦数。

【辨证要点】以壮热、不恶寒反恶热、烦渴、舌红苔黄燥、脉数有力为辨证要点。

三、营分证

营分证是指温热病邪内陷，营阴受损，心神被扰所表现的证候。本证多由气分证传变而来；也有由卫分逆传入营分的，称逆传心包；亦有一发病即邪在营分的。其以热损营阴与热扰心神为病变的特点，临床上常见的有营分热盛和热陷心包两种，亦常出现气营两燔、营血两燔的证候。

【临床表现】身热夜甚，口不甚渴或不渴，心烦不寐，甚至神昏谵语，斑疹隐隐，舌质红绛，脉细数。

【证候分析】邪热入营，灼伤营阴，阴虚则身热夜甚；邪热蒸腾营阴上潮于口，则口不甚渴，或口不渴；邪热深入营分，侵扰心神，则心烦不寐，甚则神昏谵语；热伤血络，则斑疹隐隐；舌红绛，脉细数，为邪热入营、营阴损伤之征象。

【辨证要点】以身热夜甚、心烦不寐、舌绛、脉细数为辨证要点。

四、血分证

血分证是指温热病邪深入血分，热盛动血、伤阴、动风所表现的证候。血分证是温病的极期，以耗血、动血为特征。血分证可由营分证传变而来，也可与营分证并见，即营血两燔证；也可由气分邪热直入血分，或气分之证未罢，而血分证已见，表现为气血两燔证。血分证涉及心、肝、肾三脏，实热者多以心、肝血热神乱为主，虚热者则多以肝、肾阴亏为主，有热盛动血、热盛动风、热盛伤阴等多种类型。

【临床表现】身热夜甚，躁扰不宁，甚至神昏谵语，斑疹显露，色紫黑，吐血，衄血，便血，尿血，舌质深绛，脉细数；或见抽搐，颈项强直，角弓反张，目睛上视，牙关紧闭等；或持续低热，暮热早凉，五心烦热，神疲欲寐，耳聋，形体消瘦。

【证候分析】邪热深入血分，灼伤阴血，夜间阳入阴分，故身热夜甚；血热内扰心神，故躁扰不宁，甚至神昏谵语；邪热迫血妄行，则见出血诸症；邪热灼伤津液，血行壅滞，故见斑疹紫黑、舌质深绛、脉细数；若血分热邪炽盛，燔灼肝经，筋脉挛急，肝风内动，故见抽搐、颈项强直、角弓反张、目睛上视、牙关紧闭等热极生风之证候；若邪热久羁，劫伤肝肾之阴，阴虚内热，故见低热或暮热早凉、五心烦热；肾阴亏耗，耳窍失养，故耳聋；神失所养则神疲欲寐；形体失养则体瘦。

【辨证要点】以身热夜甚、神昏谵语、斑疹紫暗、出血动风、舌深绛、脉细数为辨证要点。

重点小结

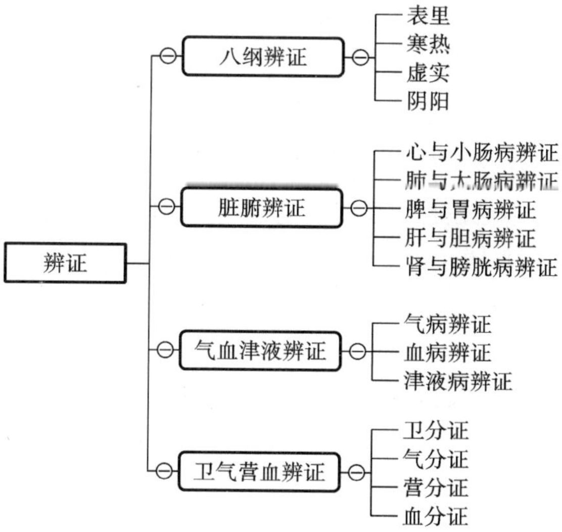

目标测试

一、单项选择题

1. 表证的临床表现有（　　）。

A. 恶寒发热，头身疼痛，喷嚏，鼻塞　B. 喜暖，口淡不渴，肢冷蜷卧
C. 恶热喜冷，口渴欲饮，面赤　D. 手足厥冷，溺清长，便溏
E. 形体消瘦，口燥咽干，两颧潮红

2. 热证的辨证要点是(　　)。
A. 畏寒，冷痛　B. 口淡不渴，肢冷蜷卧　C. 痰、涎、涕清稀，小便清长
D. 面色白，舌淡　E. 恶热喜冷，口渴欲饮，面赤

3. 下列各项中，不属于寒证与热证鉴别要点的是(　　)。
A. 身热与身冷　B. 面赤与面白　C. 口渴与不渴　D. 舌苔黄与白　E. 头痛与不痛

4. 阴虚证的临床表现是(　　)。
A. 五心烦热　B. 身热不扬　C. 日晡潮热　D. 夜热早凉　E. 易感冒

5. 下列各项，不属于气虚证临床意义的是(　　)。
A. 年老体弱　B. 五志过极　C. 劳累过度　D. 久病重病

6. 气陷证的临床表现是(　　)。
A. 畏寒肢冷　B. 动则汗出　C. 少气懒言　D. 脘腹坠胀　E. 舌淡苔白

7. 血瘀证的临床表现是(　　)。
A. 胀痛　B. 冷痛　C. 灼痛　D. 刺痛　E. 掣痛

8. 心气虚、心阳虚、心血虚、心阴虚四证的共同临床表现是(　　)。
A. 心痛　B. 心烦　C. 失眠　D. 健忘　E. 心悸

9. 不属于心火亢盛证临床表现的是(　　)。
A. 牙龈肿痛　B. 大便干结　C. 口舌生疮　D. 小便黄赤　E. 衄血

10. 肺气虚证的辨证依据是(　　)。
A. 腹泻　B. 头痛　C. 眩晕
D. 咳嗽无力、气短而喘、自汗与气虚症状并见　E. 失眠

11. 肺阴虚证声音嘶哑的临床意义是(　　)。
A. 金实不鸣　B. 金破不鸣　C. 木火刑金　D. 痰气交阻　E. 肺气失宣

12. 下列各项，不属于脾气虚证临床表现的是(　　)。
A. 浮肿　B. 消瘦　C. 虚胖　D. 纳少　E. 面青

13. 下列各项，不属于肝病常见症状的是(　　)。
A. 少腹胀痛　B. 月经不调　C. 急躁易怒　D. 眩晕肢颤　E. 纳呆便溏

14. 下列各项，不属于肝火炽盛主要症状的是(　　)。
A. 胁肋灼痛　B. 头晕胀痛　C. 面红目赤　D. 郁郁寡欢　E. 耳鸣如潮

15. 下列各项，不属于肾精不足证临床表现的是(　　)。
A. 生长发育迟缓　B. 囟门迟闭　C. 智力低下　D. 动作迟钝　E. 余沥不尽

二、简答题

1. 简述肺气虚证的临床表现及辨证要点。
2. 简述肾气不固证的临床表现及辨证要点。

(贺敏)

扫码看答案

第十章

养生、防治、康复原则

扫码看 PPT

学习目标

1. 掌握中医治疗和预防疾病的基本原则。
2. 熟悉"正治法"与"反治法"的概念及其常用治法。
3. 了解养生的意义和基本原则,康复的意义和基本原则。

案例导入

细数中国历代帝王,享有高寿的屈指可数,其佼佼者当属清朝乾隆皇帝爱新觉罗·弘历。他不仅高寿八十九,而且在位六十年,无人能出其右。

为何自古皇帝多短命,乾隆却身强力壮脑健而独享高寿?这除了与他自幼重视骑马射箭练武有关外,还在于他养生有道。乾隆的养生之道归纳起来为十六个字:"吐纳肺腑,活动筋骨,十常四勿,适时进补。"所谓"十常",乃指日常生活中多从事此十项基本且重要的"小动作",即齿常叩、津常咽、耳常弹、鼻常揉、目常运、面常搓、足常摩、腹常运、肢常伸、肛常提。所谓"四勿",就是不要触犯日常生活中的四项禁忌:食勿言、卧勿语、饮勿醉、色勿迷。

讨论:

1. 说出乾隆皇帝的养生之道分别涵盖了哪些养生方法。
2. 谈谈日常生活中我们应该如何进行养生保健。

养生、防治、康复原则,是中医学理论体系的重要组成部分。生、老、病、死是人体生命过程的必然规律,而健康与长寿一直都是人类普遍渴求的愿望。医学的任务不仅在于有效地治疗疾病,而且要指导人们养生健体、预防疾病的发生,从而达到延年益寿的目的。养生主要研究人类生命规律和保养身体、延年益寿的原则和方法。预防是采取各种防护措施,避免疾病的发生、发展。治则是在中医理论指导下制定的临证立法、处方、用药的总则。康复是指促进伤残者恢复身心健康的理论和方法。中医学在长期的医疗实践中,形成了一套比较完整的养生、防治与康复理论,该理论对于防治疾病、提高人民健康水平具有重要的指导意义。

第一节 养 生

养生,又称摄生、道生、保生等,即保养生命之意。养生就是采取各种方法保养身体,增强体质,预防疾病,增进健康,延缓衰老。

一、养生的意义

中医学关于养生的认识,历史悠久,源远流长,为中华民族的繁衍昌盛作出了杰出的贡献。养生是根据生命发展的规律,采取适当措施来颐养身心,以达到增强体质、维护健康、延年益寿的目的,是医学研究的最高境界。

（一）增强体质

增强体质是养生的重要目的。体质的形成关系到先天和后天两方面的因素，先天因素取决于父母，后天因素包括饮食营养、生活起居、劳动锻炼等。体质是相对稳定的，一旦形成不易很快改变，但也绝不是一成不变的，是可以通过养生调摄的方法进行改善的。尤其是先天禀赋薄弱之人，若后天摄养得当及加强身体锻炼，可促使体质由弱变强，弥补先天之不足而获得长寿。如《景岳全书》所说："人之自生至老，凡先天之不足者，但得后天培养之力，则补天之功，亦可居其强半。"

（二）预防疾病

疾病可以削弱人体的脏腑功能，耗散体内的精气，缩短人的寿命。疾病的发生是因人体正气相对不足，邪气乘虚而入，破坏了体内的相对平衡状态。通过养生调摄方法，一方面可以保养正气，提高机体抵御病邪的能力，另一方面，"动作以避寒，阴居以避暑"，以防止邪气的侵袭，从而能预防疾病的发生，正如《素问·上古天真论》所说："虚邪贼风，避之有时，恬淡虚无，真气从之，精神内守，病安从来。"

（三）延缓衰老

人类具有相对固定的寿命期限，有着生、长、壮、老、已的生命过程，衰老是不可抗拒的自然规律。早在《内经》中就认为人的"天年"可达百岁以上，如《素问·上古天真论》所言："上古之人，春秋皆度百岁。"但在实际生活中人的平均寿命仅为六七十岁，离自然寿限相差甚远。这种早衰现象，除了先天禀赋差异外，与社会因素、自然环境、精神刺激等对人体的不良影响密切相关。纵观古今百岁老人长寿的奥秘，关键就在于掌握了养生之道，调摄得当。因此，只要在日常生活中能够持之以恒地注意自我养生保健，就可延缓衰老的进程，尽享其天年。

知识链接

天年

天年，就是天赋的年寿，是一个人在保持身体各器官都在健康状态下自然的寿命，即自然寿命。古代养生家、医家认为天年在一百岁到一百二十岁之间。如《素问·上古天真论》云："尽终其天年，度百岁乃去。"《养身论》亦说："上寿百二十，古今所同。"西德著名学者 H. Franke 在 1971 年提出："如果一个人既未患过疾病，又未遭到外源性因素的不良作用，则单纯性高龄老衰要到 120 岁才出现生理性死亡。"

二、养生的基本原则

中医养生学有着丰富的实践基础，方法颇多，但其基本原则可归纳为以下几个方面。

（一）顺应自然

天人相应，是中医整体观念的集中体现。人与自然界息息相通，依赖于自然而生存，一方面要依靠自然提供的物质条件，另一方面要适应四时阴阳的变化。顺应自然，就是要求人的生命活动要遵循自然界的客观规律，顺乎自然界的运动变化而主动采取各种养生措施，以适应自然界的变化，达到避邪防病、保健延年的目的。如《素问·四气调神大论》提出的"春夏养阳，秋冬养阴"的顺时摄养方法，就是顺应四时阴阳消长节律进行养生，从而使人体生理活动与自然界变化的周期同步，保持机体内外环境的协调统一。这种根据四时气候变化而保健调摄的方法，就是天人相应，顺乎自然养生原则的体现。

（二）形神共养

形，即人的形体；神，主要指人的精神活动。形与神是对立统一的，两者之间相互依存，相互影响。中医养生学非常重视形体和精神的整体调摄，提倡形神共养。所谓形神共养，即不仅要注意形体的保养，而且还要注意精神的调摄，使得形体健壮、精神健旺。形神共养，神为首务，神明则形安。神为生命的主宰，宜于清静内守，而不宜躁动妄耗。通过清静养神、四气调神、积精养神、修性怡神、气功练神等，以保持神气的清静，加强精神修养，只有做到形神共养，才能保持生命的健康和长寿。

(三)调养脾胃

脾主运化，胃主受纳，脾胃为后天之本、气血生化之源，故脾胃强弱是决定人的健康和寿命的重要因素。明代著名医家张景岳认为："土气为万物之源，胃气为养生之主。胃强则强，胃弱则弱，有胃则生，无胃则死，是以养生家当以脾胃为先。"脾胃功能健旺，水谷精微化源充足，则精气充足，脏腑功能强盛，体健神旺。因此，中医养生学十分重视调养脾胃。调养脾胃的方法丰富多彩，如饮食调节、药物调节、精神调节、针灸按摩等，其中调养脾胃的关键是饮食调节，做到寒热适中、饥饱有度、营养全面、清洁卫生。这既保护脾胃功能不受侵害，又保证人体所需营养物质充足平衡。此外，还可以通过药物调理、精神调摄、针灸推拿等方法来健运脾胃，调养后天，以达到延年益寿的目的。

(四)保精护肾

精是构成人体和促进人体生长发育的基本物质。精、气、神乃人身"三宝"，精化气，气生神，神御形，精是气、形、神的基础，为健康长寿的根本，也是养生保健的关键。先天之精与后天之精贮藏于肾，形成肾中精气，是为人体生长发育和生殖功能的本原物质。因此，保精重在保养肾精。保护肾精的关键在于节欲，做到房事有节、不妄作劳，从而使肾精充盈，气足神旺，以利于身心健康。保精护肾的主要方法，有药物补益肾之精气阴阳、节欲养精以益肾、食疗补肾、导引补肾、按摩益肾等，通过这些方法，达到养精护肾的目的。

总之，先天之本在肾，后天之本在脾，二者相互依存，相互促进，存在着密切的联系。调补脾肾是培补正气的主要方法，也是养生延年的重要途径。

第二节　预　　防

预防，是指采取一定的措施来防止疾病的发生与发展。"预防为主"是我国卫生工作的四大方针之一。中医学将预防称为"治未病"，如《素问·四气调神大论》说："圣人不治已病治未病，不治已乱治未乱……夫病已成而后药之，乱已成而后治之，譬犹渴而穿井，斗而铸锥，不亦晚乎。"《内经》中的"治未病"预防思想，对后世预防医学的发展作出了极大的贡献。其内容包括未病先防、既病防变和愈后防复三个方面。

一、未病先防

未病先防，就是在疾病发生之前，采取各种措施来防止疾病的发生。邪气侵入是导致疾病发生的重要条件，正气不足是疾病发生的内在根据。因此，预防疾病，除了要避免病邪入侵之外，更重要的是提高正气，增强抗病能力。

(一)增强机体正气

人体正气的强弱，由体质所决定。一般来说，体质壮实者，正气充盛；体质虚弱者，正气不足。因此，增强体质是提高正气抗邪能力的关键。增强体质要注意调摄精神，调理饮食起居，锻炼身体，适应自然规律以及适当的药物预防等。

1. 顺应自然

自然界四时气候和昼夜晨昏等变化，必然影响人体，使之发生相应的生理和病理反应。只有顺应自然变化而摄生，才能保障健康，避免邪气侵害，减少疾病发生。据此，中医学提出了"法于阴阳""和于术数"的顺时养生原则。如《素问·四气调神大论》强调："阴阳四时者，万物之终始也，死生之本也。"它又指出："春夏养阳，秋冬养阴，以从其根。"这里的"从其根"即是遵循四时变化规律。中医学倡导顺应自然的饮食调配、起居有常、动静合宜、衣着增减等，均是这方面很好的体现。

2. 调养精神

中医学认为人的精神情志活动与机体的生理、病理变化有着密切的联系。突然、强烈或反复持久的精神刺激，可使人体气机逆乱、气血阴阳失调而发病。情志刺激还可导致正气不足，招致外邪致病。因此，保持愉快舒畅的良好心情，减少不良的精神刺激和过度的情绪波动，可使机体的气机调畅，气血和平，正气充沛，抗邪有力，防止疾病的发生。

3. 注意饮食起居

生活保持一定的规律性，做到饮食有节、起居有常、劳逸有度，是预防疾病发生的措施。在饮食方面要注意饥饱适度，五味调和，卫生清洁，不可饥饱无常、暴饮暴食、偏饮偏食，以免损伤脾胃。在起居方面要顺应四时气候变化来安排作息时间，培养有规律的起居习惯，尽力做到定时睡眠、定时起床、定时工作或学习、定时体育锻炼等，提高对自然环境变化的适应能力，以防止外邪入侵。

4. 加强身体锻炼

"生命在于运动。"经常锻炼身体，可使人体气机调畅，血脉流通，关节活利，筋骨肌肉壮实，体魄强健，体质增强，抗病力提高，减少疾病的发生，促进健康长寿，而且对某些慢性病也有一定的治疗作用。锻炼身体的要点有三：一是运动量要适度，要因人而异，做到"形劳而不倦"；二是要循序渐进，运动量由小到大；三是要持之以恒。

5. 针灸推拿、药物调养

针灸推拿是通过针刺手法或推拿按摩效应对穴位的特异刺激作用，通过经络系统的感应传导及调节功能，而使人身气血阴阳得到调整而恢复平衡，从而发挥其治疗保健及防病效能。药物调养是长期服食一些对身体有益的药物以扶助正气，平调体内阴阳，从而达到健身防病益寿的目的。对于体弱多病者，可以采用药物调养法，调养脏腑，但往往长期服食才能见效。

（二）防止病邪侵害

1. 避其邪气

邪气是导致疾病发生的重要条件，有时甚至可变为主要因素，如各种冻伤、烧烫伤、电击伤、化学伤、虫兽伤、交通伤害等，故未病先防除了养生以增强正气、提高抗病能力之外，还要注意避免病邪的侵害。《素问·上古天真论》说："虚邪贼风，避之有时。"这就是说要适时躲避外邪的侵害。

2. 药物预防

事先使用某些药物，可提高机体的抗邪能力，有效防止病邪的侵袭，从而起到预防疾病的作用。这一方法，尤其在预防疫病流行方面具有重要意义。对此，古代医家积累了很多成功的经验。《素问·刺法论（遗篇）》有"小金丹……服十粒，无疫干也"的记载。我国16世纪就发明了人痘接种术预防天花，开创了人工免疫之先河，为后世的预防接种免疫学的发展作出了极大的贡献。近年来，在中医预防理论的指导下，用中草药预防疾病也取得了良好的效果。如用板蓝根、大青叶预防流感、腮腺炎，用马齿苋预防菌痢，用茵陈、贯众预防肝炎等，都是用之有效、简便易行的方法。在SARS和甲型H1N1流感、新型冠状病毒肺炎等疫病的预防上，中药也发挥了重要的作用。

二、既病防变

既病防变，指的是在疾病发生的初始阶段，应力求做到早期诊断、早期治疗，以防止疾病的发展及传变。

（一）早诊治

疾病的发生、发展、传变是一个连续的过程。若不能早期发现、早期治疗，病情会由轻至重，病位会由浅入深，甚至会由某一脏器累及另一脏器，乃至多个脏器病变，使病情越来越复杂，治疗越来越困难。因此，既病之后，及早诊断和治疗，将病邪消灭在萌芽之中，使疾病在初期阶段被治愈，是防治疾病的重要原则。

（二）控制传变

控制传变，指认识和掌握疾病发生、发展规律及其传变途径，早期诊断，并采取及时有效的防治措施，从而制止疾病的发展或恶化。掌握不同疾病的发生、发展变化过程及其传变的规律，才能在早期诊治过程中，既着眼于当前病证，又能前瞻性地采取措施避免传变的发生。如《金匮要略·脏腑经络先后病脉证》说："见肝之病，知肝传脾，当先实脾。"这是说临床治疗肝病时，常配合健脾和胃的方法，首先调理脾胃，使脾气旺盛，而不受邪，以防肝病传脾，从而达到控制肝病传变的目的。此方法亦称"先安未受邪之地"。所以，在既病之后，应密切观察病情的变化，掌握疾病传变的规律和途径，及时采取有效的治疗措施，将疾病控制在早期阶段，防止病情进一步发展。

三、愈后防复

愈后防复，指在疾病初愈、缓解或痊愈时，要注意从整体上调理阴阳，维持并巩固阴阳平衡的状态，预防疾病复发及病情反复。《素问·至真要大论》指出："谨察阴阳所在而调之，以平为期。"疾病初愈，虽症状消失，但此时邪气未尽，正气未复，气血未定，阴阳未平，必须进一步祛邪外出，扶助正气，才能使疾病痊愈。所以在病后，可适当用药物巩固疗效，同时配合饮食调养，注意劳逸得当，生活起居有常，以期早日康复，从而避免疾病的复发。

知识链接

体质三级预防体系与治未病

国医大师王琦教授提出的"体质三级预防概念体系"与"治未病"思想是相通的。"未病先防"相当于一级预防，"既病防变"相当于二级预防，"愈后防复"相当于三级预防。一级预防，又称病因预防，即未病先防。主要针对无病期，采取各种措施，消除、控制危害健康的因素，防止健康人群发病。二级预防，又称临床前期预防或"三早预防"，即欲病早治。在疾病临床前期做好早期发现、早期诊断、早期治疗。三级预防，又称临床预防，即既病防变。及时治疗，防止恶化，预防并发症和伤残。

第三节　治　　则

治则，是治疗疾病时所必须遵循的基本原则，是在整体观念和辨证论治精神指导下制定的治疗疾病的准绳，对临床立法、处方等具有普遍的指导意义。治法，是指治疗的具体方法。中医治法种类很多，凡发汗、利水、行气、活血、消积、化痰、攻下等皆属治法的范畴。

治则与治法同属于中医学的治疗思想，二者之间既有联系又有区别。治则是从整体上把握治疗疾病的规律，以四诊收集的客观资料为依据，对疾病进行全面的分析与比较、综合与判断，从而针对不同的病情制定出不同的治疗原则。如虚证用补法扶正，实证用泻法祛邪，扶正祛邪就是治疗疾病的原则之一。治法则是医生对疾病进行辨证之后，根据辨证，在治则的指导下，针对具体的病证拟定的直接而有针对性的治疗方法，是对治则的具体体现和实施，如在扶正的治则之下，有益气、补血、滋阴、温阳等不同的治法；在祛邪的治则之下，又有发汗、清热、活血、涌吐、泻下等不同的治法。概括言之，治则指导治法，治法从属于治则。

治病求本是中医学治病的主导思想，是指在治疗疾病时，必须辨析出疾病的病因病机，抓住疾病的本质，并针对疾病的本质进行治疗。故《素问·阴阳应象大论》说："治病必求于本。"病因病机是对疾病本质的抽象认识，因其涵盖了病因、病性、病位、邪正关系、机体体质及机体反应性等，因而是疾病本质的概括。故"求本"，实际上就是辨清病因病机，确立证候。这是整体观念与辨证论治在治疗观中的体现。

本节重点阐述扶正祛邪、正治与反治、标本缓急、调整阴阳、调理脏腑、调理精气血津液、三因制宜等基本治疗原则。

一、扶正祛邪

疾病发生、发展的过程，是正气与邪气双方相互斗争的过程。邪正之间的盛衰，决定了疾病的虚实变化，即“邪气盛则实，精气夺则虚”。邪正胜负，又决定着疾病的进退，邪胜于正则病进，正胜于邪则病退。因此治疗疾病要扶助正气，祛除邪气，改变正邪双方力量的对比，使疾病向痊愈方向转化。扶正祛邪是指导临床治疗的一个重要法则。

（一）扶正

扶正就是扶助机体正气、增强体质、提高抗病能力的一种治疗原则，主要适用于以正虚为主要矛盾的病证。扶正的方法很多，临床上可根据具体病证情况选用，如气虚者益气，血虚者补血，阴虚者滋阴，阳虚者温阳。

（二）祛邪

祛邪即祛除邪气，是排除或削弱病邪侵袭和损害的一种治疗原则，主要适用于邪气盛、正气未衰、以邪实为主要矛盾的病证。临床上可根据具体病证情况，选用发汗、攻下、清热、散寒、消导、祛湿、涌吐、化瘀等法。

（三）扶正与祛邪相兼

扶正与祛邪相兼主要适用于正气已虚、邪气仍实的虚实夹杂证。在具体应用时要分清主次，如：以正虚为主者，应以扶正为主兼顾祛邪；以邪实偏重者，则以祛邪为主兼以扶正。除区别主次外，还应注意先后，或先扶正后祛邪，或先祛邪后扶正，或攻补兼施。但总原则是“扶正不留邪，祛邪不伤正”。

二、正治与反治

正治与反治，是针对所用药物性质的寒热、补泻效用与疾病的本质、现象之间的从逆关系而言的，即《素问・至真要大论》所谓：“逆者正治，从者反治。”在一般情况下，疾病发生、发展过程中的现象和本质是一致的。但疾病的变化是错综复杂的，有时也会出现疾病的表象与疾病的本质完全相反的现象，如真热假寒、真寒假热、真实假虚、真虚假实等。因此针对疾病的表象（包括假象）而言，就有正治和反治的区别。

（一）正治

正治是逆其证候性质而治的一种常用治疗原则，又称“逆治”，即采用与证候性质相反的方药进行治疗。正治适用于疾病的本质与现象相一致的病证。常用的正治法有以下四种。

（1）寒者热之：寒性病证表现寒象，用温热性质的方药来治疗。如表寒证用辛温解表的方药，里寒证用辛热温里的方药等。

（2）热者寒之：热性病证表现热象，用寒凉性质的方药来治疗。如表热证用辛凉解表的方药，里热证用苦寒清里的方药等。

（3）虚则补之：虚损病证表现虚候，用补益扶正的方药来治疗。如阳气虚弱用扶阳益气的方药，阴血不足用滋阴养血的方药等。

（4）实则泻之：邪实病证表现实象，用攻邪泻实的方药来治疗。如食滞病证用消食导滞的方药，瘀血病证用活血逐瘀的方药等。

（二）反治

反治是顺从疾病假象而治的一种治疗法则，又称“从治”。所采用的方药性质，与疾病表现出的假象性质相同。反治适用于疾病的症状与本质不一致甚至相反的病证。常见的反治法有以下四种。

（1）寒因寒用：用寒性药物治疗假寒症状的病证。适用于真热假寒证。如外感热病，里热极盛，阳气郁闭于内，格阴于外，热深厥深，而出现四肢厥冷的假象时，顺从其外在的假象而用寒性药物治疗。从表面看是以寒治寒法，但从病因病机来讲，仍属于以寒治热。

（2）热因热用：用热性药物治疗假热症状的病证。适用于真寒假热证。如由于阴邪内盛，格阳于外，致阳气上浮，反见面红等假热证候，顺从这种假热而用热性药治疗。从表面看是以热治热，但从病因病机来讲，仍属于以热治寒。

（3）塞因塞用：用补益的药物治疗因虚而闭塞不通的真虚假实证。脏腑气血不足，功能低下亦可产生具有闭塞不通现象的病证，当以补开塞。如脾虚失运导致的腹胀满闷等症状，应用补脾益气法治疗，使脾气健运，则胀满自除。

(4)通因通用：用具有通利作用的药物治疗具有通泻症状的实证。例如：食积腹泻，治以消导泻下之法；瘀血崩漏，治以活血祛瘀之法；湿热痢疾，用清热解毒、通利大便之法，均为通因通用治疗疾病的常例。

总之，正治与反治，究其实质，都是在治病求本思想指导下，针对疾病的真相、本质而治的法则。

知识链接

通因通用医案

甘某，男，39岁。肺结核病史十余年。近几年反复咳血，曾先后住院数年，咳血未止。尤其近1个月来，咳血更严重。曾因大量咳血而休克两次，经抢救脱离危险，但仍咳血不止。细审其证，咳血伴神疲乏力，全身瘦削，皮肤干燥，气短，咳嗽有痰，胸满胸痛，食欲不振，舌苔白，脉沉弦细。综合脉证，诊为气滞血瘀，郁而化火，血不归经。治拟疏肝理气，活血止血，清热泻火。处方：柴胡10 g，白芍10 g，降香10 g，茜草10 g，黄芩10 g，玄参15 g。服药1剂，咳血停止，继服10剂，愈。

某医问师：肺结核，中医称肺痨，乃阴虚火旺，治疗多主张养阴清热，有咳血多采用咳血方、百合固金汤，然师不用，何也？阿胶、三七均止血良药，师亦不用，又何也？师答：咳血方、百合固金汤确为肺结核咳血之良方，但因其为养阴泻火之剂，适用于阴虚火旺、脉见细数的咳血，至于本证，从证脉来看乃气滞、血瘀、郁而化火之象，故采用疏肝理气、活血止血、泻火之品，若予滋阴之补必使气血更加壅滞，则血不归经，出血难止。至于三七，因其性温助火，阿胶滋阴收敛不利于活血，故不用。

三、标本缓急

标与本是相对而言的，标本关系常用来概括说明事物的现象与本质，在中医学中常用来概括病变过程中矛盾的主次或先后关系。不同情况下标与本之所指不同。如就邪正而言，正气为本，邪气为标；就病机与症状而言，病机为本，症状是标；就疾病先后而言，旧病、原发病为本，新病、继发病是标；就病位而言，脏腑为本，肌表为标。掌握疾病的标本，就能分清主次，抓住治疗的关键。在复杂多变的疾病过程中，常有标本主次的不同，因而治疗上采取“急则治其标，缓则治其本，标本兼治”的法则，以达到治病求本的目的。标本先后的基本治则，对临床具有重要的指导意义。

（一）急则治其标

急则治其标是在标病甚急，若不先治其标，就会危及病人生命或影响本病治疗所采取的一种治疗法则。例如肺痨病人突然出现大咯血，此时应先行止血以治标，待血止后，病情缓和，再治本病。再如水臌病人，就原发病与继发病而言，鼓胀多是在肝病基础上形成的，则肝血瘀阻为本，腹水为标，如腹水不重，则宜化瘀为主，兼以利水；但若腹水严重，腹部胀满、呼吸急促、二便不利时，则为标急，此时当先治标病之腹水，待腹水减退，病情稳定后，再治其肝病。急则治其标，属于一种应急性的治则，治标之后，仍要从本治疗。

（二）缓则治其本

缓则治其本是与急则治其标相对而言的，指在病情不急的情况下，抓住疾病的本质进行治疗的一种法则。探求疾病的本质，针对主要病因、病证进行治疗，解除病证的根本，则标症自愈。缓则治其本，对慢性疾病、急性疾病的恢复期有重要的指导意义。例如脾虚泄泻，脾虚为本，泄泻为标，不能采用单纯的收敛止泻法治标，而应用健脾益气法治本，脾气健运后，泄泻就自然停止了。又如阴虚发热病证，阴虚是本，发热是标，当养阴治本，以退标热。治标只是应急情况下的权宜之计，而治本才是治病的根本方法。

(三)标本兼治

标本兼治是指在标病与本病并重时所采用的一种治疗原则。单治本病而不顾其标病,或单治标病而不治其本病,均不能适应该病证治疗要求时,就必须标本同治。例如虚人感冒,病人素体气虚或血虚,复感外邪,外邪虽不重,但因正虚而外邪不易祛除,此时当采用益气解表或养血解表的治法,益气、养血为治本,解表祛邪为治标,使正胜邪退而病愈。

四、调整阴阳

调整阴阳,是指根据机体阴阳盛衰的变化而损其有余或补其不足,使之重归于和谐平衡。从根本上讲,人体患病是阴阳之间协调平衡遭到破坏,出现了偏盛偏衰的结果。故调整阴阳,"以平为期"是中医治疗疾病的根本法则。《素问・至真要大论》说:"谨察阴阳所在而调之,以平为期。"

(一)损其有余

损其有余适用于阴或阳的一方偏盛有余的病证。如:阳邪致病,出现阳热亢盛的实热证,应"热者寒之""治热以寒",采用寒凉的方药以清泄其阳热;阴邪致病,出现阴寒内盛的实寒证,应"寒者热之""治寒以热",采用温热药物以温散阴寒。由于"阳盛则阴病",阳热亢盛易于耗伤阴液;"阴盛则阳病",阴寒偏盛易于损伤阳气,故在调整阴偏盛或阳偏盛时,应该注意其相对一方有无阳或阴偏衰的情况存在。阳热亢盛而伤阴者,治疗当以清热泻火为主,兼以益阴;阴寒内盛而伤阳者,治疗当以温散阴寒为主,兼以扶阳。

(二)补其不足

补其不足适用于阴或阳虚损不足的病证。如阴虚者补阴,阳虚者补阳,阴阳两虚者当阴阳双补。在阴阳偏衰的疾病中,一方的不足,可导致另一方的相对亢盛。如阳气亏虚,阳不制阴,使阴偏盛,形成阳虚则寒的虚寒证,应采用"阴病治阳"的治法,即所谓"益火之源,以消阴翳"。反之,阴精亏损,阴不制阳,则阳相对偏亢,形成阴虚则热的虚热证,应采用"阳病治阴"的治法,即所谓"壮水之主,以制阳光"。若阴阳俱虚,则应阴阳俱补。由于阴阳是互根互用的,在治疗阴阳偏衰的病证时,还要注意采用"阳中求阴"或"阴中求阳"的方法。当机体阳气或阴液严重耗损,功能骤然衰竭而亡阴或亡阳时,此为阴阳偏衰的危重证候,应采用回阳救逆或救阴固脱之法治疗。这些都是虚则补之,补其不足的运用。

五、调理脏腑

调理脏腑,是在整体观指导下,针对脏腑功能失常制定的治疗原则。脏腑是人体结构和功能的基本单位,也是人体生命活动的中心。脏腑失常的病变主要包括脏腑自身的病变和脏腑关系的失常。由于脏腑的生理活动建立在气血阴阳基础之上,故脏腑的病变,主要表现为各脏腑阴阳气血的不足和失调。治疗时当区分虚实,虚则补之,实则泻之。同时要结合脏腑的阴阳气血失调特点,顺应脏腑的特性。此外,由于人体是一个有机的整体,脏与脏、腑与腑、脏与腑之间紧密联系、彼此协调。当一脏(或腑)发生病变时,病变就会累及他脏(或腑),表现出病理上的传变关系。因此,治疗脏腑病变,除针对本脏(或腑)进行治疗外,还要利用脏腑间的关系,通过治疗上的整体调节,促进各脏腑功能,使其关系恢复到正常协调的状态。

六、调理精气血津液

精、气、血、津液是脏腑经络功能活动的物质基础,生理上各有不同功用,彼此之间又相互为用。因此,调理精气血津液是针对精、气、血、津液失调而设的治疗原则。

(一)调精

(1)补精:用厚味滋补之品补充肾中精气,主要用于肾精亏虚引起的生长发育迟缓、生殖功能低下等。

(2)固精:用固涩精气之法收涩精气,防止过多耗泄,主要用于肾气不固引起的精脱之证,如遗精、滑精、早泄等。

(3)通精:用通利之品促进精液排泄,主要用于败精阻塞或肝失疏泄所致精液排泄不畅。

（二）调气

（1）补气：气虚证宜补气。由于气的来源主要是先天之精气、水谷之精气和自然界之清气，其生成与肺主气、脾主运化、肾藏精气的生理功能有关，因此，在补气时，应注意调补脾肺肾的生理功能，而调补脾胃尤为治疗气虚的重点。

（2）调理气机：用于气机失调的病证。气机失调的病变主要有气滞、气逆、气陷、气闭、气脱等。治疗时气滞者宜行气，气逆者宜降气，气陷者宜补气升气，气闭者宜顺气开窍通闭，气脱者则宜益气固脱。调理气机时，还须注意顺应脏腑气机的升降规律，如脾气主升，肝气主疏泄升发，常宜畅其升发之性；胃气主通降，肺气主肃降，多顺应其下降之性。

（三）调血

（1）补血：血虚证宜补血，由于血的生成和功能与心主血、肝藏血、脾生血、肾精化血等有着密切的联系，因此，补血时应注意调补上述脏腑的生理功能，而调补脾胃尤为治疗血虚证的重点。因气能生血，故常在补血的方药中，配补气药物，以收补气生血之效。

（2）调理血行：血液对脏腑组织的营养和濡润作用，必须通过血液的正常运行才能得以实现。在致病因素下，血的运行失常可出现血瘀、血热，或出血等病理变化，调理血行，即根据血液运行出现的病理变化而进行调理。血瘀者，宜活血化瘀；血热者，宜清热凉血；出血者，当根据导致出血的病因、病机而施以不同的治法，如清热止血、益气摄血、化瘀止血、收涩止血等。

（四）调津液

（1）滋养津液：适用于津液不足而致的肺燥、胃燥、肠燥等。调治方法，一是摄入足量的水液，二是用滋阴润燥的药物。若为实热伤津者，治宜清热生津。

（2）祛除水湿痰饮：用于水湿痰饮证。其中湿盛者宜祛湿、化湿或利湿；水肿者，宜利水消肿；痰饮为病人，宜化痰逐饮。因水液代谢障碍，多责之肺、脾、肾、肝，故水湿痰饮的调治，从脏腑而言，多从肺、脾、肾、肝入手。

（五）调理精气血津液的关系

精气血津液之间存在着相互资生和相互转化的关系，在病变上也必然相互影响，因此治疗精气血津液关系失常时，应重在调理双方关系。

（1）调理气血：气病及血和血病及气的病机变化，由于有着因果、先后及主次的不同，因而调理气血关系的具体方法应治贵权变。气虚而致血虚者，宜补气生血；气不行血者，宜补气、行气以行血；气不摄血者，宜补气摄血；血虚气亦虚而致气血两虚时，宜养血为主，佐以益气；气随血脱，应益气固脱以止血，再进补血之品。

（2）调理气津：气虚而致津液不足者，宜补气生津，气不行津者，宜补气、行气以行津；气不摄津者，宜补气摄津；气随津脱者，宜补气以固脱，同时补津；津停而致气滞者，宜在治疗水湿痰饮的同时，兼以行气之法。

（3）调理精血津液：精血可以相互化生，称为“精血同源”，故治疗上，精亏之人在填精的同时，可佐以补血；而血虚之人，在补血的同时，亦可佐以填精。血和津液也可相互化生，称为“津血同源”。在临床上常有津血同病而见津血亏少或津枯血燥，治疗应采取补血养津或养血润燥之法。

七、三因制宜

三因制宜，包括因时制宜、因地制宜、因人制宜。三因制宜是指治疗疾病要根据季节气候、地理环境以及病人的体质、性别、年龄等不同情况，制订适宜的治疗方法。由于疾病的发生、发展与转归，常受时令气候、地理环境、体质因素等多方面因素的影响，所以在治疗疾病时，应充分考虑这些因素，从而制订相适宜的治疗方法。

因时、因地、因人制宜的原则，充分体现了中医学的整体观和恒动观，反映了辨证论治在实际应用中的原则性和灵活性。在临床治疗中，只有全面、动态地看问题，具体情况具体分析，因时、因人、因地制宜，确定正确的治疗原则与方法，才能取得理想的治疗效果。

1. 因时制宜

因时制宜是指根据不同季节气候特点来考虑治疗用药的原则。气候的寒温变化，对人体的生理、病理均有重要影响，如春夏季节，气候温热，人体腠理疏松开泄，即使外感风寒，也不宜过用辛温解表药，以免开泄太过而耗伤气阴；而秋冬季节，气候由凉变寒，人体腠理致密，阳气内敛，此时当慎用寒凉药物，以防伤阳。《素问・六元正纪大论》中的"用热远热，用温远温，用寒远寒，用凉远凉"讲的就是这个道理。

2. 因地制宜

因地制宜是指根据不同区域的地理环境特点来考虑治疗用药的原则。不同地区的地势、气候、生活习惯等各不相同，使机体的生理活动和病变特点也不尽一致，因而治疗用药亦应作相应变化。如我国西北高原地区，气候寒冷少雨，其病多寒燥，治宜辛温润燥。东南地区，地势低洼多雨，其病多湿热，治宜苦寒清化。地区不同，治疗用药也有差别。如患感冒，西北地区，人多体质壮实，故多用麻黄、桂枝等猛烈发汗解表之药，方能奏效；东南地区，人多腠理疏松，故多用荆芥、防风之类，且药量较轻。

3. 因人制宜

因人制宜是根据病人的年龄、性别、体质等来指导治疗用药的原则。

(1)年龄：年龄不同则生理状况及气血盈亏不同，治疗用药也应有所区别。如老年人脏气衰弱，脏腑功能活动低下，气血也渐衰少，患病多见虚证或虚实夹杂证，治疗偏于补益，即使有邪实之证，攻之也要慎重，以防损伤正气。小儿生机旺盛，但脏腑娇嫩，形气未充，患病易寒易热、易虚易实，病情变化快，因此治疗小儿病，忌投峻攻之剂，少用补益之品，药量宜轻。

(2)性别：男女各有其生理特点，妇女在生理上有经、带、胎、产等情况，用药时应加以考虑。对妊娠病人尤其要慎用峻下、滑利、破血、破气、走窜伤胎或有毒药物，要防止伤胎、堕胎或损伤母体。产后还应考虑气血亏虚及恶露、哺乳等情况。

(3)体质：人的身体素质有强弱之分、寒热之偏及阴阳偏盛之殊等，形体有魁梧、瘦小之别，一般体质强壮、形体魁梧者用药量宜重；体质虚弱、形体瘦小者用药量宜轻。素体阳虚者用药宜偏温；素体阴虚者用药宜偏凉。

第四节 康复原则

一、康复学的意义

康复，即恢复平安或健康之意。中医康复学，是以中医理论为指导，研究各种有利于疾病康复的方法和手段，使伤残者、慢性病者、老年病者及急性病缓解期病人的身体功能和精神状态最大限度地恢复健康的综合性学科。中医康复学历史悠久，有着完整而独特的理论和丰富多彩、行之有效的康复方法，对于帮助伤残者消除或减轻功能缺陷，帮助慢性病、老年病等病人祛除病魔，恢复身心健康，重返社会，均发挥着极其重要的作用。

二、康复的基本原则

康复的目的，旨在促进和恢复病伤残者的身心健康。其基本原则包括形体保养与精神调摄相结合、内治法与外治法相结合、药物治疗与饮食调养相结合、自然康复与治疗康复相结合等。

(一)形体保养与精神调摄相结合

形体保养与精神调摄相结合，即形神结合。中医康复理论认为，人体千变万化、错综复杂的疾病，都是形神失调的结果。因此，康复医疗必须从形和神两个方面进行调理。养形：一是重在补益精血，所谓"欲治形者，必以精血为先"(《景岳全书・治形论》)；二是注意适当运动，以促进周身气血运行，增强抗御病邪的能力。调神主要是通过语言疏导、以情制情、娱乐等方法，使病人摒除一切有害的情绪，创造良好的心境，保持乐观开朗、心气平和的精神状态，以避免病情恶化。有害情绪包括沮丧、焦急、烦恼、郁闷、不满、躁扰等，对于病体的康复极其不利。这样以形体健康减轻精神负担，以精神和谐促进形体恢复，使形体安康，精神健旺，两者相互协调，便能达到形与神俱、身心整体康复的目的。

（二）内治法与外治法相结合

内治法与外治法相结合，即内外结合。内治法，主要指药物、饮食等内服的方法；外治法，则包括针灸、推拿、气功、传统体育、药物外用等多种方法。人体是一个有机的整体，通过经络系统的联系、气血的运行贯通，上下内外各部分之间都保持着相互协调的关系。因此在康复医疗的过程中，应掌握并利用这种关系，将内治与外治诸法灵活地结合起来。内治法可调整脏腑阴阳气血，恢复和改善脏腑组织的功能活动，外治法能通过经络的调节作用，疏通体内阴阳气血的运行，故内外结合，综合调治，能促进病人的整体康复。一般来说，病在脏腑者，以内治为主，配合外治；病在经络者，以外治为主，配合内治；脏腑与经络同病者，则内治与外治并重。如高血压常以药物内治为主，配合针灸、推拿、磁疗等外治之法；颈椎病则多以牵引、针灸、推拿等外治法为主，再配合药物进行内治。

（三）药物治疗与饮食调养相结合

药物治疗与饮食调养相结合，即药食结合。由于药物治疗具有康复作用强、见效快的特点，因此是康复医疗的主要措施。根据病人的不同病证，可分别采用补气养血、温阳滋阴、调整脏腑、疏通经络等各种治法促进康复。但恢复期的病人大多病情复杂，病程较长，服药时间过久，既难以坚持，又可能会损伤脾胃功能，还可能出现一些副作用。饮食虽不能直接祛邪，但能通过调节脏腑功能以补偏救弊，达到调整阴阳、促进疾病康复的目的。而且饮食与日常生活相融合，优点颇多，如制作简单、味道鲜美、易被病人接受、便于长期服用等。因此以辨证论治为基础，有选择地食用某些食物，做到药物治疗与饮食调养相结合，不仅能增强疗效，相辅相成，发挥协同作用，也可减少药量，预防药物的副作用，缩短康复所需的时间。所以，调饮食以养形体，是康复医疗的重要原则。正如《素问·脏气法时论》所言："毒药攻邪，五谷为养，五果为助，五畜为益，五菜为充，气味合而服之，以补益精气。"

（四）自然康复与治疗康复相结合

自然康复是借助自然因素对人体的影响，来促进人体身心健康的逐步恢复。大自然中存在着许多有利于机体康复的因素，包括自然之物与自然环境，如日光、空气、泉水、花草、高山、岩洞、森林等。人是依赖自然界而生存的，不同的自然因素必然会对人体产生不同的影响，例如：空气疗法可使人头脑清新、心胸开阔，增强神经系统的调节功能；日光疗法可温养体内的阳气，改善血液循环，加速新陈代谢；热砂疗法有温经祛湿之功，适宜于风寒湿痹证；花卉疗法则可美化环境，使人心情舒畅愉悦。因此在运用药物、针灸、气功等治疗康复方法的同时，可以有选择性和针对性地结合自然康复法，利用这些自然因素对人体不同的作用，以提高康复的效果。

重点小结

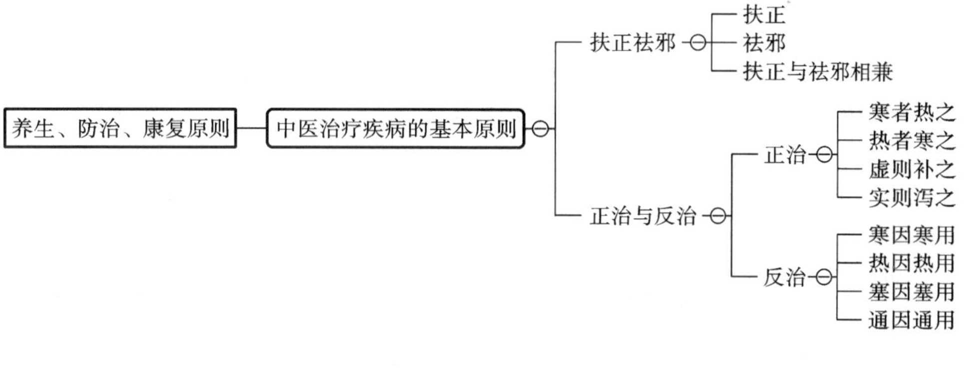

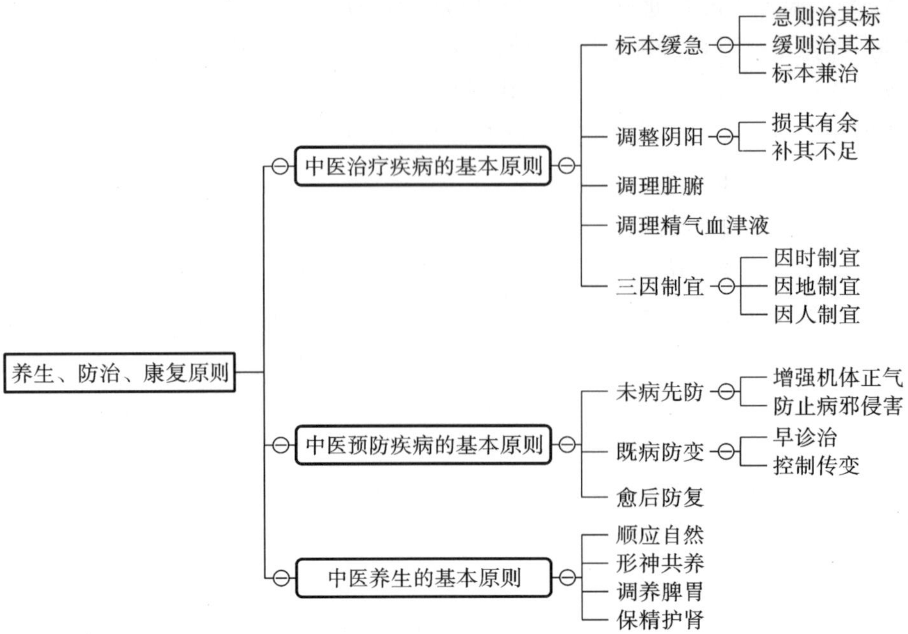

目标测试

一、单项选择题

1. 属于既病防变的是（　　）。

A. 调摄精神　B. 锻炼身体　C. 起居有节　D. 药物预防　E. 早期诊治

2. 先安未受邪之地属于（　　）。

A. 治病求本　B. 急则治其标　C. 未病先防　D. 既病防变　E. 因时制宜

3. 正治法是指（　　）。

A. 正确的治疗法则　B. 顺从疾病的某些假象而治的原则
C. 逆其疾病证候性质而治的原则　D. 扶助正气而治的原则
E. 祛除邪气而治的原则

4. 反治法是指（　　）。

A. 顺从疾病的本质而治　B. 逆其疾病的症状而治
C. 逆其疾病的现象而治　D. 顺从疾病的假象而治
E. 反常的治疗方法

5. 虚则补之属于（　　）。

A. 逆治法　B. 从治法　C. 治标法　D. 反治法　E. 治本法

6. 寒因寒用适用于（　　）。

A. 真寒假热证　B. 表热里寒证　C. 真热假寒证　D. 寒热错杂证　E. 表寒里热证

7. 热因热用适用于（　　）。

A. 实热证　B. 虚热证　C. 真热假寒证
D. 真寒假热证　E. 寒热错杂证

8. 病人，男，67 岁，出现大量腹水、呼吸喘促、大小便不利等急重症状，应采用下列哪种治则？（　　）

A. 虚则补之　B. 标本兼治　C. 通因通用　D. 急则治其标　E. 缓则治其本

9. 病人，男，85 岁，体质虚弱，便秘数年，伴神疲乏力、食少纳呆，应采用的治法是（　　）。

A. 急则治其标　B. 缓则治其本　C. 寒者热之　D. 塞因塞用　E. 通因通用

10. 病人，女，28 岁，自服药物流产后，月经淋漓不止两个月，见血色紫暗，夹有血块，时有小腹刺痛，舌紫暗，脉涩。应采用的治法是(　　)。

A. 虚则补之　　B. 急则治其标　　C. 塞因塞用　　D. 寒者热之　　E. 通因通用

二、简答题

1. 何谓“正治”？常用的正治方法有哪些？

2. 康复的基本原则有哪些？

3. 简述既病防变的主要措施。

三、病案分析

申某某，男，48 岁。咳嗽频作 1 年多，医诊慢性支气管炎。先用西药治疗半年多不效，后又配合中药止咳化痰亦不效。细询其咳嗽尤甚于早晨，咳痰不多，烦躁易怒，头昏脑胀，大便秘结，舌质红，舌苔黄，脉弦数。综合脉证，反复思考：早晨者，肝胆所主之时也，肝火炽盛，凌烁肺金，肺气不降则咳也。治拟清肝泻火。处方：当归 10 g，川芎 10 g，大黄 4 g，栀子 10 g，羌活 10 g，防风 6 g，青黛 4 g。服药 6 剂，愈。

某医云：为何不用止嗽之药？

答曰：《素问》说：“五脏六腑皆令人咳，非独肺也。”此咳乃肝火所致，故以清肝泻火而愈。

要求：此病例“标”与“本”各是什么？从此病例可以说明中医治疗疾病的总原则是什么？

（张智慧）

扫码看答案

参考文献

[1] 周少林. 中医学基础[M]. 北京：中国医药科技出版社，2017.

[2] 郑洪新. 中医学基础[M]. 北京：科学出版社，2017.

[3] 王键. 中医基础理论[M]. 10 版. 北京：中国中医药出版社，2016.

[4] 郝丽莉. 中医药学概论[M]. 北京：科学出版社，2019.

[5] 孙广仁. 中医基础理论[M]. 北京：中国中医药出版社，2012.

[6] 骆继军，甄德江. 中医学[M]. 武汉：华中科技大学出版社，2021.

[7] 陈刚，徐宜兵. 中医基础理论[M]. 4 版. 北京：人民卫生出版社，2018.

[8] 孙广仁. 中医基础理论[M]. 2 版. 北京：中国中医药出版社，2019.

[9] 张登本. 中医学基础[M]. 北京：中国中医药出版社，2003.

[10] 许筱颖. 中医基础理论核心知识点全攻略[M]. 北京：中国医药科技出版社，2019.

[11] 刘柏炎，梁丽英. 中医学基础[M]. 北京：中国中医药出版社，2021.

[12] 张伯臾. 中医内科学[M]. 上海：上海科学技术出版社，2005.

[13] 王敏勇，张建章. 中医基础理论[M]. 2 版. 北京：中国中医药出版社，2018.

[14] 陈斌，铁明慧，魏丹霞，等. 基于"阴阳失调"理论探讨高血压血管内皮功能障碍的中医病因病机[J]. 中西医结合心脑血管病杂志，2021，19(13)：2281-2284.